学前儿童卫生与保健

主编　刘海燕　鲍璐
副主编　李君俐

高　等　职　业　教　育

"岗课赛证"融通

新　形　态　一　体　化　教　材

中国教育出版传媒集团
高等教育出版社·北京

内容提要

本书是高等职业教育“岗课赛证”融通新形态一体化教材。

本书分为七个模块，包括学前儿童身体发育特点与保健、学前儿童的生长发育、学前儿童的营养与饮食、学前儿童常见疾病的预防与护理、托幼机构保教活动的卫生保健、学前儿童常见意外伤害的预防与处理及学前儿童心理健康与保健。

本书特点为：思政引领，立德树人；对接岗位，任务驱动；赛证融合，综合育人；多元参与，资源丰富。本书配套职业教育国家在线精品课程“幼儿卫生保健”，作者团队精心建设了二维码链接的数字化资源，既便于学生自主学习，也便于教师开展信息化教学。教师还可发送邮件至gaojiaoshegaozhi@163.com获取教学课件。

本书可作为高等职业院校、职业本科院校、应用型本科院校学前教育、早期教育、婴幼儿托育服务与管理等专业的教学用书。

图书在版编目（CIP）数据

学前儿童卫生与保健 / 刘海燕，鲍璐主编. -- 北京：高等教育出版社，2024.6

ISBN 978-7-04-062083-2

Ⅰ.①学… Ⅱ.①刘… ②鲍… Ⅲ.①学前儿童－卫生保健－高等职业教育－教材 Ⅳ.①R175

中国国家版本馆CIP数据核字(2024)第067485号

Xueqian Ertong Weisheng yu Baojian

策划编辑 张庆波 责任编辑 张庆波 封面设计 张志奇 版式设计 徐艳妮
责任绘图 裴一丹 责任校对 刘丽娴 责任印制 沈心怡

出版发行	高等教育出版社	网　址	http://www.hep.edu.cn
社　址	北京市西城区德外大街4号		http://www.hep.com.cn
邮政编码	100120	网上订购	http://www.hepmall.com.cn
印　刷	运河（唐山）印务有限公司		http://www.hepmall.com
开　本	787mm×1092mm 1/16		http://www.hepmall.cn
印　张	18.5		
字　数	350千字	版　次	2024年6月第1版
购书热线	010-58581118	印　次	2024年6月第1次印刷
咨询电话	400-810-0598	定　价	38.80元

本书如有缺页、倒页、脱页等质量问题，请到所购图书销售部门联系调换

物 料 号 62083-00

“智慧职教”服务指南

“智慧职教”（www.icve.com.cn）是由高等教育出版社建设和运营的职业教育数字教学资源共建共享平台和在线课程教学服务平台，与教材配套课程相关的部分包括资源库平台、职教云平台和App等。用户通过平台注册，登录即可使用该平台。

- 资源库平台：为学习者提供本教材配套课程及资源的浏览服务。

登录“智慧职教”平台，在首页搜索框中搜索“幼儿卫生保健”，找到对应作者主持的课程，加入课程参加学习，即可浏览课程资源。

- 职教云平台：帮助任课教师对本教材配套课程进行引用、修改，再发布为个性化课程（SPOC）。

1. 登录职教云平台，在首页单击“新增课程”按钮，根据提示设置要构建的个性化课程的基本信息。

2. 进入课程编辑页面设置教学班级后，在“教学管理”的“教学设计”中“导入”教材配套课程，可根据教学需要进行修改，再发布为个性化课程。

- App：帮助任课教师和学生基于新构建的个性化课程开展线上线下混合式、智能化教与学。

1. 在应用市场搜索“智慧职教 icve”App，下载安装。

2. 登录App，任课教师指导学生加入个性化课程，并利用App提供的各类功能，开展课前、课中、课后的教学互动，构建智慧课堂。

“智慧职教”使用帮助及常见问题解答，请访问help.icve.com.cn。

前　言

学前教育是国民教育体系的重要组成部分，是终身教育的开端，是重要的社会公益事业。发展学前教育事关亿万儿童的健康成长，事关千家万户的切身利益，事关国家和民族的未来。党的二十大报告提出，实施科教兴国战略，强化现代化建设人才支撑，突出强调“统筹职业教育、高等教育、继续教育协同创新，推进职普融通、产教融合、科教融汇，优化职业教育类型定位”，为深化现代职业教育体系建设、增强职业教育适应性指明了重要方向。2021 年，教育部会同国家发展和改革委员会、公安部、财政部、人力资源和社会保障部等九部门联合发布了《“十四五”学前教育发展提升行动计划》，在国家层面积极扩大普惠性学前教育资源，着力提高保教质量，努力构建学前教育公共服务体系，促进学前教育事业快速发展。学前教育质量的提升，无疑需要高水平的学前教育师资作为保障。

在此背景下，根据《学前教育专业师范生教师职业能力标准（试行）》和《幼儿园教师专业标准（试行）》等文件精神，我们邀请全国多所高职院校学前教育专业教师及优秀幼儿园园长，组建了一支业务能力强、专业理论和实践经验丰富的编写团队，积极探索和推进学前教育专业教材改革，合作开发适应岗位需要、专业性强、“岗课赛证”融通，反映课程改革成果的《学前儿童卫生与保健》新形态教材。

本书助力学前教育工作者，形成关心爱护学前儿童健康发展的基本理念，掌握促进学前儿童身心健康成长的基本知识和技能，科学开展学前儿童保健工作，为做好托幼机构的保教工作打下坚实基础。本书特点如下：

（1）思政引领，立德树人。每个模块和项目，均以情境案例和岗位任务为载体，融入思政元素，在“润物细无声”中开展思政教育，落实“立德树人”根本任务，提高学生的思想道德修养、人文素质、职业素养等综合素质。

（2）对接岗位，任务驱动。遵循“从岗位工作需要出发，以学生为主体”的改革思路，根据职业院校自身特点和专业人才培养需要，院校教师、幼儿园工作者在保育人才培养、岗位需求、实习实训等方面共同研讨，融入最新相关研究成果，突出前瞻性和实践性。在体例设计上，每个项目增加了“岗位应用”部分，均由幼儿园真实情境引入，并提供“学习任务书”，学生可自主学习，也方便教师线上线下混合式教学的组织实施。

（3）赛证融合，综合育人。充分融入全国职业院校学前教育专业学生技能大赛内容，对接幼儿园教师资格证考试大纲要求，增加了赛题、考题以查漏补缺，实现“赛”“证”的深度融合。

（4）多元参与，资源丰富。为适应“互联网+职业教育”发展需求，本书融入了微课视频、岗位案例、考核标准、教学课件、习题等学习资源，其中大量的数字多媒体资源来源于2022年职业教育国家在线精品课程“幼儿卫生保健”。

本书为校企合作开发的教材，编者有：河北女子职业技术学院刘海燕、鲍璐、集亚西、董玲艳、王超、赵玉宁，长沙幼儿师范高等专科学校李君俐，厦门东海职业技术学院庄伊浉，邯郸幼儿师范高等专科学校李慧梅，张家口市职业技术教育中心郝琴和石家庄市裕华区第六幼儿园王丽芬，并得到了河北女子职业技术学院第一附属幼儿园等的大力支持。在此表示诚挚的感谢！

由于编者水平有限，书中难免有疏忽、不足之处，敬请各位专家、读者批评指正。

编者

2024年2月

目　录

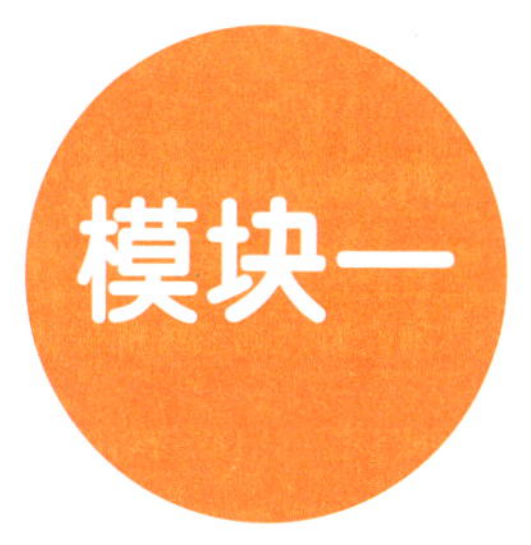

学前儿童身体发育特点与保健

【导入语】

- 人体分为头、颈、躯干和四肢，是由细胞、组织、器官和系统构成的。个体一出生，便具有了人体的基本形态、结构和生理功能。经过生长发育，机体逐渐成熟。
- 机体生长发育期间，不同的年龄段具有不同的发育特点。学前儿童时期，机体生长发育迅速，其外形特征和器官的功能、结构有自身的独特性。学习和掌握学前儿童身体运动系统、呼吸系统、消化系统、循环系统、泌尿系统、神经系统、内分泌系统和感觉器官的生理特点和保健措施，是保护和促进学前儿童健康成长的必要条件，也是托幼机构从事各项卫生保健工作的基础。

【学习导览】

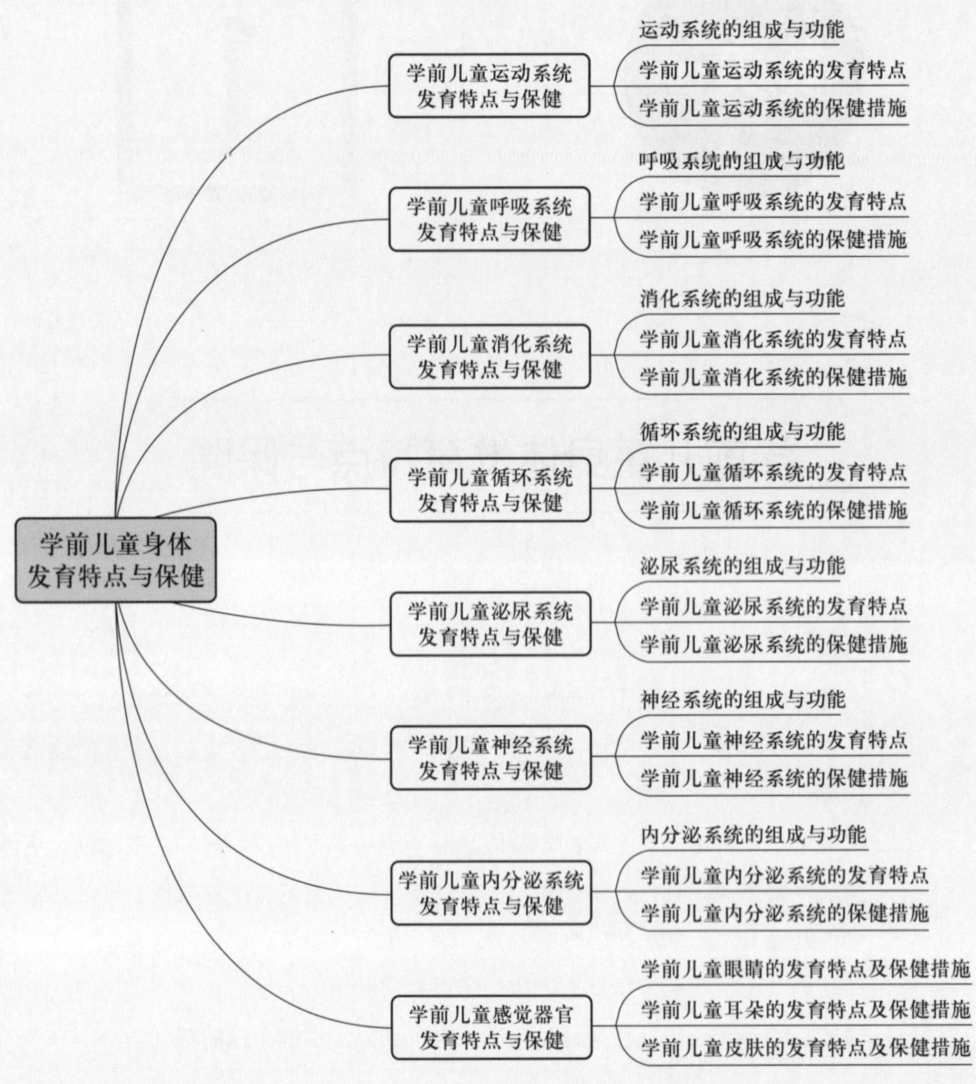

学前儿童身体发育特点与保健
学前儿童运动系统发育特点与保健
运动系统的组成与功能
学前儿童运动系统的发育特点
学前儿童运动系统的保健措施
学前儿童呼吸系统发育特点与保健
呼吸系统的组成与功能
学前儿童呼吸系统的发育特点
学前儿童呼吸系统的保健措施
学前儿童消化系统发育特点与保健
消化系统的组成与功能
学前儿童消化系统的发育特点
学前儿童消化系统的保健措施
学前儿童循环系统发育特点与保健
循环系统的组成与功能
学前儿童循环系统的发育特点
学前儿童循环系统的保健措施
学前儿童泌尿系统发育特点与保健
泌尿系统的组成与功能
学前儿童泌尿系统的发育特点
学前儿童泌尿系统的保健措施
学前儿童神经系统发育特点与保健
神经系统的组成与功能
学前儿童神经系统的发育特点
学前儿童神经系统的保健措施
学前儿童内分泌系统发育特点与保健
内分泌系统的组成与功能
学前儿童内分泌系统的发育特点
学前儿童内分泌系统的保健措施
学前儿童感觉器官发育特点与保健
学前儿童眼睛的发育特点及保健措施
学前儿童耳朵的发育特点及保健措施
学前儿童皮肤的发育特点及保健措施

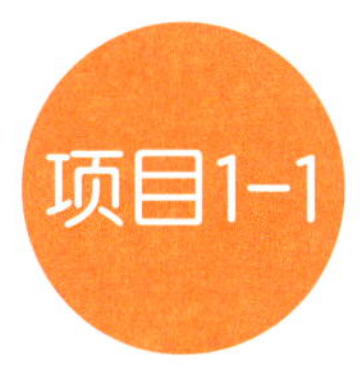

项目1-1　学前儿童运动系统发育特点与保健

【学习目标】

◆ 素养目标

1. 具备维护学前儿童运动系统发育的意识；
2. 养成关注学前儿童参与体育活动时的身体健康状况的习惯；
3. 注重培养学前儿童参加体育活动的兴趣和习惯。

◆ 知识目标

1. 了解人体运动系统的基本结构和生理功能；
2. 掌握学前儿童运动系统的发育特点；
3. 掌握学前儿童运动系统的卫生保健措施。

◆ 能力目标

1. 能够根据学前儿童运动系统的发育特点选择和开展体育活动；
2. 能够设计生动有趣、形式多样的体育活动和户外游戏；
3. 能够在保教工作中维护和促进学前儿童运动系统的发展。

【情境导入】

幼儿园迎来了“我运动、我健康、我快乐”秋季运动会。早上9：30，运动员进行曲响起，各班教师和幼儿精神抖擞，口号响亮，迈着整齐的步伐，陆续入场。每个小朋友脸上洋溢着灿烂的笑容。为了开好本次运动会，教师们群策群力，认真设计了每一个运动项目，其中有拔河比赛、长跑比赛、跳高比赛和扛水桶接力跑比赛。

如果你是幼儿老师，你会给小朋友们设计以上运动项目吗？为什么呢？这些运动项目会给小朋友们的身体发育带来哪些伤害呢？在幼儿园中组织小朋友们进行运动类的活动项目时有什么注意事项呢？我们应该如何保护和促进他们运动系统的生长发育呢？

【基础理论】

一、运动系统的组成与功能

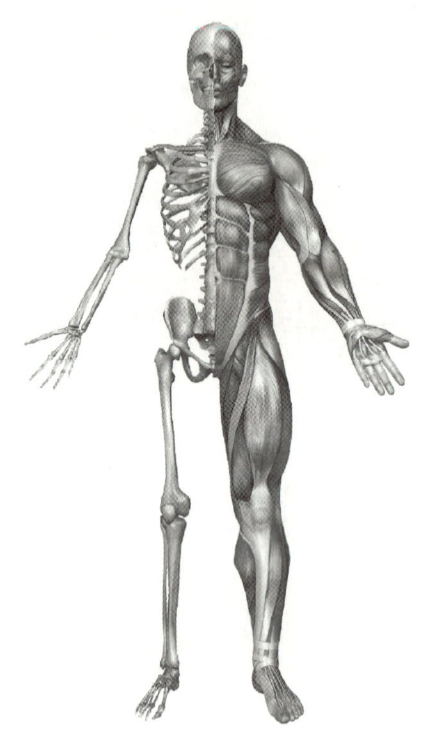
图1-1-1　运动系统的组成

运动系统由骨、骨连结和骨骼肌组成（图1-1-1）。骨和骨连结构成人体的支架，称骨骼。骨骼肌跨过关节，附着在关节两端的骨面上。在神经系统的调节下，肌肉收缩，牵动骨骼运动，形成各种身体姿势。运动系统具有执行运动、维持人体形态、保护内脏器官等功能。

二、学前儿童运动系统的发育特点

（一）学前儿童骨的发育特点

在骨的数量上，成人的骨有206块，学前儿童的骨一般比成人多11～12块，达到217～218块。

在骨的结构上，骨膜对骨的营养、生长及损伤后的修复等有重要作用。学前儿童的骨膜较厚、血管丰富，有利于骨的生长及修复（再生）。当骨受损时，因血液供应充足，新陈代谢旺盛，所以愈合得较快。骨髓分红骨髓和黄骨髓两种。5岁前儿童，骨髓腔内都是红骨髓，造血功能强，有利于生长发育。大约从6岁开始，骨髓腔内的红骨髓逐渐被脂肪组织代替变成黄骨髓。黄骨髓无造血功能，但在大量失血和患贫血症时，黄骨髓又可以暂时恢复造血功能。

在骨的成分上，学前儿童的骨中有机物含量多，无机盐含量相对较少，所以弹性大、柔韧性强、硬度小，容易弯曲变形。一旦骨折，易发生青枝骨折现象，折而不断。随着年龄增大，学前儿童骨内的无机盐不断沉淀，骨的坚硬度也逐渐加大。

出生后，人体内部分软骨将骨化成硬质骨。骨化逐渐进行，如腕骨、脊柱、骨盆、足弓等，每年都有新的骨化区出现，与老的骨化区一同生长。整个骨化过程直到20—25岁才能完成。

1. 学前儿童腕骨的特点

腕骨位于手腕部，由8块小骨组成。新生儿没有腕骨，只有软骨，婴儿6个月后逐渐出现腕骨的骨化中心，10岁左右8块腕骨骨化中心全部出现。手指骨和手掌骨的骨化更晚，9—11岁时完成（图1-1-2）。

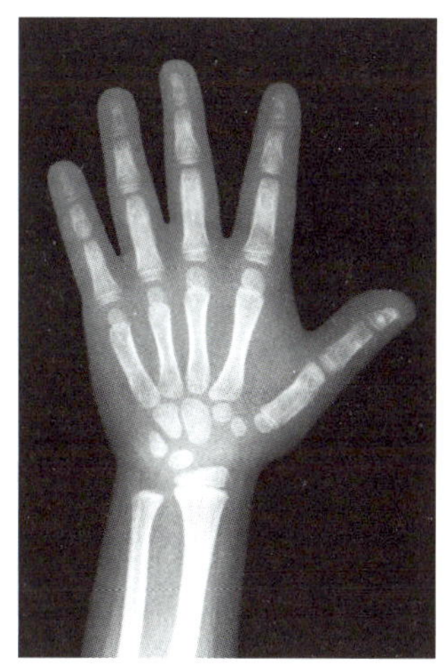

图1-1-2　儿童腕骨

学前儿童腕骨未发育完全，骨化还没有完成，腕部力量不足，容易受损，因此应避免学前儿童提重物。学前儿童运用手做精细化动作，如绘画、书写等，时间不宜过长，防止手部动作影响腕骨的生长发育。

2. 学前儿童脊柱的特点

人体的脊柱有4个生理弯曲，即颈曲、胸曲、腰曲、骶曲（图1-1-3）。这些弯曲可使人保持身体平衡，减少走路与跳跃时对脑的冲击和震荡。婴儿2—3个月会抬头时，形成颈曲；6—7个月会坐时形成胸曲；开始走路时形成腰曲。幼儿椎骨之间软骨层发达，脊柱易弯曲变形，一直到21岁时才能固定下来。

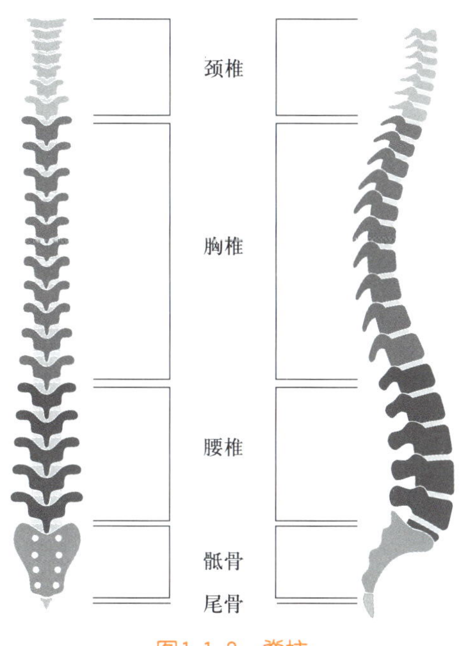

图1-1-3　脊柱

学前儿童坐位时，应双脚平放地上，不弯背，不耸肩，身子坐直；站立时，身子正，腿不弯，抬头挺胸。保持正确的坐、立、行走姿势有利于脊柱的发育，防止脊柱弯曲变形。给学前儿童配备适合其身材的桌椅，也可以避免驼背。此外，避免学前儿童长时间一侧负重，如提倡背双肩包，可避免出现斜肩和脊柱侧弯（图1-1-4）问题。

3. 学前儿童骨盆的特点

人体的骨盆由髋骨、骶骨、尾骨以及它们之间的骨连结构成。其中，髋骨为人体腰部的骨骼，分左右两块。幼年时，髋骨由髂骨、坐骨和耻骨组成。一般到20—

25岁，髂骨、坐骨和耻骨之间的软骨才骨化完成，使髋骨愈合成为完整的一块。幼儿的髋骨未骨化完成，不牢固，易在外力冲击下发生错位，造成不正常的愈合。幼年时若髋骨发育出现错位，会影响骨盆（图1–1–5）的生长发育。

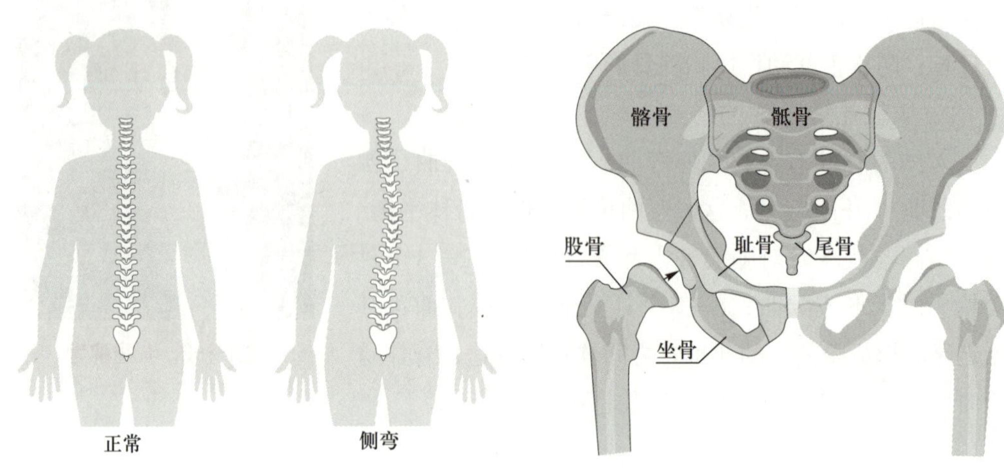

图1-1-4　脊柱

图1-1-5　骨盆

骨盆容纳和保护泌尿和生殖器官等，骨盆受到损伤会影响到盆腔脏器的正常功能和生长发育。因此，学前儿童应避免从高处往坚硬地面跳跃，防止髋骨错位，避免影响骨盆的发育。

思维碰撞　想一想，还有哪些保护学前儿童髋骨和骨盆发育的措施呢？

4. 学前儿童足弓的特点

足弓是由跗骨、跖骨，以及足底的韧带、肌腱等具有弹性和收缩力的组织共同构成的一个凸向上方的弓。足弓具有弹性，能缓冲行走与跳跃对身体和脑产生的震荡。足弓先天性发育不良或维持足弓的结构过度劳损，则可能导致足弓塌陷，形成扁平足（图1–1–6），在跳跃、爬山、远足中容易出现疲劳、足底麻木或疼痛的情况。

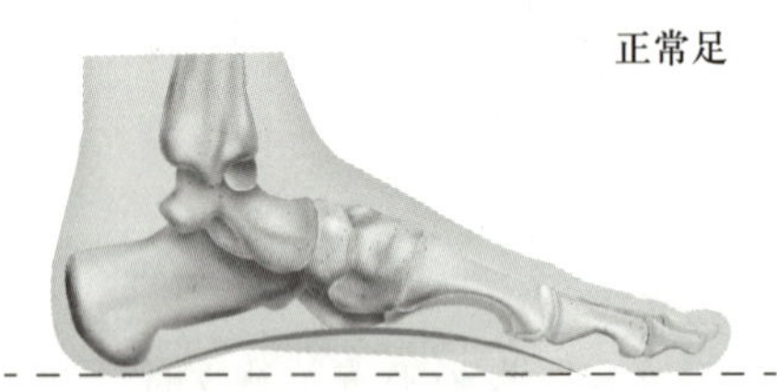

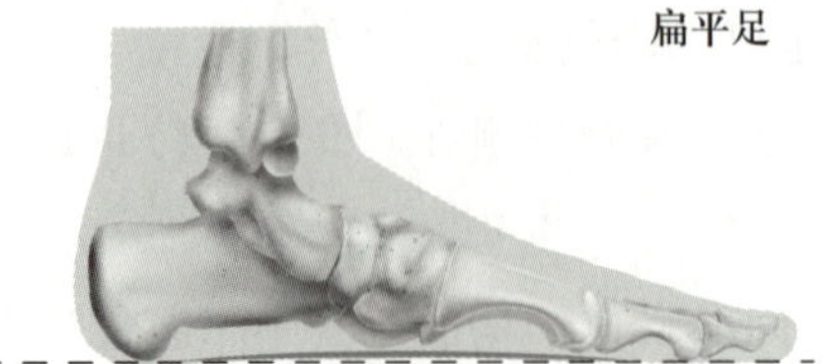

图1-1-6　正常足与扁平足

婴儿1岁左右刚会走路时逐渐形成足弓，一般4—6岁时足弓发育成熟。学前儿童的足弓尚在生长发育阶段，家长和老师应避免孩子过胖、负重过度，或走路、站立时间太长，否则易引起足弓塌陷，形成扁平足。

（二）学前儿童骨连结的发育特点

骨与骨之间的连结称骨连结。骨连结有直接连结和间接连结两种。直接连结是骨与骨之间以结缔组织膜或软骨直接连结，如颅骨之间的骨缝，椎骨之间的椎间盘等。直接连结的活动范围很小。间接连结称为关节（图 1-1-7），是骨连结的最高分化形式，也是骨的主要连结方式，活动度大，如肘关节。

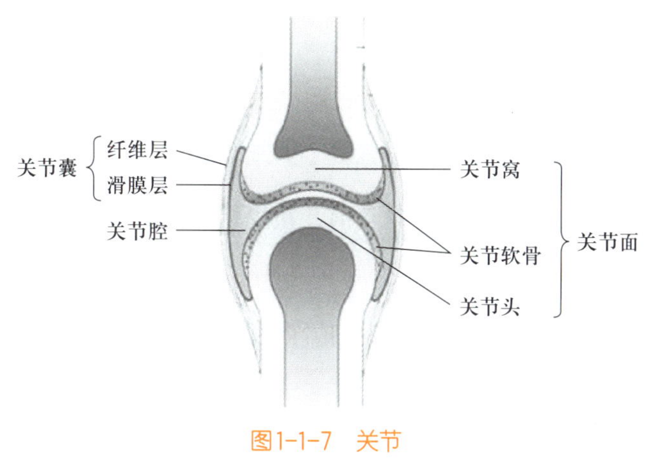

图 1-1-7　关节

学前儿童的关节窝浅，关节头大，关节附近韧带较松，关节的活动范围比成人大，但牢固性差，外力作用不当时，容易发生脱臼，其中肘关节和肩关节最易发生脱臼。因此，在上下楼梯时和穿脱衣服时，注意保护幼儿关节，不能大力牵拉幼儿手臂；不让幼儿玩悬吊、撞拐游戏，防止关节受伤或造成脱臼。

（三）学前儿童骨骼肌的发育特点

运动系统的肌肉属于横纹肌，由于绝大部分附着于骨，故又名骨骼肌，由肌腹和肌腱构成。骨骼肌至少跨过一个关节，在肌肉收缩时牵动它所附着的骨产生运动。

学前儿童骨骼肌的特点主要有二：一是肌肉中水分较多，蛋白质和脂肪较少，肌肉能量储备差，耐力差，易疲劳，但休息、睡眠后容易恢复。二是肌纤维较细，肌腱宽又短，肌肉柔嫩，肌肉的收缩能力差，力量弱，协调性和灵活性也较差。从肌肉发育的顺序来看，颈部和躯干的肌肉先发育，然后是四肢的肌肉。四肢的大肌肉先发育（3—4 岁），远端的小肌肉（5—6 岁）后发育，如 3—4 岁的幼儿走路熟练，但手部画直线较费力。

因此，在组织学前儿童体育锻炼和户外活动时，活动量、活动强度和活动时间都应适当，避免造成学前儿童过度疲劳和肌肉损伤。适宜的动静交替有助于提高学前儿童肌肉的工作效率。同时，要多为学前儿童提供富含蛋白质的膳食，以促进肌肉的发育。

思维碰撞 结合学前儿童肌肉的发展特点，针对不同年龄班，如何促进幼儿大肌肉和小肌肉动作的发展？

三、学前儿童运动系统的保健措施

（一）膳食中提供充足的营养，促进运动系统生长发育

骨骼和肌肉的生长发育需要大量的营养，充足的蛋白质、维生素D、钙、磷等是骨骼、肌肉发育的重要营养素。为学前儿童提供充足的肉、蛋、奶、鱼、大豆制品等，保障合理均衡的膳食，才能促进学前儿童运动系统的生长发育。

（二）组织学前儿童进行户外活动和体育锻炼，多晒太阳

户外活动和体育锻炼能够促进学前儿童骨骼和肌肉的生长。在阳光照射下，紫外线还能使皮肤中的7-脱氢胆固醇转化成维生素D，促进钙和磷的吸收，有助于骨骼发育，预防佝偻病。托幼机构应按照《幼儿园工作规程》中的明确规定，正常情况下，幼儿户外活动时间每天不少于2 h，寄宿制幼儿园每天不少于3 h。

（三）科学选择活动项目，避免对学前儿童造成运动伤害

在组织学前儿童活动时，要遵循其运动系统的发育特点，科学选择适宜、适当、适量的运动项目。活动时间不宜过长，动静交替，防止骨折、脱臼、肌肉损伤等伤害事故发生，如不让幼儿负重过大，避免长时间站立、行走，防止用力过猛牵拉幼儿手臂，阻止幼儿从高处跳下等。

（四）教育学前儿童保持正确的坐立行走姿势，防止骨骼变形

学前儿童的骨骼硬度小、弹性大、可塑性强，容易弯曲变形。久坐、跷二郎腿、八字步、弯腰驼背等，不仅影响骨骼的发育，还会影响体态美。应培养学前儿童养成正确的坐立行走姿势，做到头正、身直、胸舒、臂开、足安。为学前儿童配备适合身高的桌椅，椅子的高度以幼儿写、画时双脚能自然着地、大腿基本保持水平状为宜，桌子的高度以写、画时身体能坐直，不驼背、不耸肩为宜，防止胸廓畸形和脊柱弯曲变形，同时培养正确的书写姿势。还应注意床不宜过软，发现学前儿童有八字脚、罗圈腿、驼背等骨骼发育异常情况，应及时就医矫治。

幼儿运动系统发育特点与卫生保健措施（骨）

幼儿运动系统发育特点与卫生保健（骨连结、骨骼肌）

【岗位应用】

【岗位任务导入】《幼儿园教育指导纲要（试行）》指出，要根据幼儿的特点组织生动有趣、形式多样的体育活动和户外游戏，吸引幼儿主动参与，培养幼儿参加体育活动的兴趣和习惯，增强体质，提高对环境的适应能力，同时也强调了家庭是幼儿园重要的合作伙伴。亲子运动会让幼儿喜欢体育活动，增强幼儿体质，增进亲子情感，为良好的家园合作奠定基础。如果你是幼儿老师，请你针对小班幼儿设计一个亲子运动会的活动方案，根据幼儿运动系统的特点，你会选择哪些趣味活动项目呢？

【任务描述】请自主学习本项目，完成学习任务书，并以小组为单位设计一个针对小班幼儿的亲子运动会活动方案。

一、岗位任务实施建议

实施建议	课前：学生自主学习本项目基础知识和微课资源，查阅相关资料，完成学习任务书，并以小组为单位设计一个小班亲子运动会活动方案
	课中：教师随机抽取几个小组进行活动方案展示，组织同学针对活动方案进行讨论、头脑风暴和多方评价等，最后总结梳理本项目重点
	课后：学生修改活动方案，完成练习题，查漏补缺

二、学习任务书

任务1　学前儿童运动系统发育特点和保健措施的知识整理

任务目的	学前儿童运动系统发育特点和保健措施是幼儿教师资格证考试重要考点，也是岗位工作的必备知识，以表格形式进行知识梳理，帮助学生课前熟悉重点知识
任务内容	自主学习，整理学前儿童运动系统发育特点和保健措施

续表

运动系统器官		发育特点	保健措施
骨	腕骨		
	脊柱		
	骨盆		
	足弓		
骨连结			
骨骼肌			

任务2　小班亲子运动会活动方案设计

任务目的	组织幼儿户外游戏和体育锻炼时，应以学前儿童运动系统的发育特点为依据，科学组织活动，保护和促进幼儿体格发育。结合幼儿园岗位工作，设计亲子运动会活动方案，不但可以检验对自主学习知识的理解，还能在查阅资料过程中增加对幼儿园体育活动内容和运动会组织工作的了解，同时提高团队合作意识和能力

续表

任务内容	1. 掌握学前儿童运动系统的发育特点和保健措施； 2. 以小组为单位设计小班亲子运动会活动方案。要求内容完整、条理清晰，突出亲子游戏活动；尝试列出方案设计的依据
小组名称	
任务分配	
小班亲子运动会活动方案：	

任务 2 附表　小班亲子运动会活动方案设计考核评价标准

考核要点	分值	评价标准	得分
活动方案总体设计	15	内容完整，如活动主题、活动目的、活动时间、活动地点、活动对象、活动准备、活动流程等	
	10	科学合理，可行性强	
	10	条理清晰，充分考虑安全因素	
游戏活动设计	15	符合小班幼儿运动系统特点，避免对幼儿造成身体伤害	
	5	游戏活动量适当，强度适度	
	15	游戏活动内容，如名称、目标、参与对象、人数、准备、规则等完整	
	10	具有趣味性	
小组展示	5	展示的活动方案内容丰富、生动形象	
	5	能结合幼儿运动系统发育特点和保健知识进行讲解，讲解清楚	
	5	普通话标准，声音洪亮，语速适中，语言清晰连贯	
	5	仪态得体、自然大方	
合计	100	总得分	

续表

评价与建议：   评价人： 年　月　日

【赛证对接】

一、考点聚焦

在幼儿园教师资格考试“保教知识与能力”、学前教育专业技能竞赛“幼儿教师职业素养测评”中，涉及本项目的考点是学前儿童运动系统的发育特点及保健措施。常以单选题、简答题的形式出现。需理解运动系统的基础生理知识，重点识记学前儿童运动系统发育特点和保健措施。

二、考题回顾

（一）幼儿园教师资格考试“保教知识与能力”

1.（2023年上半年）为保障幼儿身体健康发育，教师要求幼儿有正确的站姿和坐姿，这是因为幼儿（　　）。

A. 骨骼弹性大，可塑性强，易变形

B. 骨骼弹性大，可塑性小，易变形

C. 骨骼弹性小，可塑性小，易变形

D. 骨骼弹性小，可塑性强，易变形

2.（2018年下半年）为保护幼儿脊柱，成人应该（　　）。

A. 推荐幼儿用单肩包

B. 鼓励幼儿睡硬床

C. 组织幼儿从高处往水泥地上跳

D. 要求幼儿长时间抬头挺胸

3.（2017年上半年）下列哪一种活动重点不是发展幼儿的精细动作能力？（　　）

A. 扣纽扣　　B. 使用剪刀

C. 双手接球　　D. 系鞋带

4.（2017年上半年）下列最能体现幼儿平衡能力发展的活动是（　　）。

A. 跳远　　B. 跑步

C. 投掷　　D. 踩高跷

（二）学前教育专业技能竞赛“幼儿教师职业素养测评”

1. 教婴幼儿游泳前要（　　），防止水中发生腿抽筋，造成溺水事故。

A. 充分做好准备　　B. 要多喝水

C. 要多吃糖　　D. 要多吃饭

2. 小儿骨头最外层的骨膜较厚，可以发生“折而不断”的现象，小儿的这种现象称为（　　）。

A. 粉碎性骨折　　B. 青枝骨折

C. 脱臼　　D. 开放性骨折

3. 幼儿教师在组织活动尤其是户外活动时，要考虑幼儿的生长发育特点。下面关于幼儿生长发育说法错误的是（　　）。

A. 容易疲劳　　B. 疲劳后容易恢复

C. 容易损伤　　D. 大肌肉发育晚，小肌肉发育早

4. 锻炼婴幼儿腕骨的较好方式是（　　）。

A. 搬重物　　B. 举重

C. 捏泥　　D. 掰腕子

5. 由于幼儿的肌肉中水分多，蛋白质及糖原少，不适合他们的运动项目是（　　）。

A. 长跑　　B. 投掷　　C. 跳绳　　D. 拍球

6. 人体共有（　　）块骨头。

A. 96　　B. 106

C. 206　　D. 216

7. 8块腕骨全部钙化的年龄是（　　）。

A. 6岁左右　　B. 8岁左右

C. 10岁左右　　D. 12岁左右

8. 婴幼儿长骨骼的必需条件是（　　）。

A. 营养和阳光　　B. 铁和磷

C. 维生素C和钙　　D. 维生素A和水

三、模拟练习

（一）单选题

1. 运动系统是由骨、骨连结和（　　）。

A. 四肢骨　　B. 躯干骨

C. 骨骼肌　　D. 肌肉

2. 小儿骨损伤较成人愈合得快的主要原因是（　　）。

A. 骨膜较厚，血管丰富

B. 骨膜较薄，易于再生

C. 骨本身含无机盐少而使其较软

D. 骨有机物较多，富有弹性

（二）多选题

1. 下面四种说法正确的是（　　）。

A. 经常的体力劳动可以代替体育锻炼

B. 体育锻炼能使关节囊和韧带增厚、加粗

C. 体育锻炼能加强骨的营养、改善骨的结构

D. 体育锻炼使肌纤维变粗，使肌肉粗壮有力，更发达

2. 下列关于小儿运动系统的表述，正确的是（　　）。

A. 关节窝浅，灵活性大但牢固性差，容易脱臼

B. 肌肉含蛋白质、脂肪和无机盐较少，收缩力差，容易疲劳和损伤

C. 幼儿的骨盆尚未定型，不正确的运动方式会影响成年后骨盆的大小和形状

D. 脊柱的四个生理弯曲在小儿出生后就形成了

E. 幼儿过于肥胖，走路、站立时间过长，或负重过度，都可能导致足弓塌陷，引起扁平足

（三）判断题

1. 婴幼儿骨骼硬度小，容易发生弯曲，故应注意良好姿势的培养。（　　）

2. 幼儿长时间使用单肩背书包，容易导致脊柱侧弯。（　　）

3. 婴幼儿的骨骼在发育，需要较多的钙，还需要维生素D，使吸收的钙沉淀到骨骼中去。（　　）

（四）简答题

1. 如何保护幼儿脊柱的发育？

2. 简述学前儿童运动系统的卫生保健措施。

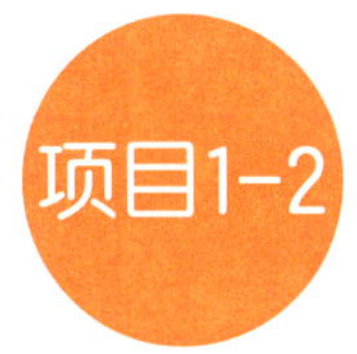

项目1-2　学前儿童呼吸系统发育特点与保健

【学习目标】

◆素养目标

1. 具备维护学前儿童呼吸系统健康的意识；
2. 重视培养学前儿童用鼻呼吸、不用手挖鼻等保护呼吸系统健康的卫生习惯；
3. 具有预防学前儿童气管进异物的安全意识。

◆知识目标

1. 了解人体呼吸系统的基本结构和生理功能；
2. 掌握学前儿童呼吸系统的发育特点；
3. 掌握学前儿童呼吸系统的卫生保健措施。

◆能力目标

1. 能够根据季节变换做好通风工作；
2. 能够科学指导学前儿童正确擤鼻涕的方法；
3. 能够在日常保教工作中维护学前儿童呼吸系统的健康。

【情境导入】

“为什么孩子上幼儿园后更容易感冒了呢？”“孩子老感冒该怎么办？如何预防？”很多家长都会有这些问题。其实，学前儿童老“感冒”，有可能是呼吸道反复感染。呼吸道反复感染的原因较为复杂，首先和呼吸系统发育的特点有关；其次，学前儿童免疫功能比较弱，容易患呼吸道疾病；第三，长期偏食、挑食、微量元素缺乏以及耐寒力差的学前儿童也易患呼吸道感染。此外，大气污染等也有一定的影响。那么，如何预防学前儿童呼吸道反复感染呢？

如果你是幼儿老师，你能结合学前儿童呼吸系统的特点来谈一谈，学前儿童为什么比成人更容易出现呼吸系统感染吗？如何做好学前儿童呼吸系统的保健呢？

【基础理论】

一、呼吸系统的组成与功能

人体不断地吸入外界的氧气和呼出体内二氧化碳的过程，称为呼吸。呼吸是由呼吸系统完成的。呼吸系统包括鼻、咽、喉、气管、支气管和肺（图1–2–1）。鼻、咽、喉、气管和支气管是气体进出肺的通道，叫呼吸道，其中鼻、咽、喉是上呼吸道器官，气管和支气管是下呼吸道器官。肺是气体交换的场所。

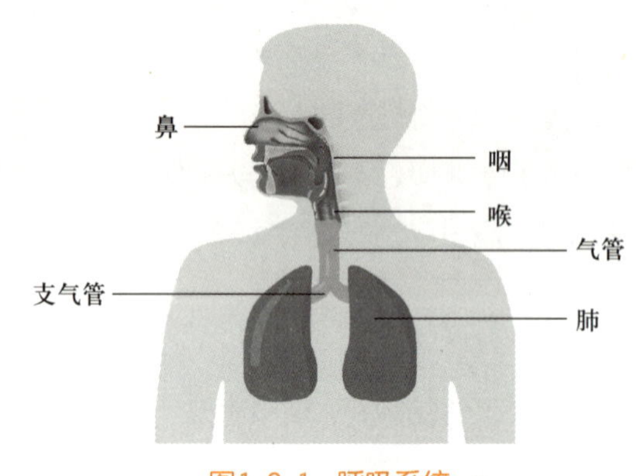

图1-2-1　呼吸系统

二、学前儿童呼吸系统的发育特点

（一）学前儿童鼻的发育特点

鼻是呼吸道的起始部分，内有鼻毛和鼻黏膜。鼻毛能过滤尘埃、净化空气。鼻黏膜能分泌黏液，有湿润、粘住灰尘和细菌的作用，鼻黏膜表面的毛细血管还能对空气起到加温作用。鼻腔是保护肺的第一道防线。

学前儿童鼻的特点：一是鼻腔狭窄，缺少鼻毛，黏膜柔嫩，血管丰富，容易感染和阻塞；二是鼻中隔前下方血管密集、表浅，常因外伤、干燥等原因而造成鼻出血；三是鼻泪管较短，瓣膜发育不全，还容易引发泪囊炎、结膜炎等。

学前儿童应养成用鼻呼吸的卫生习惯，尤其是在寒冷的季节和空气中灰尘较多的时候。学前儿童不要用手挖鼻孔，以免造成鼻出血或引起细菌感染现象。

（二）学前儿童咽的发育特点

咽是呼吸和消化系统的共同通道，分别与鼻腔、口腔和喉腔相通。咽具有呼吸和吞咽的功能，是呼吸和饮食的共同通道，也是发音共振器。

咽部有一个重要的淋巴器官叫扁桃体。学前儿童咽部相对狭小，淋巴组织丰富，易患扁桃体炎（图 1-2-2）。

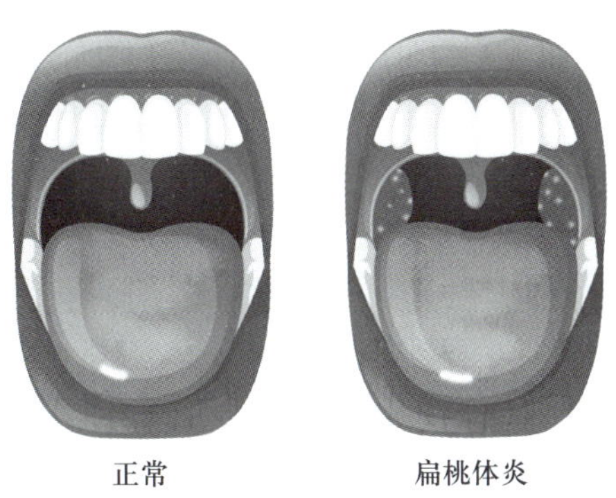

图1-2-2　扁桃体

咽部还有一个通向中耳的小管，叫耳咽管。相对于成人，学前儿童的耳咽管宽、短、平直，鼻咽部感染易引起中耳炎。

知识链接　幼儿感冒常常挂着鼻涕，家长往往同时捏住幼儿两侧鼻孔，让幼儿使劲将鼻涕擤出。这种做法易使鼻涕向后通过耳咽管进入中耳腔，引发中耳炎。正确擤鼻涕的方法是：先用手指压住幼儿一侧鼻孔，让幼儿稍用力向外擤出对侧鼻孔的鼻涕；一侧擤完，再擤另一侧。

（三）学前儿童喉的发育特点

喉是呼吸道最狭窄的部位，空气经咽、喉进入气管。喉是由一组软骨、韧带、喉肌及黏膜构成的锥形管状器官（图 1-2-3）。

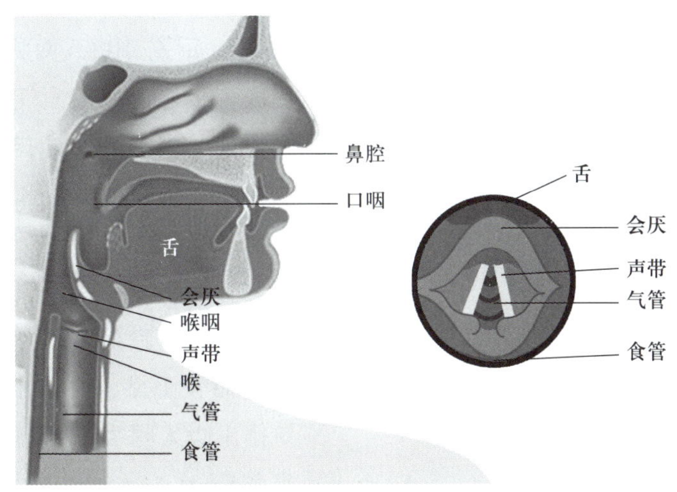

图1-2-3　喉

学前儿童的喉腔狭窄，软骨柔软，黏膜柔嫩，血管和淋巴组织丰富。喉部发炎肿胀时，易发生梗阻而致吸气性呼吸困难。

喉既是呼吸通道，又是发音器官。声带位于喉腔中部，从气管和肺冲出的气流不断冲击声带，引起声带振动而发声。学前儿童的声带短而薄，所以声调比成人高而尖。学前儿童的声带不够坚韧，声门肌肉娇嫩，容易疲劳，若发生肿胀充血，可能造成声音嘶哑。学前儿童练发声时间不宜过长，并且一定要注意发音方法。音乐课要选择适合学前儿童的歌曲，保护他们的声带。

喉部有一块重要的软骨叫会厌软骨，鼻子吸入的空气和经咀嚼的食物都会经过此处。吸气时，会厌软骨静止不动，让空气进入气管；吞咽时，会厌软骨向下盖住喉的入口，让食物进入食道，避免误入气管。学前儿童的会厌软骨发育不健全，反应不灵敏，当哭闹或说话时，容易将口含物吸入气管内引起气管阻塞、甚至窒息。日常生活和保教工作中，应将容易吸入的小物品远离学前儿童，教育他们不要把小玩具等放入口中。进食时，避免吃瓜子、花生、豆类等食物，专心吃饭，不边吃边玩或边吃边走，也不要引逗他们哭笑、说话或惊吓他们。不能用手强行掏取食物，也不要在他们哭闹时硬向其口内塞食物。

思维碰撞 当幼儿发生气管异物时，有哪些症状表现？我们应当如何急救，排出异物呢？

（四）学前儿童气管、支气管的发育特点

气管位于食管前方，为后壁略扁平的圆筒状管道，上与喉相连，向下进入胸腔。气管向下分成左、右两侧支气管（图1-2-4），分别进入两肺。支气管在肺内形成树枝样的分支。气管、支气管的黏膜也能分泌黏液，具有进一步清洁空气的作用。痰是由黏液和它所黏附的灰尘和细菌组成的。

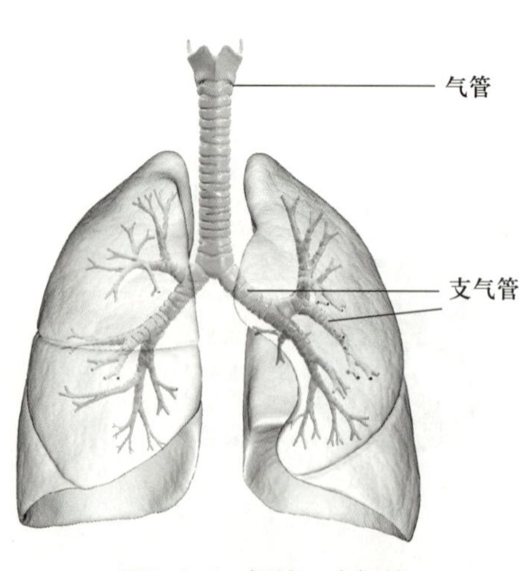

图1-2-4 气管、支气管

学前儿童气管和支气管的管腔狭窄，管壁柔软，黏膜柔嫩，血管丰富，黏液分泌少而较干燥，再加上纤毛运动差，不易排出吸入呼吸道的病原微生物，容易患气管炎，导致呼吸困难。为了保

护学前儿童的气管和支气管，应保持室内空气清新，常通风换气，并减少去公共场所。

（五）学前儿童肺的发育特点

肺（图 1-2-5）是呼吸系统的主要器官，也是气体交换的场所，位于胸腔内，左右各一。肺组织呈海绵状，质软而轻，富有弹性。组成肺的最小单位叫肺泡。经呼吸而吸入的氧气，进入肺泡，由肺泡弥散到血液内；体内的二氧化碳则从组织进入血液，再由血液弥散到肺泡内，经过呼气而排出体外，完成气体交换。

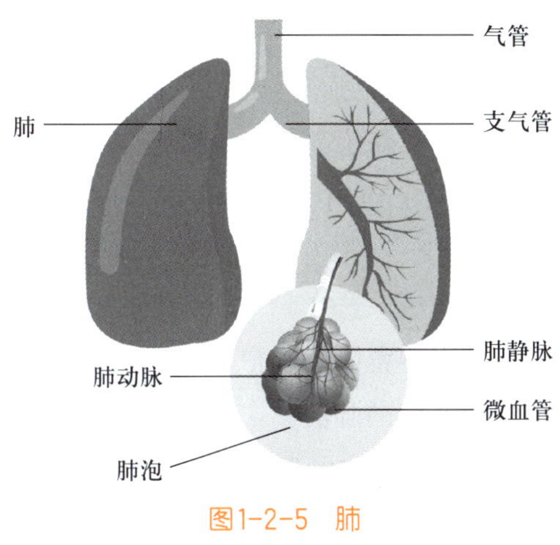

图1-2-5　肺

学前儿童的肺泡数量少且容量小，肺的弹力组织发育较差，血管丰富，间质发育旺盛。整个肺血多气少，易感染、导致黏液阻塞，并引起肺不张、肺气肿及肺淤血等问题。

（六）学前儿童呼吸运动的特点

呼吸运动是呼吸肌在神经系统的控制下，有节律地收缩和舒张所形成的。学前儿童生长发育旺盛，新陈代谢快，需氧量大，但呼吸肌力量小，胸廓体积小，肺泡容量小。为了适应代谢，需要通过加快呼吸频率来进行补偿。学前儿童支配呼吸运动的中枢神经发育不完善，对于呼吸的调节功能差，容易出现呼吸节律不齐、间歇、暂停等现象。

三、学前儿童呼吸系统的保健措施

（一）保持室内空气新鲜

学前儿童的活动室、居室要经常通风换气，保证室内空气流通。冬天呼吸道传染病高发，门窗紧闭的房间容易使病菌聚集，增加学前儿童被感染的机会，不利于健康，应常开窗通风，减少空气中的病菌，同时也提高学前儿童对外界气候变化的适应能力。

思维碰撞　不同季节中，幼儿教师应如何做好开窗通风工作呢？

（二）培养学前儿童良好的卫生、行为习惯

培养学前儿童用鼻呼吸、不用手挖鼻孔的卫生习惯，教给学前儿童正确擤鼻涕的方法。教导学前儿童养成正确的睡姿，改正蒙头睡和趴着睡的习惯，保证新鲜空气的供给。不要把小玩具等放入口中，以免误入气管发生危险。坐立、行走时，保持自然、舒适的姿势，不穿过紧衣裤，避免造成呼吸困难。

（三）保护学前儿童的声带

保护学前儿童声带，避免长时间说话等。选择适合学前儿童音域的歌曲，不在干燥、寒冷的空气中歌唱。教导学前儿童不大声喊叫，若声带肿胀、嘶哑，应减少发声。

（四）加强体育锻炼和户外活动

加强体育锻炼和户外活动，有利于增强呼吸肌的力量，扩大胸廓活动范围，增加学前儿童的肺活量。冬天时，不宜减少学前儿童户外活动的时间。冷空气能锻炼和增强呼吸器官的适应能力，提高免疫力，减少呼吸道疾病。

幼儿呼吸系统发育特点与卫生保健措施（鼻、咽）

幼儿呼吸系统发育特点与保健措施（喉、气管、支气管、肺）

【赛证对接】

一、考点聚焦

在幼儿园教师资格考试“保教知识与能力”、学前教育专业技能竞赛“幼儿教师职业素养测评”中，涉及本项目的考点是学前儿童呼吸系统的发育特点及保健措施，常以单选题、简答题的形式出现。

二、考题回顾

（一）幼儿园教师资格考试“保教知识与能力”

1.（2017年上半年）教师引导幼儿擤鼻涕的正确方法是（　　）。

A. 把鼻涕吸进鼻腔　　B. 先捂一侧鼻孔，再轻擤另一侧

C. 同时吸住鼻翼两侧擤　　D. 用手背擦鼻涕

2.（2018年上半年）教师在组织中班幼儿歌唱活动时，合理的做法是（　　）。

A. 要求幼儿用胸腔式联合呼吸法唱歌

B. 鼓励幼儿用最响亮的声音唱歌

C. 鼓励幼儿唱八度以上音域的歌曲

D. 要求幼儿用自然声音唱歌

（二）学前教育专业技能竞赛“幼儿教师职业素养测评”

1. 呼吸道的起始部分是（　　）。

A. 鼻　　B. 喉

C. 肺　　D. 咽

2. 教师在（　　）适宜组织幼儿唱歌。

A. 在空气新鲜的公园散步时　　B. 大量活动后

C. 吃过冷饮后　　D. 伤风感冒时

3. 幼儿教师要注意保护幼儿的声带，选择适合学前儿童音域的歌曲，朗读材料每句不要太长。每次练习时，发声时间最多在（　　）min。

A. 2～3　　B. 4～5

C. 5～6　　D. 6～7

三、模拟练习

（一）单选题

1. 学前儿童上呼吸道感染易并发中耳炎的主要原因是（　　）。

A. 鼻泪管短

B. 耳咽管宽、短、平直

C. 外耳道狭窄

D. 喉腔狭窄

2. 气体交换的场所是（　　）。

A. 气管　　B. 肺

C. 心脏　　D. 呼吸系统

3. 对幼儿而言，用嘴呼吸（　　）。

A. 利于健康　　B. 无所谓

C. 不利于健康　　D. 有助于生长发育

4. 婴幼儿的声带处于生长发育状态，其形态特点是（　　）。

A. 短小而细薄　　B. 细长而肥厚

C. 宽短而细薄　　D. 宽大而肥厚

（二）多选题

婴幼儿年龄越小、呼吸频率越快，其原因有（　　）。

A. 鼻腔相对短小，鼻道狭窄

B. 喉腔较窄，软骨柔软

C. 胸廓窄小，呼吸肌较弱、肺的弹性较小造成呼吸动作浅，呼吸量少

D. 代谢旺盛，需氧量大，靠增加呼吸频率来增大通气量补偿呼吸量不足

（三）简答题

1. 学前儿童用鼻呼吸的好处有哪些？

2. 谈谈学前儿童容易比成人发生气管异物的原因。

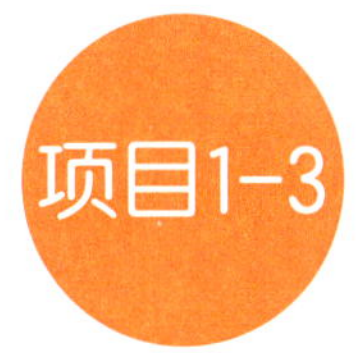

项目1-3　学前儿童消化系统发育特点与保健

【学习目标】

◆素养目标

1. 具备维护学前儿童消化系统健康的意识；
2. 重视培养学前儿童早晚刷牙、饭后漱口、细嚼慢咽等良好的饮食卫生与习惯；
3. 初步树立家园共育观念。

◆知识目标

1. 了解人体消化系统的基本结构和生理功能；
2. 掌握学前儿童消化系统的发育特点；
3. 掌握学前儿童消化系统的卫生保健措施。

◆能力目标

1. 能够为学前儿童营造愉悦的进餐氛围；
2. 能够在日常保教工作中维护学前儿童消化系统的健康。

【情境导入】

星期一进餐时，幼儿老师发现涵涵小朋友食欲不佳，还伴有呕吐、腹胀、口臭等一系列的症状。老师联系保健医生和家长，了解到涵涵出现了积食。原来周末在家的时候，家长带涵涵吃了很多油炸食品。现实生活中，许多家长希望孩子能通过食物吸收到足够的营养，经常给孩子大量的食物。学前儿童无法很好地消化和吸收过多的食物，以至于出现积食的症状。

学前儿童的消化系统有哪些特点呢？应如何保护好他们的消化系统，帮助他们更好地消化食物、吸收营养呢？

【基础理论】

一、消化系统的组成与功能

人体消化系统由消化道和消化腺两大部分组成。消化道包括口腔、咽、食管、胃、小肠和大肠。消化腺包括唾液腺、胃腺、肝脏、胰腺、肠腺，主要功能是分泌消化液（图1–3–1）。

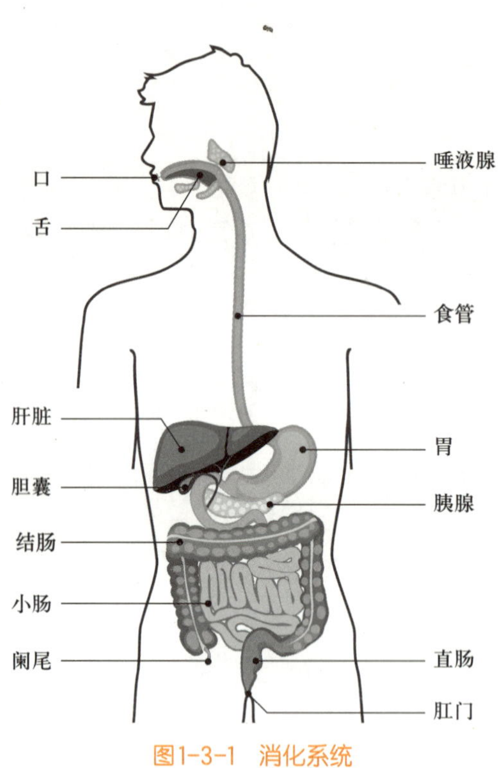

图1–3–1 消化系统

消化系统的各器官协调合作，把从外界摄取的食物进行物理性、化学性的消化，吸收营养物质作为生命活动能量的来源，并将食物残渣排出体外。消化系统是保证人体新陈代谢正常进行的一个重要系统。

知识链接 消化和吸收

消化是指食物在消化道内被分解为可吸收的小分子物质的过程。吸收是指经过消化的食物通过消化道黏膜进入血液循环的过程。

食物中的营养素除维生素、水和无机盐等小分子物质能够直接被人体吸收利用外，蛋白质、脂肪和淀粉等大分子物质均需要在消化道内被分解为小分子物质，才可以被人体吸收利用。物理性消化是指食物通过口腔中牙齿的碾碎、舌的搅拌，以及胃、肠肌肉的蠕动，将食物磨碎、促使食物与消化液充分混合，并将食物由消化道上段向下段推进的消化过程。化学性消化是指通过消化腺分泌的消化酶将食物中大分子物质分解成可以被吸收的小分子物质的过程。

二、学前儿童消化系统的发育特点

（一）学前儿童牙齿的发育特点

牙齿位于口腔内，是人体最硬的器官（图1-3-2），除担负切咬、咀嚼等功能外，还起保持面部外形和辅助发音等作用。牙齿咀嚼、磨碎食物，起到初步物理消化的作用。

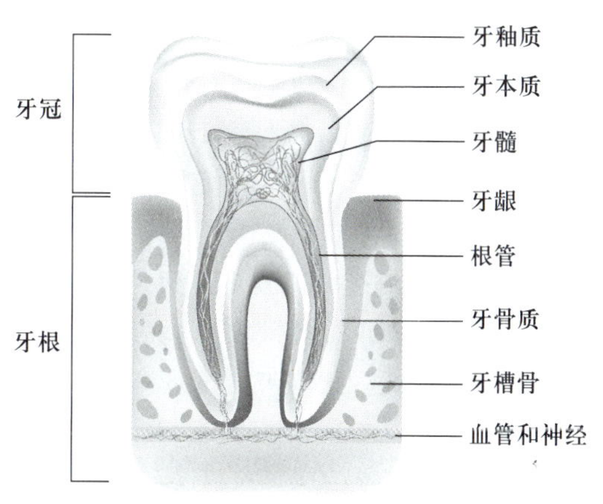

图1-3-2 牙齿结构

人的一生总共有两副牙齿。第一副牙称为乳牙（图1-3-3），出生6个月左右开始萌出第一颗乳牙，2.5岁左右20颗乳牙萌出完毕。自6、7岁至12、13岁，乳牙逐渐脱落而被恒牙所替代。恒牙通常有28—32颗。第一恒磨牙6岁左右萌出，又称六龄齿，是恒牙中萌出最早的牙齿。

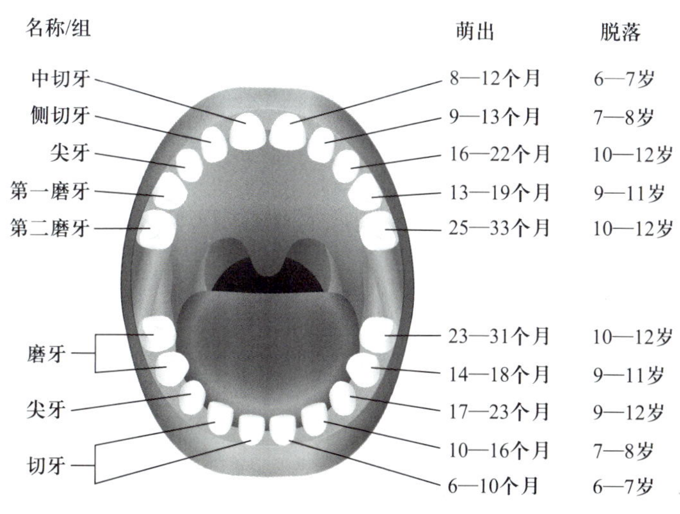

图1-3-3 乳牙的萌发与脱落

学前儿童的牙齿为乳牙。乳牙数量少、体积小，咀嚼能力较差。乳牙钙化程度低，致密度不高，牙釉质薄，牙本质松脆，咬合面的窝沟较多，易被酸性物质腐蚀，形成龋齿。应保护学前儿童的乳牙，避免咀嚼坚硬的物品，少吃甜食，不喝碳酸饮料，养成早晚刷牙、饭后漱口的卫生习惯。给学前儿童准备食物时，注意做到细烂软嫩，减轻咀嚼负担。

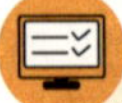

知识链接　　乳牙的作用

1. 辅助发音。有些幼儿因为缺牙（尤其是上颚门齿），讲话“漏风”，无法清楚表达个人意愿，可能遭到其他小朋友的嘲笑，幼小心灵可能受打击。

2. 利于咀嚼。食物通过乳牙咀嚼，利于消化，为幼儿提供丰富的营养。若因蛀牙造成部分咀嚼功能的丧失，会使得营养吸收功能受阻，影响生长发育。

3. 恒牙生长前的“空间维持”功能。每颗乳牙下方，都有一颗正在发育的恒牙，在乳牙脱落之后，恒牙便能萌出，取代原来的乳牙。可以说乳牙是恒牙萌出前的空间维持器。若乳牙龋齿，易造成恒牙排列不齐或无法正常萌出等问题。

4. 促进腭骨正常发育，协调颜面美观。乳牙咀嚼可刺激下颌骨正常生长，使脸型逐渐拉长，面容和谐、自然。若有单侧牙齿病变，幼儿为避开疼痛只以健侧咀嚼，时间一久，便有可能造成颜面不对称。自尊心较高的幼儿，可能因为蛀牙不敢开口说话、不敢开怀大笑。这些因素都可能造成幼儿出现社交畏惧。

（二）学前儿童舌的发育特点

舌位于口腔底部，具有参与搅拌、咀嚼，帮助吞咽和辅助发音的功能。舌面有味蕾，可以辨别味道。

学前儿童的舌宽而短，舌下系带发育不完善，搅拌食物和帮助咀嚼、吞咽的能力差，辅助发音的功能也不好。

（三）学前儿童胃的发育特点

胃是由平滑肌构成的囊性器官，是机体暂时贮存食物的部位，具有一定的消化功能。食物进入后，胃开始蠕动将胃液和食物混合形成食糜，并向十二指肠排出，完成胃的排空。

学前儿童的胃容量较小，胃壁肌肉层薄，蠕动能力不如成人。胃黏膜上的胃腺数目少，分泌的胃液量少、酸度低，酶的活性差。学前儿童对食物的消化能力弱，因此，一次进食量不宜过多，食物应利于消化。进餐时保持稳定愉悦的情绪，有助于胃肠的蠕动。

（四）学前儿童小肠的发育特点

小肠是消化道中最长的部分。小肠腺分泌的肠液、胰腺分泌的胰液和肝脏分泌的胆汁进入小肠内，对食糜进行彻底的化学性消化。小肠黏膜的皱襞上还有许多指状凸起的绒毛，内有丰富的毛细血管和毛细淋巴管，因此，小肠也是人体吸收营养物质的最主要场所。

学前儿童的小肠壁肌肉层薄，蠕动能力差，小肠内的各种消化液的质量较差，消化能力弱。

学前儿童的肠管较长，肠壁薄，黏膜血管丰富，通透性强，故吸收率高。学前儿童神经系统发育不完善，植物性神经调节能力差，容易发生肠道功能紊乱，引起腹泻或便秘。

（五）学前儿童肝脏的发育特点

肝脏是人体最大的消化腺。肝脏分泌胆汁，储存在胆囊，再进入小肠，有促进脂肪消化的作用。肝脏还能将葡萄糖转化成糖原，以储存能量，在血糖水平较低时，储存的糖原会分解，以免发生低血糖。解毒也是肝脏的一个重要功能，代谢废物以及外来的有毒物质需要在肝脏进行分解。

学前儿童的肝脏功能不完善。首先，肝脏分泌的胆汁较少，帮助消化脂肪的能力较差，应减少摄入高油脂的食物；其次，肝脏中储存的糖原少，饥饿时容易发生低血糖；最后，肝脏的解毒能力弱，酒精、防腐剂、色素以及霉变质食物会加重肝脏负担。给学前儿童用药时，更应慎重，避免伤害肝脏。

思维碰撞　幼儿园为小朋友们供应膳食时常常是三餐两点或三餐一点，你能说出其中的原因吗？

三、学前儿童消化系统的保健措施

（一）保持口腔与乳牙的卫生

保护好乳牙，不仅是美观的需要，更是健康的需要。从小培养学前儿童养成早晚刷牙、饭后漱口的好习惯，教育他们不吃过冷、过热、过甜的食物，不咬坚硬物品。保证充足的营养和阳光，满足牙齿生长发育所需要的钙、磷等营养素的吸收。要为学前儿童定期检查牙齿，可对乳牙进行窝沟封闭，避免食物残留腐蚀牙齿。

思维碰撞 想一想，幼儿正确的刷牙方法是什么呢？

（二）培养学前儿童良好的饮食习惯

进餐时，提醒学前儿童细嚼慢咽，帮助学前儿童养成专心吃饭、定时定量、不暴饮暴食等好习惯。此外应给学前儿童营造愉悦的进餐氛围，不训斥、不催促，以免造成学前儿童肠胃功能紊乱，影响消化。

（三）科学安排膳食，注意饮食健康

学前儿童要选择易于消化的食物，减少油炸、油腻食物的摄入，尽量做到细烂软嫩、营养丰富，有利于消化和吸收。要适当多餐，进餐环节的组织要科学、有序，符合卫生要求。

（四）饭前、饭后不做剧烈运动，养成定时排便的习惯

剧烈活动后立刻进餐不利于对食物的消化，进食后立刻剧烈活动容易导致腹痛、胃下垂等疾病发生。饭前饭后应组织安静的活动，剧烈运动后应至少休息半个小时再进餐。午饭后应散步 10 min 后再入睡。引导他们多吃蔬菜，尤其是富含膳食纤维的蔬果，有利于大便通畅，防止便秘。同时，教育学前儿童养成定时排便的习惯。

幼儿消化系统的发育特点及卫生保健措施（口腔、咽、胃）

幼儿消化系统的发育特点及卫生保健措施（小肠、大肠、胰腺和肝脏）

【岗位应用】

【岗位任务导入】学前儿童正在长身体，需要充足的营养。掌握学前儿童消化系统的发育特点和保健措施非常有必要。2022年1月1日，《中华人民共和国家庭教育促进法》正式施行，强调父母应当根据不同年龄段未成年人的身心发展特点来开展家庭教育，也明确了促进孩子的成长与发展应与学校、社会紧密结合。

在和谐共进的家园合作氛围下，幼儿老师们准备了一场以“促消化，帮吸收”为主题的家长沙龙，打破老师“灌输式大讲堂”的形式，以家长为核心，调动家长参与幼儿保健的积极性。针对如何帮助幼儿更好地消化食物和吸收营养的问题，家

长们畅所欲言，分享困惑、经验，共同进步。幼儿教师解答家长的问题，引导家长认识幼儿消化系统的特点。大家集思广益，共促幼儿成长。如果你是幼儿老师，你会如何组织这次家长沙龙呢?

【任务描述】请自主学习本项目，完成学习任务书，并以“促消化，帮吸收”为主题进行家长沙龙的情景模拟。

一、岗位任务实施建议

实施建议	课前：自主学习本项目基础知识和微课资源，查阅相关资料，完成学习任务书，并以小组为单位进行“促消化，帮吸收”主题家长沙龙的情景模拟练习
	课中：小组进行“促消化，帮吸收”主题家长沙龙的情景模拟展示。教师组织讨论、头脑风暴和多方评价等。最后总结梳理本项目要求的重点知识、技能和素质
	课后：完善总结，完成练习题，查漏补缺

二、学习任务书

任务1　学前儿童消化系统发育特点和保健措施的知识整理

任务目的	学前儿童消化系统的发育特点和保健措施是重要的理论知识考点，也是岗位工作的必备知识。在此以学前儿童牙齿、舌、胃、小肠和肝脏的发育特点和保健措施为重点进行知识梳理，帮助学生课前熟悉重点知识	
任务内容	自主学习，整理学前儿童消化系统、器官的发育特点和保健措施	
消化系统器官	发育特点	保健措施
牙齿		
舌		
胃		

续表

消化系统器官	发育特点	保健措施
小肠		
肝脏		

任务2　“促消化，帮吸收”为主题的家长沙龙情景模拟

任务目的	保护消化系统的健康，关系到学前儿童的生长发育，是幼儿教师保教工作的重点，也应引起家长的重视。因此，幼儿园围绕“学前儿童消化系统的发育特点和保健措施”，结合家园共育工作，设计了家长沙龙情景模拟的任务。通过查阅资料，调查、搜集家长在幼儿消化吸收方面的问题，以及情景模拟形式的演练，将家长沙龙活动展示出来，有助于加强学生对相关知识的理解和运用，锻炼学生的岗位实践能力、语言表达能力以及团队合作能力等
任务内容	1. 自主学习学前儿童消化系统的发育特点和保健措施； 2. 查阅资料，调查、搜集家长在促进幼儿消化、吸收方面常见的问题和困惑，结合本项目知识进行解答； 3. 设计家长沙龙活动方案，可引入1～2个小游戏，增加活动趣味性，也可以将问题困惑、解决方法以游戏的形式展开，让家长在参与游戏的过程中体验、思考； 4. 小组学生自行分配角色，扮演教师、家长等进行家长沙龙的情景模拟练习
小组名称	
角色分配	
家长沙龙活动方案：	

任务2附表　“促消化，帮吸收”为主题的家长沙龙情景模拟考核评价标准

考核要点	分值	评价标准	得分
准备工作	10	编写家长沙龙活动方案，包括活动主题、目的、时间、地点、签到方式、具体流程等	
	6	制作家长沙龙的海报或通知，向家长发出邀请	
	7	查阅资料，调研、搜集家长在促进幼儿消化、吸收方面常见的问题和困惑	
	5	准备所需要的活动材料，如PPt、图片、纸、笔等，布置适宜的活动场地	
活动组织	12	能够按照活动方案组织家长沙龙，过程流畅，能脱稿完成	
	5	与家长良好互动，能够引导家长分享、讨论	
	10	能运用相关理论知识，清楚、准确地解答家长们的问题和困惑	
	5	语言表述清楚，逻辑性强	
	10	能融入趣味性的游戏活动，活跃气氛，调动家长们的积极性和参与性	
	5	遇到突发情况能够冷静、快速、适宜地解决	
教师素养	5	尊重家长，讲解时态度诚恳、有自信	
	5	仪表大方，举止文雅，表情自然，面带微笑，有亲和力	
	5	普通话标准，表达流畅、有感染力、抑扬顿挫，音量适中	
团队合作	5	角色分配合理，分工明确，协调配合组织活动	
	5	小组成员配合默契，具有团队合作意识	
合计	100	总得分	
评价与建议： 评价人： 年　月　日			

【赛证对接】

一、考点聚焦

幼儿园教师资格考试“保教知识与能力”、学前教育专业技能竞赛“幼儿教师职业素养测评”中，本项目涉及的考点是学前儿童消化系统的发育特点及保健措施，

多以单选题、简答题的形式出现。在理解消化系统的生理知识基础上，熟记学前儿童消化系统中各器官的发育特点和保健措施，能运用知识分析和解释保教工作中的实际问题。其中学前儿童牙齿的发育特点尤为重要，考查较多，需要重点记忆。

二、考题回顾

（一）幼儿园教师资格考试“保教知识与能力”（略）

（二）学前教育专业技能竞赛“幼儿教师职业素养测评”

1. 人体最重要的消化器官是（　　）。

A. 肾　　B. 肝

C. 胃　　D. 心脏

2. 婴幼儿开始长乳牙的时间是（　　）。

A. 4—6个月　　B. 6—8个月

C. 8—10个月　　D. 10—12个月

3. 最先萌出的乳牙是（　　）。

A. 两个下中切牙　　B. 两个上中切牙

C. 上侧切牙　　D. 下侧切牙

4. 乳牙共 20 颗，于（　　）出齐。

A. 1岁半左右　　B. 2岁左右

C. 2岁半左右　　D. 3岁左右

5. 幼儿长“第一恒磨牙”的时间一般在（　　）。

A. 4岁　　B. 5岁

C. 6岁　　D. 7岁

6. 乳牙过早丢失的主要原因为（　　）。

A. 龋齿　　B. 缺碘

C. 长期流涎　　D. 错齿

7. 关于幼儿牙齿说法错误的是（　　）。

A. 6岁左右长出第一恒磨牙叫六龄齿

B. 六龄齿长出后开始换牙

C. 10岁时幼儿可以完成换牙

D. 幼儿换牙顺序与乳牙长出的顺序基本上是一致的

8. 幼儿从（　　）开始即应养成早晚刷牙的习惯。

A. 一岁左右　　B. 三岁左右

C. 四岁半　　D. 五岁

9. 在幼儿园中，引导幼儿刷牙、漱口是很重要的工作内容。但不少父母认为“乳牙迟早要换掉，坏了也没关系”。作为幼儿教师，你要耐心与家长沟通，以下沟通要点不正确的是（　　）。

A. 健康的牙齿是促成良好咀嚼功能的最基本要素，有助于婴幼儿对食物的消化吸收

B. 乳牙可以促进颌骨的发育，影响脸型及外表

C. 乳牙虽然不影响发音，但影响词汇学习

D. 蛀牙会影响恒牙的萌出及发育

10. 呼吸系统和消化系统的共同通道是（　　）。

A. 咽　　B. 喉

C. 肺　　D. 气管

11. 午餐时间，有几个孩子刚吃完饭，杜老师就大声地对平时吃饭特别慢的丽丽说：“看看，这几个小朋友吃得多快，你也别慢吞吞的，赶紧吃。”说着杜老师拿起丽丽的汤碗，将汤倒进丽丽盛米饭的碗中，并说“这样吃得快”。关于杜老师的做法，说法正确的是（　　）。

A. 杜老师以吃饭快的幼儿为榜样，催促丽丽吃饭，是对的

B. 杜老师把米饭泡入汤中的做法可取

C. 杜老师把米饭泡入汤中的做法是不可取的，主要是因为汤泡饭会加重胃的消化负担

D. 杜老师把米饭泡入汤中的做法是不可取的，主要是因为幼儿容易噎到

12. 营养物质的主要吸收场所是（　　）。

A. 食道　　B. 胃　　C. 小肠　　D. 大肠

三、模拟练习

（一）判断题

1. 幼儿乳牙的牙釉质较薄，牙本质松脆，牙髓腔较小，易生龋齿。

2. 婴幼儿小肠的肠功能具有消化能力弱，吸收能力弱的特点。

3. 学前儿童的肝脏中储存的糖原少，在饥饿时容易发生低血糖。

4. 学前儿童进餐后立即进行户外活动，有利于食物消化。

（二）简答题

1. 学前儿童消化能力弱的原因有哪些？

2. 学前儿童消化系统的卫生保健措施有哪些？

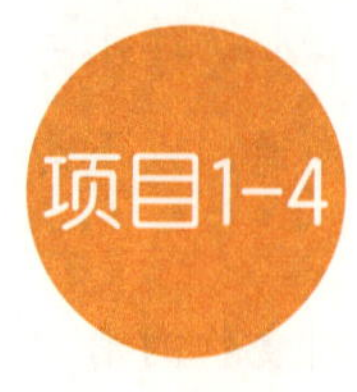

学前儿童循环系统发育特点与保健

【学习目标】

◆素养目标

1. 具有维护学前儿童循环系统健康的意识；
2. 组织体育活动时，养成关注学前儿童心脏健康的习惯；
3. 认识体育锻炼对学前儿童循环系统发育的重要性。

◆知识目标

1. 了解人体循环系统的基本结构和生理功能；
2. 掌握学前儿童循环系统的发育特点；
3. 掌握学前儿童循环系统的卫生保健措施。

◆能力目标

1. 能够科学组织体育活动，促进学前儿童循环系统的发育；
2. 能够对患有循环系统疾病的学前儿童予以特殊照顾；
3. 能够在日常保教工作中维护学前儿童循环系统的健康。

【情境导入】

炎炎夏日户外活动后，满头大汗的小朋友们纷纷来到饮水区，排起长长的队伍，等候喝水。有的孩子一杯接一杯地喝，连续喝了好多杯水。保育员小张老师认为，小朋友们在运动后大量出汗，会存在缺水现象，要让他们大量喝水才能补足缺失的水分。

小张老师的想法正确吗？是否符合学前儿童循环系统的发育特点呢？运动完后感到口渴时，如何饮水，更有利于学前儿童的健康呢？

【基础理论】

一、循环系统的组成与功能

循环系统是分布于全身各部的连续、封闭管道系统，包括血液循环系统和淋巴循环系统（图1-4-1）。

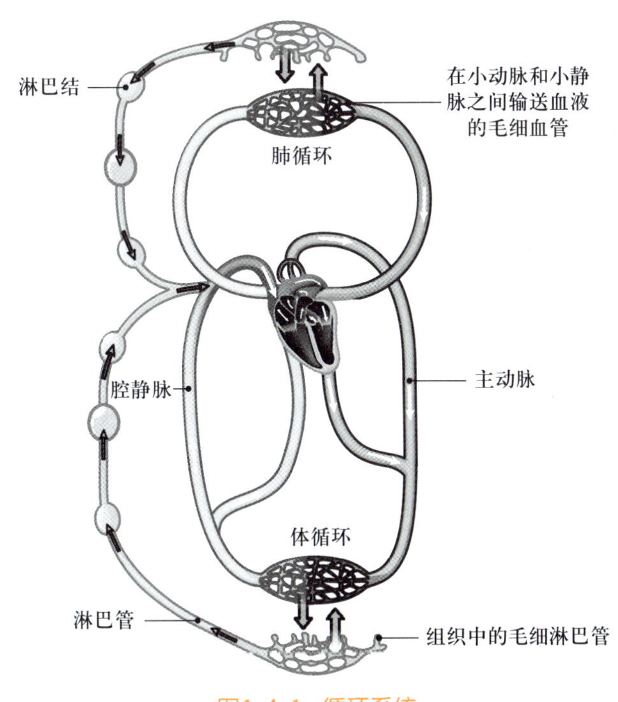

图1-4-1 循环系统

血液循环系统由心脏、血管和血液组成。在心脏的搏动下，血液在血管内川流不息地流动，将氧气、营养物质运输到全身各组织细胞，将体内的二氧化碳和代谢废物运输到排泄器官排出体外。维持血液循环系统处于良好的工作状态，是机体得以生存的条件。

淋巴循环系统内流动的是淋巴液。淋巴液沿着一系列的淋巴管道向心流动，最终汇入静脉。淋巴系统是循环系统的辅助部分，具有回收蛋白质、运输脂肪和其他营养物质、调节体内液体平衡、参与机体免疫等功能。

二、学前儿童循环系统的发育特点

（一）学前儿童血液循环系统的发育特点

1. 学前儿童心脏的特点

心脏是人体重要器官，是循环系统的动力。心脏的外形像桃子，位于横膈之上、两肺之间，稍偏左。心脏主要由心肌构成，有左心房、左心室、右心房、右心室四个腔。

学前儿童的心脏较小，但占体重的百分比大于成人。学前儿童心肌纤维细，弹性纤维少，心室壁较薄，心脏收缩能力较差，表现出每搏输出量少的特点。学前儿童正处于生长发育的阶段，新陈代谢旺盛，对氧气和营养物质的需求量大，故通过加快心跳来满足需要。因此学前儿童年龄越小，心率越快。学前儿童支配心脏活动的神经系统发育不完善，导致他们容易出现心搏不稳定、心律不齐的现象。

思维碰撞 组织幼儿户外活动时，如何保护他们的心脏呢？对于患有心脏疾病的幼儿，组织活动时有哪些注意事项呢？

2. 学前儿童血管的特点

血管是指血液流过的一系列管道，分为动脉、静脉和毛细血管三种。动脉从心脏将血液带至身体组织，静脉将血液自身体组织间带回心脏，毛细血管则连接动脉与静脉，是血液与组织间物质交换的主要场所。

学前儿童的血管内径与体重比相对成人大，毛细血管丰富，血流量大，身体得到的营养物质和氧气十分充足，有助于生长发育和缓解疲劳。学前儿童年龄越小，血管壁越薄，血管弹性也越小，血压越低；随着年龄增长，血压逐渐升高。

3. 学前儿童血液的特点

血液由血浆和血细胞组成。血浆的主要作用是运载血细胞，运输维持人体生命活动所需的物质和体内产生的废物等。血细胞分为三类，有红细胞、白细胞和血小板。红细胞的主要功能是运送氧。白细胞主要扮演了免疫的角色，当病菌侵入人体时，白细胞能穿过毛细血管壁，集中到病菌入侵部位，将病菌包围后吞噬。血小板在止血过程中起着重要作用。因此，血液有运输、调节人体温度、防御、调节人体渗透压和酸碱平衡的功能。

学前儿童血液的特点主要有三个。一是血浆中含水量较多，凝血物质较少，出血时血液凝固较慢，一般幼儿凝血需4～6 min，成人仅需3～4 min。二是学前儿童红细胞数目和血红蛋白量不稳定，易出现贫血问题，因此应为学前儿童供给充足的营养，多摄取含铁和蛋白质丰富的食物，如瘦肉、动物内脏、大豆及其制品等，预防贫血。三是学前儿童白细胞中的中性粒细胞较少，身体的抵抗力差，出现感染时，容易扩散。

思维碰撞 与成人相比，学前儿童抵抗力差，更容易出现感染，为什么呢？

（二）学前儿童淋巴循环系统的发育特点

淋巴系统包括淋巴结、淋巴管、脾脏和扁桃体。淋巴系统一方面引流淋巴液，清除体内的异物、细菌等；另一方面淋巴系统是身体防御的前哨，分散于身体各部分的淋巴结可有效阻止经淋巴管进入的微生物。扁桃体是人体最大的淋巴结。

学前儿童的淋巴循环系统发育快，4—10 岁发育达到高峰，14—15 岁逐渐退化。学前儿童时期淋巴系统免疫能力差，淋巴结尚未发育成熟，屏障作用较差。感染后易造成附近的淋巴结肿大、发炎、化脓，如扁桃体炎，若不及时治疗，感染容易扩散。

三、学前儿童循环系统的保健措施

（一）加强体育锻炼，科学组织体育活动

学前儿童参加体育锻炼和户外活动，能增强心肌收缩能力，提高心脏的功能，还能加强血管壁的收缩力，促进循环系统的发育，增强体质。学前儿童活动前要做好热身活动；活动中要注意适当、适量，活动强度不宜过大，动静交替；活动后不能立刻停止，做好整理运动。运动后不要马上饮用大量的水，因大量饮水后血液稀释，容量增加，血流速度加快，会增加心脏的负担，长期如此会伤害心脏。

（二）保证充足营养供给，预防贫血

学前儿童生长发育快，血液量在增加，需要充足的营养供应，要选择含铁和蛋白质丰富的食物，如瘦肉、动物血、动物肝脏等。同时注意补充维生素 C，促进肠道对铁的吸收，从而促进血红蛋白的合成，预防缺铁性贫血。

（三）衣服宽松适度，注意日常循环系统保健

日常生活中，学前儿童的衣服、鞋袜应宽松适度，不宜穿过小、过紧的衣物，避免影响心脏活动和血液循环。平时应有适当的休息和充足的睡眠，避免过度或突然的神经刺激，保护循环系统的正常机能。

幼儿循环系统的发育特点及卫生保健措施（1）

幼儿循环系统的发育特点及卫生保健措施（2）

【赛证对接】

一、考点聚焦

幼儿园教师资格考试“保教知识与能力”、学前教育专业技能竞赛“幼儿教师职业素养测评”中，涉及本项目内容的考点是学前儿童循环系统的发育特点及保健措施，常以单选题、简答题的形式出现。需理解循环系统的基础生理知识，熟悉学前儿童循环系统中各器官的功能，掌握并熟记学前儿童循环系统的发育特点和保健措施。

二、考题回顾

（一）幼儿园教师资格考试“保教知识与能力”

（2021年上半年）简答题：体育活动中、活动后，教师分别可以从哪些方面判断幼儿的活动量是否适当？

（二）学前教育专业技能竞赛“幼儿教师职业素养测评”

1. 血液循环的动力器官是（　　）。

A. 心脏　　B. 动脉

C. 静脉　　D. 毛细血管

2. 具有加速凝血和促进血块收缩作用的是（　　）。

A. 白细胞　　B. 红细胞

C. 血小板　　D. 淋巴

3. 符合婴幼儿心率特点的是（　　）。

A. 年龄越小，心率越快　　B. 年龄越小，心率越慢

C. 时常忽快、忽慢　　D. 时常停止

三、模拟练习

（一）单选题

1. 有利于血红蛋白合成的营养素是（　　）。

A. 红细胞　　B. 血豆腐

C. 铁　　D. 钙

2. 血细胞中，具有运输功能的是（　　）。

A. 红细胞　　B. 白细胞

C. 血小板　　D. 三者均有

3. 对婴幼儿循环系统的特点概括不正确的是（　　）。

A. 年龄越小，心率越快

B. 年龄越小，心率越慢

C. 适度的锻炼可增强心脏功能

D. 要从小培养婴幼儿良好的饮食习惯，预防动脉硬化

4. 体育锻炼对婴幼儿循环系统的作用概括不正确的有（　　）。

A. 适度的锻炼增强心脏功能

B. 锻炼后不宜立即大量饮水

C. 锻炼的强度越大越好

D. 运动量过大时，给心脏带来过重负荷，使身体遭受损害

（二）简答题

1. 科学组织户外活动和体育锻炼对学前儿童的循环系统有什么好处？

2. 简述学前儿童循环系统的卫生保健措施。

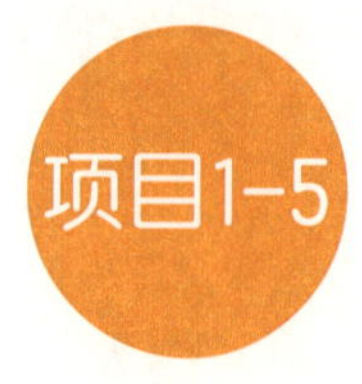

项目1-5　学前儿童泌尿系统发育特点与保健

【学习目标】

◆素养目标

1. 具备维护学前儿童泌尿系统健康的意识；
2. 重视培养学前儿童良好的大小便习惯；
3. 宽容和理解年幼儿童尿湿裤子的行为。

◆知识目标

1. 了解人体泌尿系统的基本结构和生理功能；
2. 掌握学前儿童泌尿系统的发育特点；
3. 掌握学前儿童泌尿系统的卫生保健措施。

◆能力目标

1. 能够尊重学前儿童排便的主观意愿；
2. 学前儿童排便后能够正确为其擦屁股，并教给学前儿童正确擦屁股的方法；
3. 能够做好学前儿童如厕环节的健康观察和记录；
4. 能够根据学前儿童尿液的颜色、气味判断其健康状况。

【情境导入】

如厕是幼儿园生活活动中的重要环节。在幼儿园中，经常会发生小朋友尿湿裤子的情况。幼儿可能是因为害羞、恐惧，想上厕所又不敢向教师提出；也可能是贪玩，注意力集中在游戏中，而忘记了及时排尿。

学前儿童容易尿裤子的原因还有什么呢？憋尿对学前儿童的身体健康有哪些影响？如果你是幼儿老师，在组织幼儿一日生活的过程中，如何保护幼儿泌尿系统的健康呢？

【基础理论】

一、泌尿系统的组成与功能

泌尿系统由肾脏、输尿管、膀胱及尿道组成（图 1-5-1）。肾脏将血液中的代谢废物汇聚形成尿液，尿液经由输尿管进入膀胱暂时储存，到一定量后，再通过尿道排出体外。泌尿系统具有排出体内代谢废物、调节机体水盐代谢、维持人体内环境稳定等重要作用。

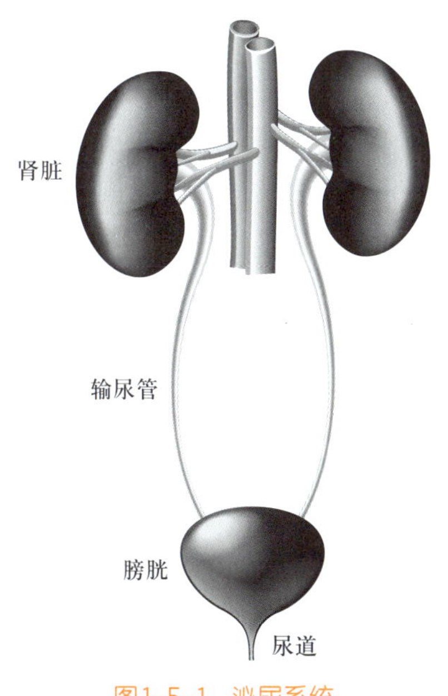

图1-5-1　泌尿系统

二、学前儿童泌尿系统的发育特点

（一）学前儿童肾脏的发育特点

肾脏是人体的重要器官，位于腹后脊柱的两侧。肾脏的基本功能是生成尿液，同时重吸收水分及其他有用物质，调节水、电解质平衡及维护酸碱平衡。

知识链接　　尿液的形成

肾脏内部含有大约 300 万个肾小球。血液流经肾小球时，尿酸、尿素、水、无机盐和葡萄糖等物质过滤到肾小囊中，形成原尿。当原尿流经肾小管时，对人体有用的全部葡萄糖、大部分水和部分无机盐，被重新吸收，回到肾小管周围毛细血管内。经过肾小球的滤过作用和肾小管的重吸收作用，剩下的水和无机盐、尿素和尿酸等就形成了尿液。尿液再经输尿管输送至膀胱，后经尿道排出体外。

学前儿童的肾脏功能弱。年龄越小，未成熟的肾单位越多，肾小管越短，肾小球滤过率越低，重吸收和分泌功能越弱，尿浓缩能力越弱。水负荷过大时，易出现水肿。

（二）学前儿童输尿管的发育特点

输尿管是一对输送尿液的肌性管道，由平滑肌构成。

学前儿童的输尿管相对成人宽，管壁肌肉和弹力组织发育不全，紧张度较低，弯曲较大，易因尿流不畅而诱发感染。

（三）学前儿童膀胱的发育特点

膀胱是储存尿液的肌性囊状器官，其形状、大小、位置及膀胱壁的厚度随尿液充盈程度而异。

学前儿童的膀胱容量小，肌肉层薄、弹性组织发育不完善、储尿能力差，且神经系统未发育完善，对排尿的调节能力较差。学前儿童新陈代谢旺盛，产尿量多，因此学前儿童排尿次数多。年龄越小，表现越突出。随着年龄的增长，控制排尿的能力逐渐增强。

岗位案例分析 案例描述：某所幼儿园活动课，笑笑小朋友多次向老师提出上厕所，但是都被拒绝了。老师让笑笑憋一会儿，等下课再去。午睡时，笑笑睡不着，跟老师说想上厕所。老师认为，笑笑睡觉前刚上过厕所，再次拒绝了笑笑。想一想，这位幼儿老师的做法合理吗？当幼儿想上厕所的时候，让幼儿憋尿，对幼儿泌尿系统的健康有哪些损害呢？如果你是幼儿老师，你会怎么做？

案例分析：这位幼儿老师的做法不合理。幼儿膀胱的肌肉层和弹力纤维发育不完善，膀胱容量小，储尿功能差，再加上幼儿神经系统发育不完善，主动控制排尿的能力差，所以憋不住尿，容易尿裤子。若强制让幼儿憋尿，首先，会引起幼儿坐立不安，精神紧张，注意力分散，思维活动紊乱，从而影响学习和活动。其次，会使幼儿小便次数减少，尿液的冲刷作用减弱，导致细菌生长繁殖，引起泌尿系统感染。再次，尿液在膀胱内停留时间过长，尿液中的有毒物质易被肾小管重新吸收，加重肾脏的负担。另外，若憋尿时间过长，末梢神经会因过分紧张而出现麻痹，使幼儿失去排尿感，久而久之，会出现排尿困难、漏尿、尿失禁等症状。在膀胱充盈过度的情况下，外力作用还容易因膀胱破裂引起出血休克。因此，憋尿不利于幼儿健康。

指导策略：《幼儿园工作规程》第二十二条中明确指出，“幼儿园应当培养幼儿良好的大小便习惯，不得限制幼儿便溺的次数、时间等”。幼儿老师应在活动、游戏前后及时提醒幼儿如厕，教育幼儿养成有尿就排的好习惯。不论在教学活动中还是午睡时，当幼儿提出需要小便时，幼儿老师应多一些耐心和宽容，予以同意。若在午睡时幼儿难以入睡，应寻找原因，给予安抚或陪伴幼儿做一些安静的活动。

（四）学前儿童尿道的发育特点

尿道是从膀胱通向体外的管道，男性尿道细长，女性尿道粗短。学前儿童的尿道较短，特别是女童，易被外界细菌或粪便感染。若发生感染，细菌经尿道上行，到达膀胱、肾脏，很容易引发上行性尿道感染。

思维碰撞 为了避免学前儿童出现上行尿路感染，排便后擦屁股的正确方法是什么呢？

三、学前儿童泌尿系统的保健措施

（一）饮水要充足，养成多喝水、及时排尿的习惯

为学前儿童提供充足的饮水，一方面多饮水、多排尿有利于体内的代谢废物随尿液排出，另一方面，充足的尿液自上而下的排出过程，能对输尿管、膀胱和尿道起到冲刷作用，带走细菌，减少尿道感染。还要注意提醒学前儿童及时上厕所，不强制他们憋尿。要求他们养成多喝水、及时排尿、不憋尿的好习惯。

（二）注意清洁卫生，预防泌尿道感染

1岁后的儿童尽量不穿开裆裤。便后、睡前应为学前儿童进行清洗，并注意清洁方式和用具卫生，教育学前儿童从前往后擦屁股。托幼机构要注意厕所、便盆的清洁消毒。

（三）观察学前儿童尿液，及时发现异常

尿液的颜色、气味异常通常反映身体健康存在问题。健康人的尿液是淡黄色、透亮的，不会有浑浊、沉淀等情况。

身体中的水分多少，决定尿液的颜色深浅。尿液的颜色变化还会受到很多因素的影响，若尿液呈现红、橘黄、棕褐、绿、白等颜色，或有持续存在的泡沫，应及时就医。

同时还要注意幼儿尿液的气味，如有异常，需及时就医。

学前儿童出现尿频、尿急、排尿疼痛等症状，也要及时去医院检查治疗。

幼儿泌尿系统的发育特点及卫生保健措施

【赛证对接】

一、考点聚焦

幼儿园教师资格考试“保教知识与能力”、学前教育专业技能竞赛“幼儿教师职业素养测评”中，涉及本项目的考点是学前儿童泌尿系统的发育特点及保健措施，常以单选题、简答题的形式出现。在理解泌尿系统生理知识的基础上，重点识记学前儿童泌尿系统的发育特点和保健措施，能运用相关知识分析和解释保教工作中的实际问题。

二、考题回顾

（一）幼儿园教师资格考试“保教知识与能力”

（2017年下半年）对幼儿如厕，教师最合理的做法是（　　）。

A. 允许幼儿按需自由如厕　　B. 要求幼儿排队如厕

C. 控制幼儿如厕的次数　　D. 控制幼儿如厕的时间间隔

（二）学前教育专业技能竞赛“幼儿教师职业素养测评”

1. 婴幼儿多喝白开水可减少（　　）。

A. 皮肤病发生　　B. 尿道感染

C. 消耗能量　　D. 消化道感染

2. 预防幼儿尿路感染措施中不正确的是（　　）。

A. 3岁之后穿封裆裤　　B. 多喝水

C. 注意幼儿外阴清洁　　D. 便盆要消毒

三、模拟练习

（一）单选题

1. 婴幼儿年龄越小，膀胱的容积越（　　），储存尿液的能力越（　　）。

A. 小、强　　B. 小、差

C. 大、强　　D. 大、差

2. 下列（　　）不是学前儿童泌尿系统的特点。

A. 肾脏功能较差　　B. 尿道较短

C. 控尿能力差，排尿次数多　　D. 尿路不易发生感染

3. 在活动中，某幼儿想喝水，老师正确的做法是（ ）。

A. 立即让幼儿离开座位去喝水

B. 停止教育活动，敦促所有幼儿喝水

C. 批评后再让其喝水

D. 让幼儿坚持到活动结束

4. 正确擦屁股的方法是（ ）。

A. 从前向后 B. 从后向前

C. 只擦后部 D. 只擦前部

（二）多选题

1. 婴幼儿排尿无约束能力，直接原因有（ ）。

A. 膀胱发育不完善 B. 肾发育不完善

C. 大脑皮层发育不完善 D. 输尿管细长又弯曲

2. 婴幼儿的年龄越小，一定时间之内的排尿次数越多，这是因为婴幼儿（ ）。

A. 新陈代谢旺盛，尿总量多

B. 肾脏的重量大于成人，肾功能较强

C. 膀胱容积小，储尿功能差

D. 尿道较短，黏膜柔嫩

（三）简答题

学前儿童憋尿的坏处有哪些?

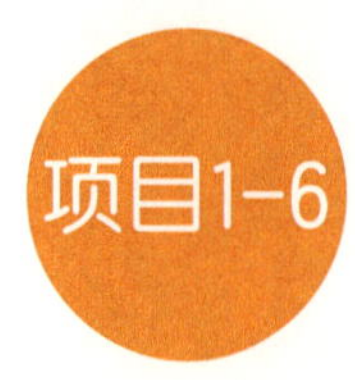

学前儿童神经系统发育特点与保健

【学习目标】

◆素养目标

1. 重视学前儿童神经系统的发育特点；
2. 具有维护学前儿童神经系统健康的意识；
3. 重视培养学前儿童的一日生活常规。

◆知识目标

1. 了解人体神经系统的基本结构和生理功能；
2. 掌握学前儿童神经系统的发育特点；
3. 掌握学前儿童神经系统的卫生保健措施。

◆能力目标

1. 能够将大脑皮质活动的规律与托幼机构活动的组织相联系，指导岗位实践；
2. 能够依据学前儿童神经系统的发育特点，开展相关保教工作。

【情境导入】

芳芳要上幼儿园，妈妈为她选择了一家硬件设施一流，强调早期智力开发的“智能型”幼儿园。幼儿园离家有半个多小时的车程，芳芳妈妈每天接送。芳芳每天早上起床是个“艰难的工程”，有时还没睡醒就被抱到了车里。到了幼儿园，英语、奥数、珠脑心算、拼音、写字等学习活动不断进行，芳芳对幼儿老师的教学内容不怎么感兴趣，上课时不仅爱打瞌睡，还总是坐不住。

芳芳的表现与学前儿童神经系统的发育特点有哪些关系呢？如何根据学前儿童神经系统的发育特点组织学前儿童的活动呢？

【基础理论】

神经系统是人体结构和功能最为复杂的一个系统，是统帅和管理其他各器官、系统活动的司令部。在它的统一协调下，人体各器官、系统才能进行正常的生命活动。

一、神经系统的组成与功能

神经系统由中枢神经系统和周围神经系统两部分组成。中枢神经系统由脑和脊髓组成；由脑发出的12对脑神经和由脊髓发出的31对脊神经，以及植物性神经组成周围神经系统，它们将中枢神经与全身各器官联系起来（图1-6-1）。

神经元是神经系统的基本单位，具有接受刺激、传递信息和整合信息的功能。

神经活动的基本方式是反射。反射是人体在神经系统的参与下对外界和内部刺激做出的反应，是神经系统调节人体各种活动的基本方式。参与反射活动的神经结构叫反射弧，机体中的任何反射活动都是在反射弧的基础上实现的。

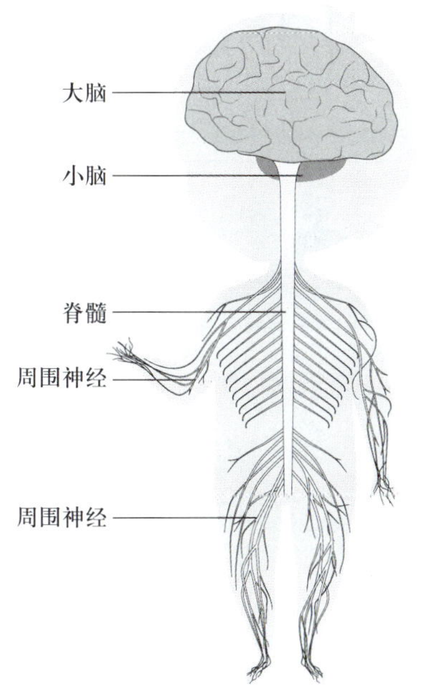

图1-6-1　神经系统

二、学前儿童神经系统的发育特点

（一）学前儿童中枢神经系统的发育特点

1. 学前儿童脑的发育特点

脑是中枢神经系统的主要部分，位于颅腔内。人脑由大脑、间脑、脑干、小脑组成。成人脑重约为1500 g，占体重的1/40。与成人相比，婴幼儿脑重占体重的比例较大，如出生时脑的平均重量约为370 g，占体重的1/9～1/8；6个月时脑重已达700 g左右，2岁时达900～1000 g，7岁时已与成人接近。

（1）学前儿童大脑的发育特点。大脑是神经系统中最高级的部位，由左、右两个半球构成。大脑半球表面凹凸不平，布满深浅不一的沟和裂，沟裂之间的隆起称为脑回。这些沟裂将大脑半球分为四叶：额叶、顶叶、枕叶、颞叶。大脑半球由灰质和白质构成。灰质主要覆盖在半球表面，称为大脑皮质。大脑皮质对全身的各项活动具有控制、管理作用，也对神经系统的其他部位具有控制、管理作用。此外，大脑还具有进行思维活动和产生意识的功能（图1–6–2）。

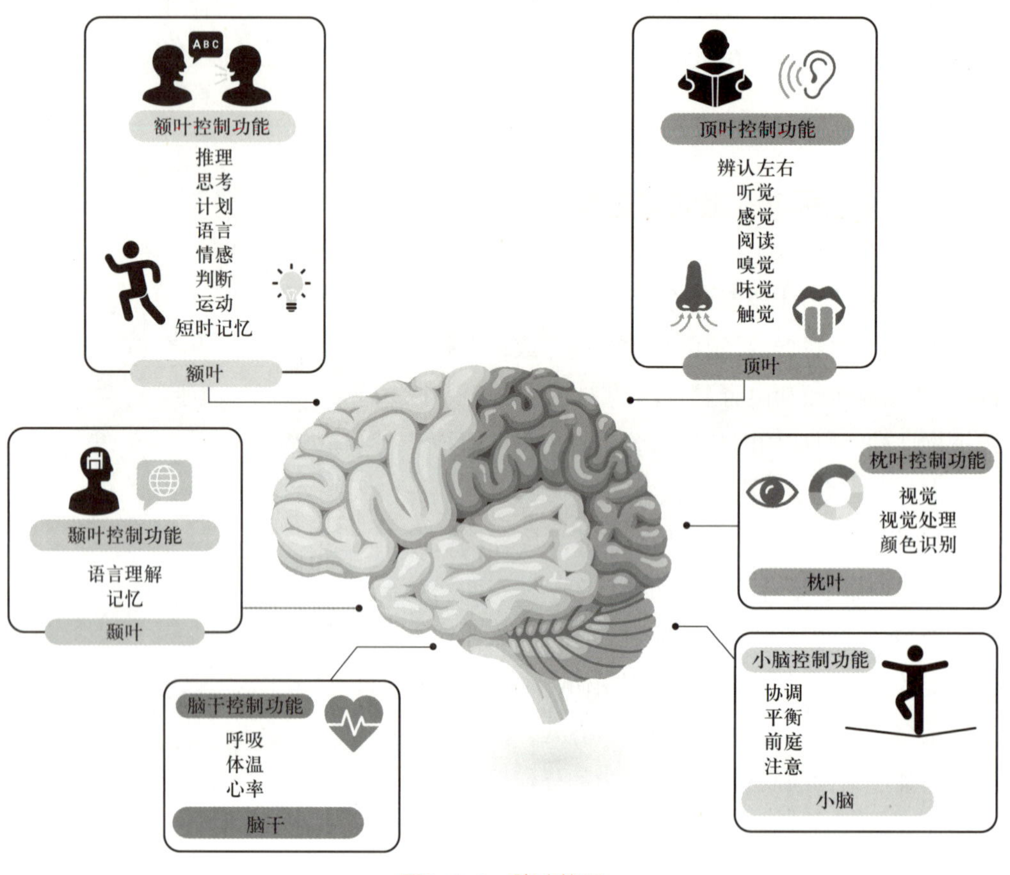

图1–6–2　脑功能区

婴幼儿大脑在结构上与成人相似，但发育还不完善，保持注意的时间不长。随着年龄的增长，大脑皮层功能日趋完善，婴幼儿的睡眠时间逐渐减少。婴幼儿大脑细胞的耗氧量大。成人大脑耗氧量占全身耗氧量的25%，而婴幼儿脑细胞的耗氧量高达全身的50%左右。因此，婴幼儿对缺氧非常敏感，对缺氧的耐受力较差。

思维碰撞　为什么低幼儿童走路时摇摇摆摆的？

（2）学前儿童小脑的发育特点。小脑位于大脑的后下方，分为中间的蚓部和两侧膨大的小脑半球。表层的灰质即小脑皮层，被许多横行的沟分成许多小叶。小脑的内部由白质和灰色的神经核组成，白质称髓质，内含有与大脑和脊髓相联系的神经纤维。小脑具有调节躯体运动、维持身体平衡、协调肌肉运动的作用。若受到损伤，会出现运动障碍，如站立不稳、走路摇晃、不能做精细动作等。学前儿童的小脑发育较差、脑沟不深、半球小，到1岁左右才迅速发育，5岁左右发育成熟。

知识链接 脑干包括延髓、脑桥和中脑。脑干中有一些调节人体基本生命活动的重要中枢，如心血管运动中枢、呼吸中枢等。如果这一部分中枢受到损伤，会立即引起呼吸、心跳、血压的严重障碍，导致人体死亡。因此延髓有“生命中枢”之称。

2. 学前儿童脊髓的发育特点

脊髓位于脊柱的椎管内，比椎管短，呈前后略扁的圆柱形。脊髓是中枢神经系统的低级部位，主要功能是反射和传导。它将接收的信息刺激传达到脑，再把脑的指令下达到各个器官。当脊髓损伤时，上行、下行兴奋的传导就会中断，使身体在损伤面以下的感觉和运动发生障碍，成为截瘫。脊髓在胎儿期已开始发育，出生时的形态与结构已较完善，2岁时与成人相似。

学前儿童脊髓发育特点主要有三：一是位置的变化。脊髓下端在胎儿时位于第二腰椎下缘，4岁时上移至第一腰椎，做腰椎穿刺时应予以注意。二是质量的变化。出生时脊髓重2～6 g，成人后可增至4～5倍。三是髓鞘化的完成。脊髓的髓鞘按由上向下的顺序逐渐形成，髓鞘化的完成是脊髓成熟的重要标志，约在3岁时完成。

（二）学前儿童周围神经系统的发育特点

脑神经支配头部各器官的运动，并接受外界的信息，使人产生感觉和表情。脊神经支配躯干和四肢的运动，并感受刺激。自主性神经分交感神经和副交感神经，分布于内脏，体内各个脏器均受这两种神经的双重支配，两者交互抑制，保证了器官的协调作用。

1. 学前儿童神经纤维的发育特点

神经髓鞘包裹在神经突起的外面，好像电线的绝缘外皮。学前儿童神经纤维外层髓鞘的发育很不完善。没有这层绝缘的“外皮”，就会“跑电”，因此动作就会不精确，刺激经由神经传到大脑时，碰碰他的手，就会引起全身哆嗦。此外，髓鞘不完善的神经传导速度慢。因此，婴幼儿对外界的刺激反应慢，易泛化，表现为易激动、易疲倦、不集中、不稳定。

到6岁左右，学前儿童大脑皮质的一切神经传导通路几乎都髓鞘化了，反应日益精确，这一阶段是学前儿童智力迅速发展的时期，应采取各种积极的手段来促进其发展。

2. 学前儿童植物性神经的发育特点

学前儿童的交感神经兴奋性较强，副交感神经兴奋性较弱，表现为心率和呼吸频率较快，节律性差，胃肠消化能力和食欲易受情绪影响等。

（三）学前儿童神经系统活动的特点

1. 高级神经系统活动的兴奋强于抑制

婴幼儿高级神经活动的抑制过程不够完善，兴奋过程强于抑制过程。兴奋占优势，且易扩散，往往形成较大的大脑皮层兴奋区。抑制过程形成较慢，故婴幼儿的控制能力比较差。例如，让他干什么，他乐于接受；而让他别干什么，往往难以做到。

随着年龄的增长，大脑皮层功能日趋完善，兴奋过程和抑制过程不断加强。抑制过程加强，幼儿学更能控制自己的行为，较精细地进行各种活动，一般8岁左右就能较好地控制活动了。幼儿大脑皮质的神经细胞很脆弱、易疲劳，加之易兴奋、抑制过程发育不完善，所以注意力很难持久。

在教幼儿干什么事或学习知识、本领的时候，要想方设法引起他的兴趣。幼儿园组织活动需要经常变换内容和方式，使幼儿不会觉得疲劳。较长时间的睡眠可以帮助幼儿进行休整、恢复，不同的年龄段每天所需要的睡眠时间是不同的，如表1-6-1所示。

表1-6-1　不同年龄段每天所需要的睡眠时间

年龄	新生儿	1岁	2岁	4岁	7—12岁	成人
睡眠时间/h	18～20	14～15	12～13	11～12	9～10	8

2. 大脑皮质活动的原则

中枢神经系统的高级功能主要是指大脑皮质的生理活动。大脑皮质的活动是非常有规律的，了解其中的一些规律对开发智力很有帮助。

（1）优势原则。人们学习和工作的效率与有关的大脑皮质区域是否处于优势兴奋状态有关。人能从作用于自身的大量刺激中，选择出最强的或最符合本身目的、愿望和兴趣的少数刺激，这些刺激在皮层所引起的兴奋区域称为优势兴奋灶。优势兴奋区域的兴奋性高于其他区域。优势兴奋灶的形成，使机体具有良好的应激功能，条件反射容易形成，学习效率高。学前儿童大脑皮层优势兴奋灶的形成与兴趣有关，兴趣能促使优势兴奋状态的形成。对感兴趣的活动，幼儿能保持较长时间的注意力。

（2）镶嵌式活动原则。大脑皮层各部位执行着不同的任务，当从事某一活动时，只有相应部分处于工作状态，其他部分处于抑制状态。大脑皮层即形成了工作与休息互相镶嵌的复杂方式。根据这一生理特点，教师在安排幼儿的一日生活时，应利用兴奋区与抑制区的交叉，脑力与体力活动交替，将不同的教学科目、不同性质的课程予以交叉安排，减少大脑的疲劳，提高幼儿接受新事物的效率。

（3）动力定型。身体内、外部的条件刺激按照一定的顺序，重复多次以后，大脑皮质的兴奋和抑制过程在时间上、空间上的关系就“固定”下来，条件反射的出现越来越恒定和精确，这就是动力定型。大脑皮层动力定型的形成，使神经细胞能以最经济的消耗，收到最大的工作效率。学前儿童一切技能和习惯的训练和培养，都是动力定型的形成过程。

（4）始动调节。神经细胞与机体其他组织具有“惰性”，人们在工作、学习开始时，大脑皮层工作能力降低，此后逐渐提高。这种调节在一节课、一天、一周、一学期的开始都能见到。因此，教育活动要由易到难，循序渐进，逐渐增加难度，把难度大的内容放在神经兴奋度高时进行。

（5）保护性抑制。当大脑皮层细胞工作超负荷时，其功能活动就会降低，处于抑制状态，防止进一步的损耗，称为“超限抑制”，这是大脑皮层的自我保护抑制。若不注意这种保护性抑制的出现，继续超时学习、工作，会头昏脑涨、反应迟钝、注意力不集中、学习效率低下，严重者会出现失眠、神经衰弱等疾病。因此，当大脑出现疲劳反应时，就应该采取积极有效的休息措施，如有规律、充足地睡眠，以恢复大脑功能。

三、学前儿童神经系统的保健措施

（一）培养合理的生活习惯

无论是家庭，还是托幼机构，必须根据学前儿童解剖生理特点，为不同年龄的幼儿安排好一天的活动，尽量让幼儿按时活动、休息、就餐、睡眠等。这样长期坚持下去，就会使学前儿童大脑皮层形成一系列时间性的条件联系，使整个生理活动按照一定规律进行，以减轻神经系统负担。

（二）保证充足的睡眠

睡眠是一种保护性抑制，能消除神经细胞的疲劳。年龄越小，学前儿童所需要的睡眠时间就会越长。当然，也不可以让学前儿童睡的时间过长，以免影响其活动、学习、锻炼等。

（三）提供丰富的营养

学前儿童的大脑正处于生长发育的旺盛期，需要丰富的优质蛋白质、磷脂等营养物质。如果这些营养物质供给不足，就会影响到脑细胞的发育及髓鞘化的进行。长期的营养不良，特别是优质蛋白质供给不足，不仅会使学前儿童生长发育过缓、消瘦、体重过轻，而且还会影响其智力发育。另外，糖类食物也绝对不可缺乏，否则也会影响到脑组织代谢所需要的能量。

（四）积极开展体育锻炼

适当的体育锻炼可以加强神经系统的调节作用，使大脑皮层的活动更迅速、更准确、更灵活。学前儿童脑的可塑性强，体育锻炼的效果会更为明显。为使大脑两半球均衡发展，应使幼儿的动作多样化，如两手同时做手指操、攀爬及各种幼儿基本体操等。

（五）保证室内空气新鲜

学前儿童脑的耗氧量大，对缺氧的耐受力较差，要经常开窗通风换气，保证氧气的供应。另外，学前儿童的活动室在清扫时要避免尘土飞扬。

幼儿神经系统的发育特点及卫生保健措施（1）

幼儿神经系统的发育特点及卫生保健措施（2）

【岗位应用】

【岗位任务导入】在一个日托班幼儿园，保教老师们中午安排幼儿按时上床，按时起床；并让家长配合，让幼儿在家仍按时上床，按时起床，养成良好的睡眠习惯，保证充足睡眠。该幼儿园还对幼儿的排便进行了训练，培养幼儿养成定时排便的习惯。组织活动时幼儿老师很注重幼儿的兴趣，经常选择幼儿喜欢的形式和内容，并且动静结合，每天都会安排至少2 h的户外活动。小朋友们都很喜欢幼儿园的老师，高高兴兴地要去上幼儿园。如果你是这所幼儿园的老师，在组织幼儿的一日生活中，你觉得该幼儿园的做法合理吗？符合学前儿童神经系统发育的哪些特点？这样做对学前儿童的发展有什么好处呢？

【任务描述】请自主学习，并以小组为单位，探讨和分析上述幼儿园的做法是否合理，完成学习任务书。

一、岗位任务实施建议

实施建议	课前：学生自主学习本项目基础知识和微课资源，探讨和分析上述幼儿园的做法是否合理，完成学习任务书
	课中：学生分享、讲解本小组的岗位分析内容，教师组织讨论、头脑风暴等环节，最后总结、梳理本项目重点
	课后：学生复习巩固，完成练习题，查漏补缺

二、学习任务书

任务1　大脑皮质活动原则的梳理

任务目的	大脑皮质活动的原则是重要理论知识考点，也是保教工作的理论依据。以表格形式进行知识梳理，帮助学生理解和掌握重点知识	
任务内容	自主学习学前儿童大脑皮质活动的原则，总结对应的保教行为建议	
活动原则	**表现**	**保教行为建议**
优势原则		
镶嵌式活动原则		
动力定型		
始动调节		
保护性抑制		

任务2　幼儿园做法的分析

任务目的	通过分析上述幼儿园的做法，认识和理解学前儿童神经系统发育知识在岗位工作中的应用，体会组织学前儿童保教工作时依据学前儿童发育特点的重要性
任务内容	1. 自主学习学前儿童神经系统的发育特点； 2. 自主学习学前儿童神经系统的保健措施
小组名称	
该幼儿园做法的分析：	

【赛证对接】

一、考点聚焦

幼儿园教师资格考试“保教知识与能力”、学前教育专业技能竞赛“幼儿教师职业素养测评”中，涉及本项目的考点是学前儿童神经系统的发育特点及保健措施。常以单选题、简答题的形式出现。需重点识记学前儿童神经系统的发育特点，理解、熟记大脑皮质活动的原则，能对运用大脑皮质活动原则的保教行为进行辨别和分析。

二、考题回顾

（一）幼儿园教师资格考试“保教知识与能力”

1.（2022年上半年）简答题：通过图1-6-3可以看出，儿童神经系统发育有什么规律?

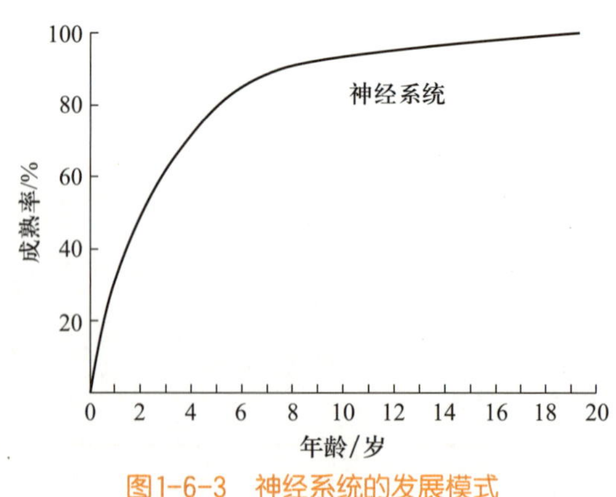

图1-6-3　神经系统的发展模式

2.（2023年下半年）幼儿园一日活动要动静交替，这与幼儿神经系统的哪一个特点有关？（　　）

A. 易兴奋、易疲劳　　B. 不易兴奋、不易疲劳

C. 易兴奋、不易疲劳　　D. 不易兴奋、易疲劳

（二）学前教育专业技能竞赛“幼儿教师职业素养测评”

1. 小儿大脑皮质尚未完全形成控制排尿的机制，出现有控制排尿的年龄为（　　）。

A. 4岁　　B. 3岁

C. 2岁　　D. 5岁

2. 在幼儿园中让幼儿定时活动、定时睡觉，建立合理的一日生活制度，通过训练，习惯成自然。这一做法运用的大脑活动的（　　）特性。

A. 优势兴奋　　B. 镶嵌式活动原则

C. 动力定型　　D. 保护性抑制

3. 具有维持身体平衡、协调肌肉运动功能的是（　　）。

A. 小脑　　B. 大脑

C. 脑干　　D. 间脑

4. 在幼儿园一日生活活动中，要注重有动、有静，动静交替。如：运动、认知、艺术等活动的相互协调，教学活动与游戏交替进行，这一方法运用了大脑活动的（　　）。

A. 优势兴奋　　B. 镶嵌式活动原则

C. 动力定型　　D. 保护性抑制

三、模拟练习

（一）单选题

1. 动静交替、劳逸结合地组织活动，符合了大脑皮质活动的（　　）。

A. 优势原则　　B. 镶嵌式原则

C. 动力定型规律　　D. 抑制原则

2. 大脑皮质的活动有其规律，其中（　　）使大脑皮层的神经细胞劳逸结合、维持高效率。

A. 优势原则　　B. 镶嵌式原则

C. 动力定型规律　　D. 抑制原则

3. 兴趣能促使大脑皮质产生（　　）。

A. 优势原则　　B. 镶嵌式原则

C. 动力定型规律　　D. 抑制原则

4. 脑细胞能以最经济的消耗，收到最大的工作效果，这是大脑皮质建立了（　　）。

A. 优势原则　　B. 镶嵌式原则

C. 动力定型规律　　D. 抑制原则

5. 新生儿每天睡眠时间为（　　）。

A. 16～18 h　　B. 18～20 h

C. 20～22 h　　D. 22～24 h

（二）简答题

1. 学前儿童神经系统的发育特点是什么？

2. 学前儿童神经系统的保健措施有哪些？

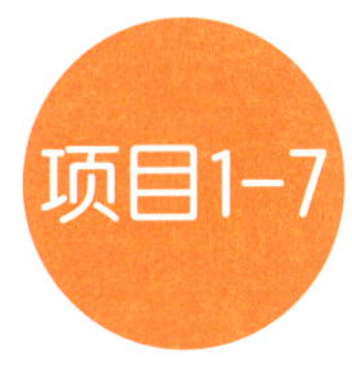

学前儿童内分泌系统发育特点与保健

【学习目标】

◆素养目标

1. 重视学前儿童内分泌系统的发育特点，树立科学的保教理念；
2. 具有维护学前儿童内分泌系统发育的意识；
3. 关注学前儿童的睡眠和生长发育情况。

◆知识目标

1. 了解人体内分泌系统的基本结构和生理功能；
2. 掌握学前儿童内分泌系统的发育特点；
3. 掌握学前儿童内分泌系统的卫生保健措施。

◆能力目标

1. 运用学前儿童内分泌系统发育特点，分析生长发育中的有关现象；
2. 根据学前儿童内分泌系统的发育特点，开展相关保教工作。

【情境导入】

凯凯小朋友平时在家，中午不爱睡觉，到了下午开始犯困，一睡就睡到了四五点，等晚上要睡觉的时候，凯凯还很精神，总是睡不着。张老师知道了这个情况后非常担心，跟凯凯妈妈说，晚上是幼儿生长激素分泌最旺盛的时间，早点睡觉，保证充足的睡眠，有利于小朋友长身体，建议凯凯妈妈一定要重视起来，慢慢调整凯凯的作息时间。

张老师的说法对吗？什么是生长激素呢？学前儿童的内分泌系统中还有哪些激素影响生长发育呢？

【基础理论】

一、内分泌系统的组成与功能

内分泌系统是人体的调节系统，与神经系统相辅相成，共同调节人体生命活动。内分泌系统由许多内分泌腺组成，释放的化学物质称为激素，它直接进入血管、淋巴管内，然后通过血液运送到全身。激素对人体的新陈代谢、生长发育、性成熟以及免疫力的增强都起着很大的作用。

人体内主要的内分泌腺有：脑垂体、松果体、甲状腺、甲状旁腺、胸腺、肾上腺、胰腺和性腺等（图1-7-1）。

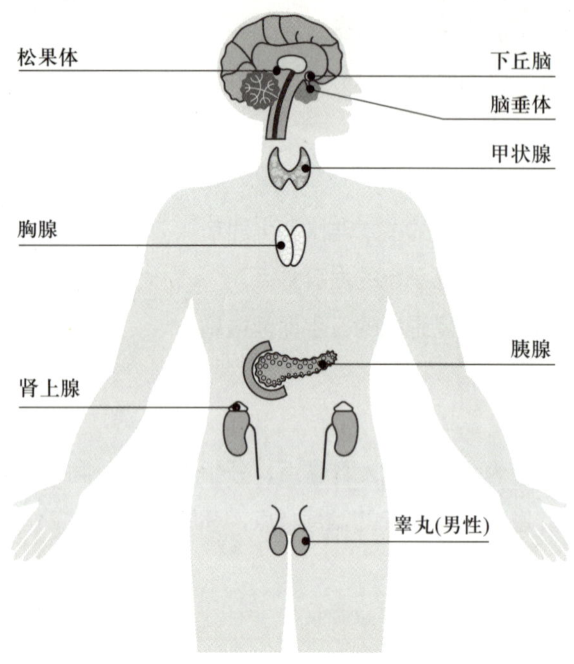

图1-7-1　内分泌系统

二、学前儿童内分泌系统的发育特点

（一）脑垂体——内分泌之王

脑垂体位于脑底部蝶骨体上面的垂体窝内，与下丘脑相连，体积不大，但却是人体最重要的内分泌器官。成年男子的脑垂体仅有0.6 g，女子稍重一些。脑垂体所

分泌的生长激素能促进人体蛋白质的合成、加速骨的生长、使人长高；所分泌的各类激素能促进其他内分泌腺分泌相应的激素。出生时，脑垂体已充分发育，4岁前和青春期是其生长发育最迅速的阶段。

对于学前儿童（特别是低幼童）来说，生长激素分泌不足，就会导致生长发育受阻，严重时会出现侏儒症。侏儒症患者身材矮小，即便到了成年，身高多不超过130 cm，但智力、性器官等的发育是正常的。

生长激素一般在睡眠期间，尤其是夜间深睡眠期间，才会大量分泌。学前儿童睡眠时间不足，尤其夜间睡眠时间较少，或是睡眠不安，均会导致生长激素的分泌不同程度地减少，进而影响其身高的增长。充足的睡眠可以保证内分泌系统的正常生理活动。成人应注意创设适宜的睡眠条件和环境，让学前儿童养成良好的作息习惯，保证学前儿童在夜间有足够的睡眠时间，同时还要使学前儿童睡得安稳、踏实。

当然，生长激素也并非分泌得越多越好。低幼儿童阶段，如果某些原因导致脑垂体分泌生长激素过多，则可能出现巨人症。

思维碰撞 脑垂体的“内分泌之王”称号是如何得来的？

（二）松果体

松果体位于背侧丘脑的后上方，呈松子形。松果体分泌的激素可抑制性成熟、防止性早熟。5—6岁以前比较发达，7岁左右开始萎缩。

（三）甲状腺

甲状腺位于颈前部，呈“H”形，可随吞咽上下移动。甲状腺是人体最大的内分泌腺，重20～30 g。甲状腺在出生时即已存在，逐渐生长发育，在青春期发育最快，其机能也达到最高峰。甲状腺主要分泌甲状腺素，它不仅能调节新陈代谢、促进骨骼的生长发育，而且与神经细胞的正常发育与成熟也有很大关联。碘是合成甲状腺素的重要原料。

对于学前儿童（特别是低幼童）来说，如果甲状腺机能不足，分泌激素过少，会导致呆小症。呆小症患者表现为骨骼生长落后，前囟闭合延迟，智力低下、身材矮小，性发育受阻等。

甲状腺素如果分泌过多，又会患甲状腺功能亢进症，简称甲亢。甲亢患者常表现为食量大但消瘦、焦虑烦躁、易怒、双眼突起，心跳、呼吸快等。

思维碰撞 “大脖子病”是指什么？甲亢就是“大脖子病”吗？

（四）肾上腺

肾上腺位于肾上端内侧，左右各一，重10～20 g。肾上腺包括皮质和髓质两部分，彼此功能各异。肾上腺皮质分泌糖皮质类激素、盐皮质类激素以及雄激素，用以调节水与电解质的平衡、糖与蛋白质的代谢、性器官与第二性征发育。肾上腺髓质分泌的激素与血压升高、循环系统的兴奋、体温维持等都有密切关系。

（五）胸腺

胸腺位于胸骨后方，出生后继续发育，青春期达到最高峰，之后逐渐萎缩。有研究表明，先天性无胸腺儿童往往在5岁前就会夭折；成人胸腺摘除，对免疫机能影响不大。

三、学前儿童内分泌系统的保健措施

学前儿童内分泌系统的保健措施主要包括以下几方面。

（一）提供合理的营养，防止碘缺乏症

在学前儿童的日常饮食中，要注意提供合理的营养，以保证他们内分泌系统的正常发育以及生理活动的正常进行。例如，注意供应维生素A、B、C、D，以及钙、铁等多种微量元素；注意供应适量的蛋白质；碘缺乏区的儿童要注意食用加碘盐及含碘食物；注意不要滥用营养品，防止性早熟等。

（二）保证充足的睡眠

充足的睡眠可以保证内分泌系统的正常生理活动，如可使脑垂体分泌较多的生长激素，促进学前儿童的生长发育。

（三）保持愉快的心情

要让学前儿童保持愉快的心情，减轻思想压力，防止内分泌紊乱，促进内分泌系统正常生长发育。

（四）经常锻炼身体

经常锻炼身体能够增强内分泌系统的功能，有利于体内蛋白质、脂肪、糖等各

类物质的代谢。

幼儿内分泌系统的发育特点及卫生保健措施

【赛证对接】

一、考点聚焦

幼儿园教师资格考试“保教知识与能力”、学前教育专业技能竞赛“幼儿教师职业素养测评”中，涉及本项目的考点是学前儿童内分泌系统的特点及保育要点，常以单选题形式出现。需重点识记学前儿童内分泌系统出现问题导致的病症及原因。

二、考题回顾

（一）幼儿园教师资格考试“保教知识与能力”（略）

（二）学前教育专业技能竞赛“幼儿教师职业素养测评”

1. 如果母亲在妊娠期食物碘供应不足、胎儿甲状腺发育不良，或因缺乏合成甲状腺素的酶等原因，会使孩子患（　　）。

A. 侏儒症　　B. 呆小症

C. 伸舌样痴呆　　D. 聋哑病

2. 幼儿生长素分泌不足可能会导致（　　）。

A. 侏儒症　　B. 佝偻病

C. 呆小症　　D. 贫血

3.（　　）是合成甲状腺素的重要元素。

A. 铁　　B. 碘　　C. 钙　　D. 锌

三、模拟练习

（一）单选题

1. 通过甲状腺素来实现其生理功能的无机盐是（　　）。

A. 铁　　B. 碘　　C. 钙　　D. 锌

2. 人体最重要的内分泌器官，被称为“内分泌之王”的是（　　）。

A. 甲状腺　　B. 胸腺

C. 脑垂体　　D. 胰腺

3. 幼年时期，脑垂体分泌的生长激素不足，会得（　　）。

A. 侏儒症　　B. 呆小症

C. 肢端肥大症　　D. 巨人症

4. 幼年时期，脑垂体分泌的生长激素过多，会得（　　）。

A. 侏儒症　　B. 呆小症

C. 肢端肥大症　　D. 巨人症

5. 甲状腺素如果分泌过多会得（　　）。

A. 侏儒症　　B. 呆小症

C. 甲亢　　D. 巨人症

6. 甲状腺素如果分泌过少会得（　　）。

A. 侏儒症　　B. 呆小症

C. 甲亢　　D. 巨人症

（二）简答题

学前儿童内分泌系统的保健措施有哪些？

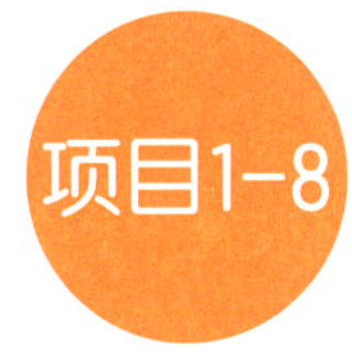

项目1-8 学前儿童感觉器官发育特点与保健

【学习目标】

◆素养目标

1. 具有维护学前儿童眼睛、耳朵和皮肤健康的意识；
2. 重视培养学前儿童的用眼卫生习惯和清洁卫生习惯；
3. 关注学前儿童在视物过程中的异常表现。

◆知识目标

1. 了解人体眼睛、耳朵、皮肤的基本结构和生理功能；
2. 掌握学前儿童眼睛、耳朵、皮肤的发育特点；
3. 掌握学前儿童眼睛、耳朵、皮肤的卫生保健措施。

◆能力目标

1. 能够在保教工作中创设维护学前儿童眼睛、耳朵、皮肤健康的环境；
2. 能够开展促进学前儿童眼睛、耳朵、皮肤健康的游戏活动；
3. 能够用生动形象的方式向家长宣传保护学前儿童眼睛、耳朵、皮肤健康的常识。

【情境导入】

“一个班里有好多的小朋友带小眼镜，这可是我当老师这么多年第一回见到。”某幼儿园的老师说，除了看电视多以外，不少“小眼镜”都是手机、平板迷。到了大班，孩子练书法、学珠心算有所增多。这样一来，“小眼镜”就更多了。“弹琴、下棋、画画、看电视、刷视频、玩手机游戏……”某儿童医院的眼科专家一口气说出了很多种可能导致孩子近视的活动。一般家长认为读书、写字或是看电视多了，患近视的概率就增加了。但专家表示，只要是近距离、长时间用眼，就可能导致近视。

学前儿童的眼睛有哪些发育特点？如何保护学前儿童眼睛的发育呢？除了眼睛以外，耳朵和皮肤也是重要的感觉器官，学前儿童的耳朵和皮肤有什么特点呢？

【基础理论】

感觉是人类认识世界的最初阶段，感觉器官是实现感觉过程的生理装置。本项目重点来介绍学前儿童眼、耳和皮肤的发育特点和保健措施。

一、学前儿童眼睛的发育特点及保健措施

（一）眼睛的组成与功能

眼由眼球和一些附属结构（包括眼睑、结膜、泪器和眼外肌等）组成。眼球由眼球壁和内容物构成。眼球壁包括外、中、内膜三层，外膜前1/6叫角膜，后5/6叫巩膜；中膜由前向后分为虹膜、睫状体和脉络膜三部分；内膜即视网膜，上有感光细胞。眼球的内容物由房水、晶状体和玻璃体组成，它们与角膜共同组成眼的折光装置（图1-8-1）。物体发射或反射的光线通过折射后，在视网膜上成像。

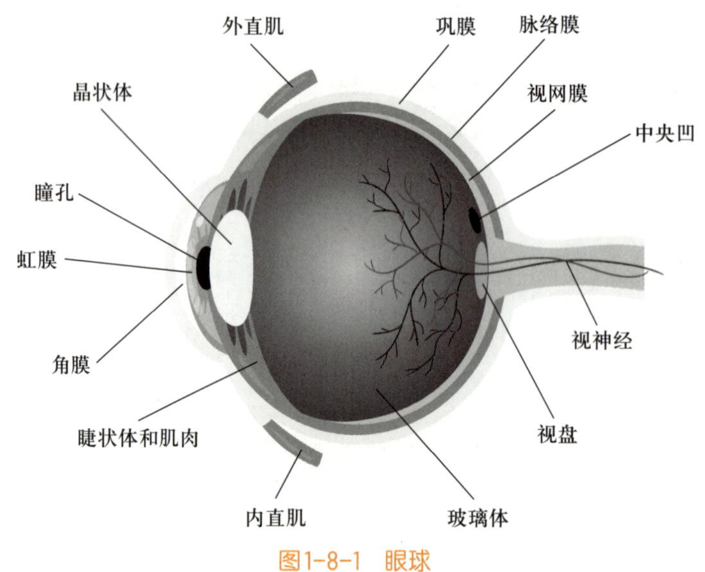

图1-8-1 眼球

（二）学前儿童眼睛的发育特点

1. 发育早且易受到伤害

胎儿眼睛生长发育较早。在母亲妊娠期间（尤其是前三个月），眼睛受伤害的概率比较大，如母亲患病、营养不良、接触有害射线和有毒物质等，均可影响到胎儿眼的正常生长发育，造成先天性眼病。

2. 生长发育快

0—3岁是眼器官发育的最快时期，正常的视觉发育主要在出生后的几年内完成。一般来说，两岁前是视觉发育的关键期，6岁为视觉发育的敏感期。

3. 由生理性远视逐渐变为正常视力

学前儿童的眼球较小，眼轴长度相对较短，呈远视状态（即生理性远视）。随着年龄的增长，眼轴长度逐渐增加，一般到5岁左右即可变为正常视力。如果发育过早停止，表现为发育不良，则为远视状态；如果过度发育，则易导致近视眼。

4. 晶状体弹性大，调节范围广

学前儿童晶状体弹性大、调节能力强，无论是远一点的物体，还是非常近的物体，都能够看得比较清楚。

（三）学前儿童眼睛的保健措施

1. 注意科学采光

学前儿童在阅读、画画的时候，如果需要照明，其光线应来自左上方，同时注意光线要柔和。在强光或过暗的光线下不要阅读、绘画等。

2. 阅读、绘画、看电视等时间不宜过长

眼睛长时间处于紧张的调节状态，就很难恢复过来。因此，无论是阅读，还是绘画，都不能持续太长时间。至于看电视、玩电脑等，则更要有时间限制，一般每次最好不要超过半小时，一个星期最多只能有两三次。

3. 及时消除眼部紧张

学前儿童可通过望远或交替看远近物等方式来实现眼的放松。所谓望远，即向5 m以外光线柔和处的目标眺望，每次约5 min。交替看远近物，即先看一会近处的物体，再看一会远处的物体，交替进行五六分钟即可。

4. 预防眼部疾病、眼外伤

学前儿童不要用手揉眼睛，手绢、毛巾等要专用，并经常清洗、消毒，洗脸时尽量使用流动的水。另外，学前儿童不要自己或对着别人玩剪刀、牙签、笔芯等锐利物品。

5. 定期测查视力

学前期是儿童矫治各种视觉缺陷效果最明显的时期。因此成人要定期（一般半年进行一次）为学前儿童测查视力，以便及早发现问题，及早采取干预措施。

幼儿感觉器官的发育特点与卫生保健措施（眼睛）

二、学前儿童耳朵的发育特点及保健措施

人耳有双重感觉功能，既是听觉器官又是机体位置和平衡感觉器官。

（一）耳朵的组成和功能

耳由外耳、中耳和内耳组成。外耳包括耳郭（其功能主要在于收集声波）和外耳道（其分泌物耵聍具有保护功能）；中耳由鼓膜（外耳与中耳的分界线，将声波传到中耳）、鼓室、咽鼓管、听骨链（由3块听小骨连成）、中耳小肌组成；内耳包括半规管与前庭（位置觉感受器所在地）、耳蜗（听觉感受器所在地）等（图1-8-2）。

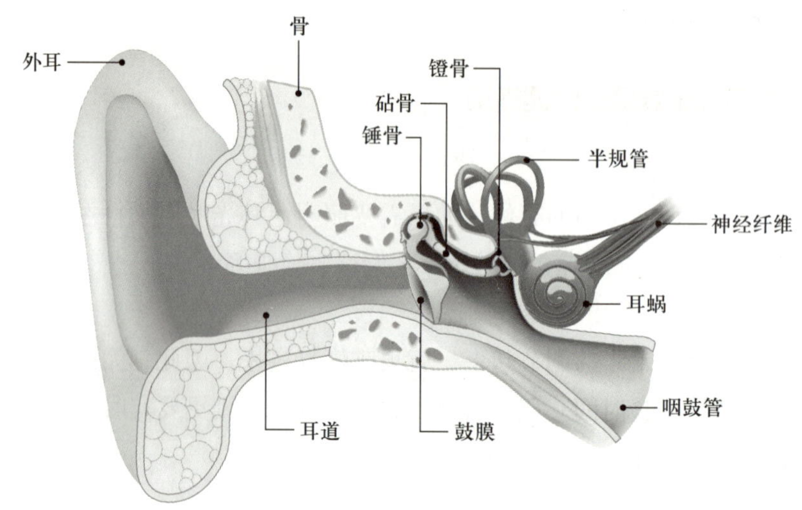

图1-8-2　耳

（二）学前儿童耳朵的发育特点

1. 学前儿童的咽鼓管较成人的短，管腔宽

学前儿童的咽鼓管较短，管腔宽，鼻、咽等上呼吸道部位的病菌容易沿咽鼓管侵入鼓室，引发中耳炎。中耳的炎症可能导致脑膜炎。

2. 学前儿童的听觉较成人敏锐，故对噪声也更敏感

学前儿童耳蜗的感受性较强，听觉较成人敏锐，对噪声也就更敏感。若长期处于噪声环境中，会烦躁不安、听觉迟钝。

3. 学前儿童耳郭的血液循环差，冬天容易引发冻疮

学前儿童耳郭的皮下组织很少，血液循环差，易生冻疮。

思维碰撞　幼儿冬天外出时，成人会帮其揉搓一下耳朵，或让其戴上帽子，为什么？

（三）学前儿童耳朵的保健措施

1. 谨慎挖耳

学前儿童耳朵里面发痒，可以用手指揉一揉，或是用棉签卷一下，绝对禁止用火柴、耳扒等工具挖耳朵。这些锐利的工具易碰伤外耳道皮肤引发感染，一不小心还有可能戳破鼓膜，造成耳聋。

2. 预防中耳炎

学前儿童要特别注意有效预防中耳炎。首先，要注意预防上呼吸道感染，一旦出现上呼吸道感染要及时治疗。其次，学前儿童在擤鼻涕时要掌握正确的方法，以免将鼻涕挤进咽鼓管。此外学前儿童在洗头、洗澡、游泳等时候，也要注意防止污水进入外耳道。

思维碰撞《托儿所幼儿园卫生保健工作规范》对儿童视力、听力的检查频率是怎样表述的？

3. 尽量避免噪声污染

学前儿童的生活、学习环境应该尽可能避免噪声污染。看电视、放音乐的时候，要注意音量的控制，时间不宜过长。另外，在与学前儿童交流过程中，不要太过大声说话，更不可大声训斥儿童。

知识链接　6个月到3岁是儿童言语学习的关键时期，此期间的听力障碍将直接影响语言发育。学前儿童不能清楚地表达自己的感觉，家长应多留意孩子生活中的细节，关注孩子听觉的健康。

1. 呼之不“应”。如果发现儿童对声音无反应或反应力下降，或经常要求对方提高音量时，家长应引起足够的重视。

2. 说话晚或吐词不清。如果儿童有明显的语言发育迟缓或吐词不清，家长不应偏信“贵人语迟”。除关心儿童智力发育和发音器官外，还需注意儿童听觉发育问题。

3. 经常无故跌倒。三岁以下儿童不懂得表达眩晕的主观感受，如果发现孩子常常无故跌倒，就需要引起注意，请耳鼻喉科医生协助诊治。内耳畸形、梅尼埃病等都可引起听觉发育障碍，伴眩晕。

4. 经常“耳朵响”。当孩子诉说“耳朵嗡嗡作响”时应引起足够重视。往往很大一部分耳鸣患者都伴有或多或少的听力下降。中耳炎、药物中毒等都可引起耳鸣。

4. 发展学前儿童的听力

成人可适当安排一些有利于学前儿童听力发展的活动，例如开展音乐欣赏、歌唱、打击乐、做韵律操等活动培养其节奏感；教育学前儿童辨别自然界各种细微而复杂的声音，促进听力发展。

幼儿感觉器官的发育特点与卫生保健措施（耳朵）

三、学前儿童皮肤的发育特点及保健措施

（一）皮肤的组成和功能

皮肤是人体最大的感觉器官。皮肤覆盖在人体的表面，柔韧而富有弹性。它由表皮、真皮和皮下脂肪组织构成，同时还有一些皮肤附属物，如毛发、汗腺、皮脂腺、指（趾）甲等。皮肤保护机体免受外界环境的直接刺激，还具有调节体温、感觉刺激、分泌与排泄、有选择性地吸收营养物质的功能。

（二）学前儿童皮肤的发育特点

结合皮肤的功能，学前儿童皮肤可以用四个字概括，即“两差一强”。

1. 保护功能差

学前儿童皮肤细嫩，角质层薄，真皮层的胶原纤维和弹性纤维少，细菌容易入侵，从而引发皮肤疾病，例如脓疱疮、甲沟炎等。学前儿童的皮下脂肪少，抗击外力作用较差，磕碰时容易受伤。

2. 调节体温功能差

学前儿童皮肤的散热和保温能力都不及成人，容易受热或受凉，这也是学前儿童易中暑和感冒的重要原因。

3. 渗透作用强

学前儿童皮肤薄、嫩，渗透作用强，一些有害物质，如有机磷、苯等，容易通过皮肤被人体吸收，引起中毒。

思维碰撞　为什么学前儿童用的护肤品、洗涤剂最好是儿童专用的？

（三）学前儿童皮肤的保健措施

1. 皮肤要保持清洁

成人应培养学前儿童常洗澡、勤换内衣、勤剪指甲的好习惯。洗澡时应着重把脖根、腋窝、大腿根、外阴等部位洗干净。洗手时则要把手指缝和指甲缝洗干净。对学前儿童来说，常用的清洁用品主要是碱性小的肥皂、婴幼儿洗手液等。

2. 着装选择有讲究

成人为学前儿童选择的衣服应该安全舒适、透气性好，特别是贴身穿的内衣，更应该是质地柔软、吸水性强、不掉色的棉布料。

3. 洗涤、护肤品的选择要得当

学前儿童皮肤薄、嫩，皮脂分泌少，不宜使用刺激性强的洗涤用品。另外，尽量少给学前儿童使用化妆品，即使使用，也要使用儿童用的护肤品，而不是直接使用成人的。

思维碰撞 学前儿童在洗澡时可以用搓澡巾揉搓皮肤吗？为什么？

4. 注意提升学前儿童皮肤的适应力

要充分利用自然界的阳光、空气、水等资源提升学前儿童对外界环境的适应能力。要经常带领学前儿童到户外开展活动，以充分接受阳光、空气等的洗礼。另外，学前儿童经常接触冷空气，不仅能改善其皮肤的血液循环，还能增强体温的调节能力，提高皮肤对冷热刺激反应的敏感度。此外，用凉水甚至是冷水洗脸，对于学前儿童来说也是必要的选择。

思维碰撞 所谓“三浴”是指什么？其意义何在？对于幼儿来说，教师应该如何组织开展“三浴”较为适宜？

幼儿感觉器官的发育特点与卫生保健措施（皮肤）

【赛证对接】

一、考点聚焦

幼儿园教师资格考试“保教知识与能力”、学前教育专业技能竞赛“幼儿教师职业素养测评”中，涉及本项目的考点是学前儿童感觉器官发育特点及保健措施，常以单选题形式出现。需重点识记学前儿童眼睛的发育特点和保健措施，理解生理性远视；重点识记学前儿童耳和皮肤的特点，掌握学前儿童耳和皮肤的保健措施。

二、考题回顾

（一）幼儿园教师资格考试“保教知识与能力”

1.（2021年上半年）保护幼儿听觉器官的正确做法是（　　）。

A. 引导幼儿遇到强噪声时捂耳、张嘴

B. 经常帮助幼儿掏耳、去耳屎

C. 要求幼儿捏住鼻翼两侧擤鼻涕

D. 经常让幼儿用耳机听音乐、故事

2.（2017年下半年）下面几种新生儿的感觉中，发展相对最不成熟的是（　　）。

A. 视觉　　B. 听觉　　C. 嗅觉　　D. 味觉

（二）学前教育专业技能竞赛“幼儿教师职业素养测评”

1. 当两眼向前视时，两眼的黑眼珠位置不匀称，即称为（　　）。

A. 斜视　　B. 弱视　　C. 近视　　D. 斜视性弱视

2. 幼儿要学会主动保护眼睛，不在光线过强或过暗的地方看书。5—6岁幼儿连续看电视时间一般不宜超过（　　）。

A. 15 min　　B. 20 min　　C. 25 min　　D. 30 min

3. 以下关于儿童眼睛特点的描述，正确的是（　　）。

A. 5岁以前可以有生理性远视

B. 晶状体缺少弹性

C. 治疗弱视的最好时机是在10岁以前

D. 斜视无法矫正

4. 小孩眼睛在（　　）岁前可以有生理性远视。

A. 4 岁　　B. 5 岁　　C. 6 岁　　D. 3 岁

5. 噪声是一种环境污染，可影响婴幼儿的听力。噪声在（　　）分贝以下，属于较安静的环境。

A. 30　　B. 40　　C. 50　　D. 60

三、模拟练习

（一）单选题

1. 小孩皮肤调节体温的功能（　　）。

A. 强　　B. 弱　　C. 快　　D. 慢

2. 婴幼儿眼球前后径较短，物体成像于视网膜后方称（　　）。

A. 正常视力　　B. 生理性近视

C. 生理性远视　　D. 弱视

3. 婴幼儿耳咽管较（　　），位置平直，鼻咽部感染易引起中耳炎。

A. 细长　　B. 粗短　　C. 扁平　　D. 厚重

4.《3—6岁儿童学习与发展指南》指出小班幼儿不用脏手揉眼睛，连续看电视等不超过（　　）。

A. 10 min　　B. 15 min　　C. 20 min　　D. 30 min

5.《3—6岁儿童学习与发展指南》指出中班幼儿知道保护眼睛，不在光线过强或过暗的地方看书，连续看电视等不超过（　　）。

A. 10 min　　B. 15 min　　C. 20 min　　D. 30 min

6.《3—6岁儿童学习与发展指南》指出大班幼儿主动保护眼睛。不在光线过强或过暗的地方看书，连续看电视等不超过（　　）。

A. 10 min　　B. 15 min　　C. 20 min　　D. 30 min

（二）简答题

1. 简述学前儿童眼的发育特点及保健措施。
2. 简述学前儿童耳的发育特点及保健措施。
3. 简述学前儿童皮肤的发育特点及保健措施。

模块测验

模块一测验　学前儿童身体发育特点与保健

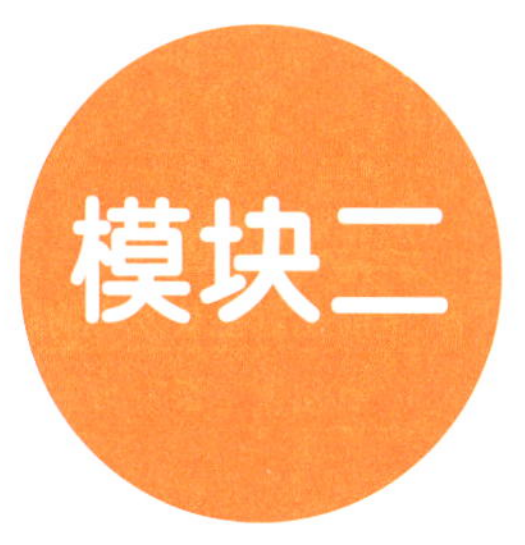

学前儿童的生长发育

【导入语】

- 学前儿童生长发育是一个极为复杂的过程，有一定的规律可循。学习学前儿童生长发育的影响因素和规律，可帮助我们正确认识学前儿童的生长发育，树立科学的儿童发展观。学习学前儿童生长发育的评价指标和评价方法，可为接下来分析和判断学前儿童的生长发育水平打下基础。
- 本模块讲述学前儿童的生长发育规律、影响因素，以及生长发育的评价指标和评价方法等。要理解和掌握学前儿童生长发育的影响因素和规律，学会评价学前儿童生长发育的方法，能在岗位实践中分析和评价学前儿童的生长发育情况，维护学前儿童的健康成长。

【学习导览】

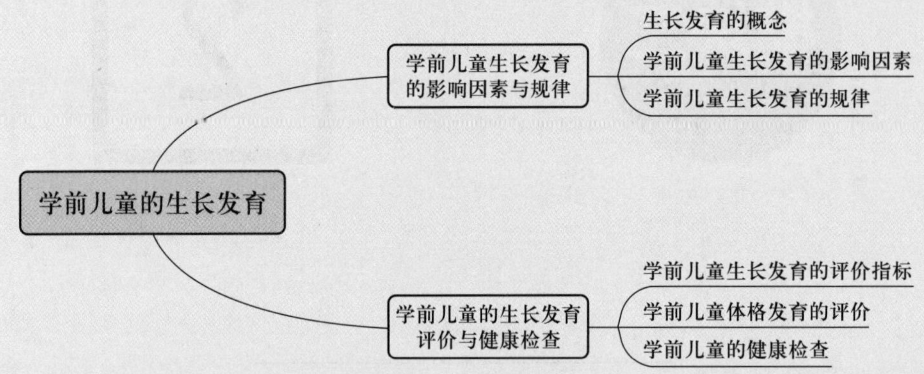
学前儿童的生长发育
学前儿童生长发育的影响因素与规律
生长发育的概念
学前儿童生长发育的影响因素
学前儿童生长发育的规律
学前儿童的生长发育评价与健康检查
学前儿童生长发育的评价指标
学前儿童体格发育的评价
学前儿童的健康检查

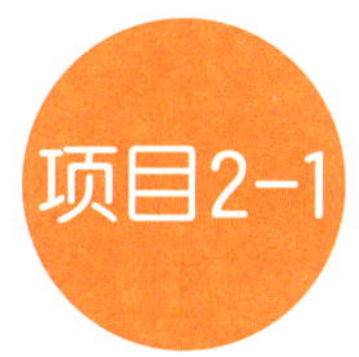

学前儿童生长发育的影响因素与规律

【学习目标】

◆ 素养目标

1. 树立关心、爱护、平等对待每一位儿童的观念；
2. 尊重儿童生长发育的个体差异；
3. 尊重学前儿童的生长发育规律，确保学前儿童健康成长。

◆ 知识目标

1. 了解生长发育的含义；
2. 掌握学前儿童生长发育的影响因素；
3. 掌握学前儿童生长发育的规律。

◆ 能力目标

1. 能够根据影响生长发育的因素，分析学前儿童生长发育的有关问题；
2. 能够根据学前儿童生长发育规律开展保教工作。

【情境导入】

家长丽丽非常羡慕邻居的宝宝11个月就会走路。见到邻居的宝宝每天摇摇摆摆地扭动身子向前挪步，又听小区的一些老人说孩子走路早，智商就高，丽丽情急之下，每天在家训练自己刚满10个月的孩子学走路。慢慢地孩子能走路了，但孩子出现了O形腿，丽丽急忙带孩子去医院检查。医生详细询问了情况，告诉她，孩子的腿成O形跟过早学走路有关，丽丽听到后很是后悔。

学前儿童的生长发育有自身的规律，违背生长发育规律，甚至拔苗助长，会给学前儿童身体带来严重的伤害。学前儿童的生长发育规律有哪些呢？影响学前儿童生长发育的因素是什么？

【基础理论】

一、生长发育的概念

生长发育是指从受精卵到成人的成熟过程。生长是指细胞的繁殖、增大及细胞间质的增加，表现为全身各部分、各器官、各组织的大小、长短及重量的增加。生长主要是量的增加，如身高的增长、体重的增加、牙齿数量的增多等。发育是指细胞、组织和器官的分化、完善与功能的成熟，是机体在质的方面的变化，如消化功能的完善等。生长和发育二者密不可分，生长是发育的前提，发育寓于生长之中。

成熟是指机体的整体或局部、系统或器官在形态、功能方面，以及心理发育方面均已达到成人水平。

二、学前儿童生长发育的影响因素

学前儿童生长发育是遗传因素和环境因素相互作用的结果。遗传因素为学前儿童的生长发育提供了最初的物质前提，决定了生长发育的潜力；环境中的各种因素为学前儿童的生长发育提供了条件保障，影响遗传因素的发挥，决定着生长发育的速度及达到的程度。

（一）遗传素质

遗传是指亲代将自己的生物特征传递给子代，从而使后代获得其父母遗传信息的现象。遗传素质主要指个体与生俱来的解剖生理特点，如机体的构造、形态、感官和神经系统的特征等。遗传素质为学前儿童的发展提供了物质前提和基础，同时也为学前儿童发展的个体差异奠定最初的基础。

（二）神经和内分泌

生长发育主要受各种激素调控，如生长素、甲状腺素和性激素等。缺乏生长素会导致侏儒症；甲状腺素分泌不足的儿童会患呆小症；过早分泌大量性激素会使儿童青春期提前，导致身高相对矮小。

（三）营养

营养是保证学前儿童生长发育的物质基础。儿童需要从外界摄取各种营养素，如糖类、蛋白质、各种维生素及微量元素等，以促进生长发育。长期营养不良则会影响儿童正常的生长发育，甚至出现疾病。例如，蛋白质、糖类供给不足，会影响儿童身高、体重和智力发育；缺铁会导致贫血甚至导致注意力不集中、记忆力减退等。此外，如果营养过剩，可能会导致肥胖症甚至性早熟。因此，要为学前儿童提供营养丰富且均衡的饮食。

（四）疾病和药物

疾病直接阻挠儿童的生长发育，其影响程度取决于病程、病变部位和疾病的严重性。比如，内分泌疾病常引起骨骼生长和神经系统发育迟缓；急性胃肠道感染对消化吸收有明显的影响。

“是药三分毒”，儿童各个器官尚未发育成熟，对药的敏感性和耐受性较差，因此用药不当容易对器官组织造成损伤。因此，学前儿童用药一定要严格遵照医嘱，做到谨慎、小心。

（五）生活作息制度

合理地安排有规律、有节奏的生活作息制度，不仅能保证儿童有足够的户外活动、适当的学习及充足的睡眠，还能保护儿童神经系统、消化系统等各方面正常发育。学前儿童大脑皮质功能发育不够成熟，在一定时间的活动后，大脑就会受到抑制。合理的生活作息制度能够使大脑皮质的活动和休息得到适宜的交替。另外，孩子身高的发育除了营养的保障外，还需要有充足的睡眠。因此，应从小培养学前儿童养成良好的生活卫生习惯。

（六）生活环境

学前儿童的身心发展需要有良好的生活环境。良好的生活环境为儿童的发展提供了各种物质条件保障，能促进机体的生长发育；反之，贫困落后、食物匮乏、疾病流行以及缺乏必要的卫生设施等，都会严重影响儿童的生长发育。

影响幼儿生长发育的因素

三、学前儿童生长发育的规律

生长发育规律是大多数正常的个体生长发育过程中所表现出来的一般规律。学前儿童生长发育的规律主要有以下几点。

（一）学前儿童的生长发育是连续性和阶段性的统一

儿童从幼稚到成熟不是间歇式或跳跃式的过程，而是连续的过程。在这个连续的过程中，又分为了若干阶段。这些阶段互相联系，前一个阶段为后一个阶段的发育奠定基础，后一个阶段是前一个阶段发育的延续。如果前一个阶段出现问题，就会影响后面阶段的发育。

（二）学前儿童的生长发育具有程序性

学前儿童的生长发育有一定的程序性，一般遵循由上到下、由大到小、由近到远、由整体到局部、由低级到高级、由简单到复杂的规律。例如，婴儿出生后"三翻六坐七滚八爬十站一岁走"，这种由头部开始逐渐延伸到下肢的发展趋势称为"首尾规律"（图 2-1-1）。从四肢的动作发展来看，首先是学会手臂和腿活动幅度较大的动作，然后逐渐学会手的精细动作，这就是身体动作发育的"大小规律"。

1
笑
3
抬头
4
翻身
5
双手撑起上身
6
独坐
8
爬
9
尝试站起来
11
扶站，迈出第一步
12
走

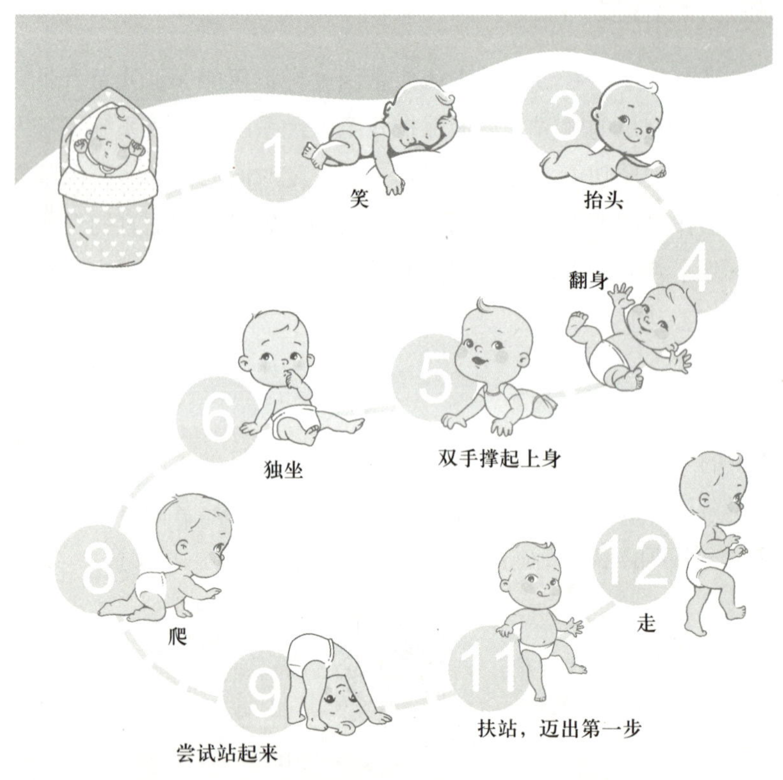

图 2-1-1　婴儿身体动作发展顺序（数字代表月龄）

> **思维碰撞**　思考一下学前儿童身体动作的发展顺序"三翻六坐七滚八爬十站一岁走"，是不是所有儿童的发展都严格按照这个顺序？

（三）学前儿童生长发育的不均衡性

儿童的生长发育的速度不是匀速的，而是时快时慢，呈波浪式的。以身高和体重为例，有两个生长发育的高峰期。这两个高峰期称为生长发育的突增期。第一个突增期是出生后至1岁，第二个突增期在青春期。

学前儿童身体各器官、系统的发育时间和速度也不均衡。有的系统发育较早，有的系统发育较晚。同一系统在不同时期的生长发育速度也不同。例如，神经系统是最早发育的，6岁时可达到成人的90%；淋巴系统在出生后前10年发育迅速，10岁左右达到高峰，几乎是成人水平的200%，之后淋巴系统中的个别器官逐渐萎缩；生殖系统在青春期以前几乎没有什么发展，进入青春期后迅速发育。

（四）学前儿童生长发育的个体差异性

学前儿童的生长发育有共同规律，但是受遗传、环境等因素的影响，无论是身体形态还是机体的功能都存在明显的个体差异，从而呈现出高矮、胖瘦、强弱、智愚的不同。正如世上没有两片完全相同的树叶一样，没有任何两个人的发育是完全一样的。因此，在评价某一学前儿童的生长发育状况时，应考虑个体发育的差异性，将他们以往的情况与现在的情况进行比较，观察其发育动态。同时，在充分发挥儿童的遗传潜力的基础上，尽可能改善其后天环境，使其得到更好的发展。

（五）学前儿童生长发育的互补性

生长发育的互补性是指个体身心发展的各组成部分是可以相互补偿的，如盲人虽然丧失视觉，但是听觉和触觉比较发达。学前儿童如果在某方面有缺陷，可能会通过其他方面来补偿。这就要求我们成人首先要树立信心，充分相信每一位儿童。其次是要掌握科学的教育方法，扬长避短，发现学前儿童的优势，激发其自我发展的信心。

幼儿生长发育规律

【赛证对接】

一、考点聚焦

幼儿园教师资格考试“保教知识与能力”、学前教育专业技能竞赛“幼儿职业素养测评”中，涉及本项目的考点是影响学前儿童生长发育的因素和学前儿童生长发育的规律，常以单选题和简答题的形式出现。需重点识记。

二、考题回顾

（一）幼儿园教师资格考试“保教知识与能力”

1.（2019年上半年）人体各系统中，发育最早的是（　　）。

A. 淋巴系统　　B. 生殖系统　　C. 神经系统　　D. 消化系统

2.（2021年下半年）简答题：根据图2-1-2说明儿童动作发展规律。

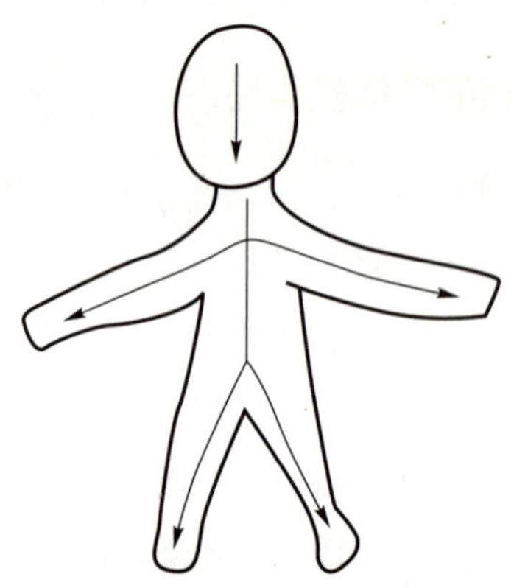

图2-1-2　儿童动作发展规律

（二）学前教育专业技能竞赛“幼儿教师职业素养测评”

“追赶性生长”现象是指处在生长发育过程中的个体受到疾病、营养等因素作用时，会出现（　　）的生长发育迟缓，一旦这些影响因素解除，机体表现为向原有正常轨迹靠拢并具有生长发育（　　）的倾向。

A. 强烈、暂时　　B. 偶尔、平稳　　C. 暂时、平稳　　D. 暂时、强烈

三、模拟练习

（一）单选题

（　　）为学前儿童的发展提供了物质前提和基础，同时也为学前儿童发展的个体差异奠定最初的基础。

A. 遗传素质　　B. 环境　　C. 营养　　D. 教育

（二）简答题

1. 简述影响学前儿童生长发育的因素。

2. 简述学前儿童生长发育的规律。

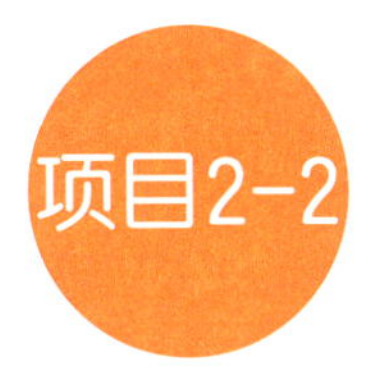

项目2-2 学前儿童的生长发育评价与健康检查

【学习目标】

◆ 素养目标

1. 关注学前儿童的生长发育状况；
2. 认识到健康检查对学前儿童生长发育的重要性；
3. 养成勤于观察的良好习惯。

◆ 知识目标

1. 了解学前儿童的生长发育评价指标；
2. 掌握学前儿童形态指标的测量方法；
3. 了解学前儿童生长发育的评价方法；
4. 掌握学前儿童健康检查的内容。

◆ 能力目标

1. 能够正确测量学前儿童的形态指标；
2. 能够对学前儿童进行体格发育评价并提出教育建议；
3. 能够做好学前儿童的健康检查，及时发现学前儿童生长发育的异常。

【情境导入】

家长非常关注孩子的生长发育状况，每隔一段时间就会测量一下他的身高、体重。然而，测量了身高和体重后，大多数家长并不知道如何来判断孩子当前的生长发育水平。

那么，学前儿童在不同年龄到底长多高算达标？多少体重算正常呢？有哪些参照标准，又如何去评价其生长发育状况呢？除了身高和体重外，还有哪些指标也可以用来评价学前儿童的生长发育情况呢？

【基础理论】

一、学前儿童生长发育的评价指标

评价学前儿童生长发育的指标，一般有形态指标、生理功能指标、生化指标和心理指标，其中最常用的是形态指标。

（一）形态指标

形态指标是指身体及其各部分在形态上可测出的各种量度，如长、宽、围度等。主要的形态指标有身高、体重、头围和胸围等，常用的形态指标是身高和体重（图2–2–1）。

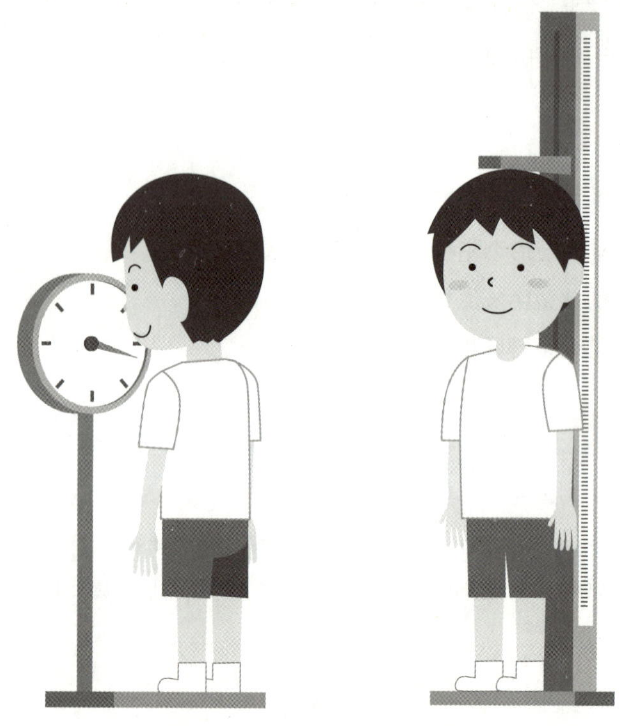

图2-2-1　身高、体重的测量

1. 身高

身高是人体站立时从头顶到脚跟的垂直高度，能直接反映身体生长的水平和速度。3岁以内儿童的身高一般称为身长。出生时的身长平均为50 cm，出生后第一年增长最快，到1岁时为出生时身长的1.5倍，约75 cm。第二年增长速度减慢，平均年增长10 cm，2岁时身长约为85 cm。2岁至12岁平均身高（身长）的估算公式为：身高（cm）≈年龄（岁）×7+75。

知识链接 身高的测量方法

3岁以内儿童量卧位身长的测量方法：用卧位身长测量仪，脱去帽、鞋、袜，穿单衣仰卧于量床底板中线上。测量者位于儿童右侧，将儿童头扶正，头顶接触量板头端，双手握住其双膝，让其伸腿、伸直，右手推动量板端接触两端足跟。如果刻度在量床双侧，则应注意量床两侧的读数应该一致，然后读刻度，读至0.1 cm。

3岁以上儿童量身高，测量方法：用立位身高计，脱去帽、鞋、袜，穿单衣取立正姿势，两眼直视正前方，胸部稍微挺起，腹部稍微收缩，两臂自然下垂，手指并拢，脚后跟靠拢。脚尖分开约60°。脚跟、臀部和两肩胛间几个点同时靠于立柱，头部保持正直位置，顶板与颅顶点接触，读立柱上数字，读至0.1 cm。

2. 体重

体重是指人体的总重量，在一定程度上反映骨骼、肌肉、皮下脂肪和内脏重量及其增长的综合情况。体重是生长发育最重要、最灵敏的指标，常与身高结合，用于评价儿童的营养状况。新生儿出生时的体重为3 kg左右，出生后3个月内体重增长最快，一般月增长600～1000 g，3—6个月一般月增长600～800 g，6—12个月一般月增长300 g，1岁以后增长速度明显降低，1—3岁平均每月增长150 g。

1岁以内婴儿体重估算公式：

1—6个月体重（kg）≈出生时体重+月龄×0.7；

7—12个月体重（kg）≈6+月龄×0.25。

2—12岁儿童体重（kg）≈年龄×2+8。

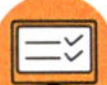

知识链接 体重的测量方法

儿童测量体重时应空腹，排空大小便，脱去鞋、袜、帽子和外衣，最好仅穿内衣裤，或设法减去衣服重量。一岁以内婴儿测量体重采用婴儿磅秤，1岁以上学前儿童测量体重采用杠杆式体重计。测量前校正秤的零点，测量时移动砝码至相应刻度，记下测量值。读数以千克为单位，精确到0.01 kg。

测量幼儿身高和体重的方法

3. 头围

头围是指经眉弓上方，枕骨结节绕头一周的长度，反映了儿童脑和颅骨的生长发育情况。出生时头围平均34 cm，出生后第一年增长最快，1岁时平均45 cm，第二年增加2 cm，第三年增加1～2 cm。2岁内儿童的头围监测最有意义，是判断大脑发育障碍的重要诊断依据，头围过大常见于脑积水、佝偻病；头围过小常见于头小畸形。

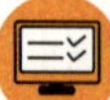

知识链接　　头围的测量方法

采用软尺测量，测量时小儿取立位、坐位或仰卧位。将软尺零点固定在头部右侧眉弓上缘，紧贴皮肤绕枕骨结节最高点，从左侧眉弓上缘回至零点，软尺在头两侧保持水平一致，读出头围数字。读数以厘米为单位，精确到0.1 cm（图2-2-2）。

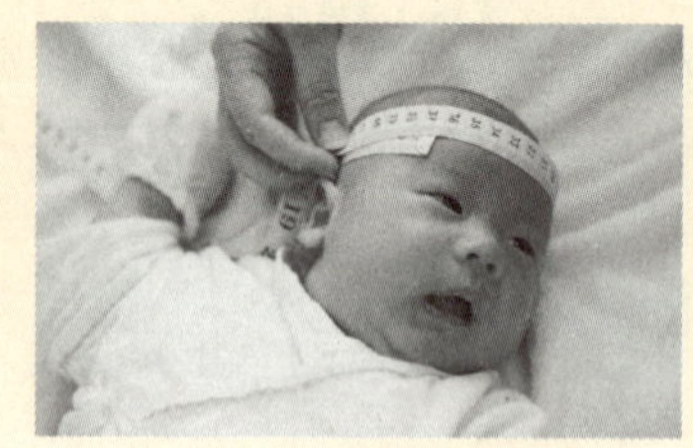

图2-2-2　头围的测量

4. 胸围

胸围一般是指人体胸部的外部周长，表示胸廓的容积以及胸部骨骼、胸肌、背肌和脂肪层的发育情况，在一定程度上反映学前儿童身体形态、呼吸器官的发育状况。出生时胸围平均为32 cm，比头围小，1岁左右胸围与头围相等，1岁以后胸围逐渐超过头围。头围与胸围的增长曲线形成了交叉，交叉时间与儿童的营养和胸廓的发育有关。营养状况较差、缺乏体育锻炼及疾病等，容易造成交叉时间延后。

知识链接　　胸围的测量方法

采用软尺测量，3岁以下小儿取卧位或立位，3岁以上儿童取立位。被测者脱去外衣，两手自然平放或下垂，两眼平视，两肩放松。测量者立于前方或右方，用左手拇指将软尺零点固定于乳头下缘，右手将软尺紧贴皮肤，经右侧绕背部，以两肩胛下角下缘为准，经左侧面回至零点。取平静呼、吸气时的中间读数，以厘米为单位，精确到0.1 cm。

（二）生理功能指标

生理功能指标是指身体各系统、器官在生理机能上可测出的各种量度。反映骨骼肌肉系统功能的基本指标有握力、拉力和背肌力；反映心血管系统机能的基本指标有脉搏、心率和血压；反映呼吸系统机能的指标有肺活量、肺通气量等。

（三）生化指标

生化指标是指反映身体内部生物化学组成成分含量的有关指标。如血液中红细胞、血红蛋白、白细胞、血小板的含量。

（四）心理指标

心理指标一般通过感觉、知觉、语言、记忆、思维、情感、意志、能力和性格等进行观察。心理指标用来判断学前儿童心理发展是否符合其年龄特征，进而提出保健措施，促进心理发展。

幼儿生长发育的评价指标

二、学前儿童体格发育的评价

体格发育评价是以正常儿童体格测量数据为标准，评价个体儿童或群体儿童体格生长所处水平及其偏离标准值的程度。评价幼儿体格发育状况是幼儿保健工作的一项重要内容，目的是及早发现幼儿生长发育的异常，查找原因进行干预。

（一）体格发育的评价标准

一般是通过一次大数量的生长发育调查，搜集某几项发育指标的测量数值，经过统计学处理所得结果，作为该地区的儿童个体或群体生长发育的评价标准。生长发育标准是评价儿童个体或群体生长发育状况的统一尺度。生长发育标准一般来说是相对、暂时的，只能在一定的地区和时间内使用。

（二）体格发育的评价方法

体格发育的评价内容主要有生长发育水平、生长速度及匀称度。体格发育的评价方法多种多样，主要有等级评价法、中位数百分位法、曲线图法、三项指标综合评价法。

1. 等级评价法

等级评价法是常用的离差法，适用于常态分布状况。它以均值（$\overline{X}$）为基准值，标准差（S）为离散值，将发育水平划分为五个等级：上等、中上等、中等、中下等和下等，由此制成该指标的发育等级评价标准表（表2-2-1）。

表2-2-1　发育等级评价表

等级	标准
上等	$\geqslant \overline{X}+2S$
中上等	$\overline{X}+S\sim<\overline{X}+2S$
中等	$\overline{X}-S\sim<\overline{X}+S$
中下等	$\overline{X}-2S\sim<\overline{X}-S$
下等	$<\overline{X}-2S$

在进行生长发育评价时，常用的指标是身高和体重。只要将个体的实测值与上述等级相比较，即可确定其发育水平。一般个体儿童在$\overline{X}-2S\sim\overline{X}+2S$范围内（约占儿童总数的95%）均可视为正常。在$\overline{X}\pm2S$范围以外也不能肯定为异常，需定期连续观察，并结合体格检查再作出评价。

等级评价法简单易行，可用于与同龄儿童比胖瘦、高矮，但不能对儿童的体型和生长发育的动态作评价。

评价幼儿体格发育的方法——五等级评价法

2. 中位数百分位法

中位数百分位法是将参照人群体格测量值按大小顺序排列为100个等份，每个等份为1个百分位，以第50百分位（P_{50}）为中位数，其余百分位数为离散距，以此来划分儿童体格生长的等级。常用百分位数等级有第3、10、25、50、75、90、97百分位，也有用第3、20、50、80、97百分位划分者。其中P_{50}相当于离差法中的均值，P_3相当于离差法中的均值减2个标准差，P_{97}相当于离差法中的均值加2个标准差，$P_3\sim P_{97}$包括了全部样本的95%，属正常范围。百分位法数值分布较均值离差法精细，更能准确分级评价。

3. 曲线图法

根据离差法或百分位法原理，将某一地区不同性别各年龄组儿童某发育指标的数值在坐标纸上制成发育曲线图，作为评价儿童发育的标准，如图2-2-3、图2-2-4所示。它能直观地观察儿童生长水平、速度和趋势，还能比较两个或更多儿童的发育水平，可早期发现儿童生长发育异常。缺点是不能同时评价几项指标来说明儿童发育是否均衡。

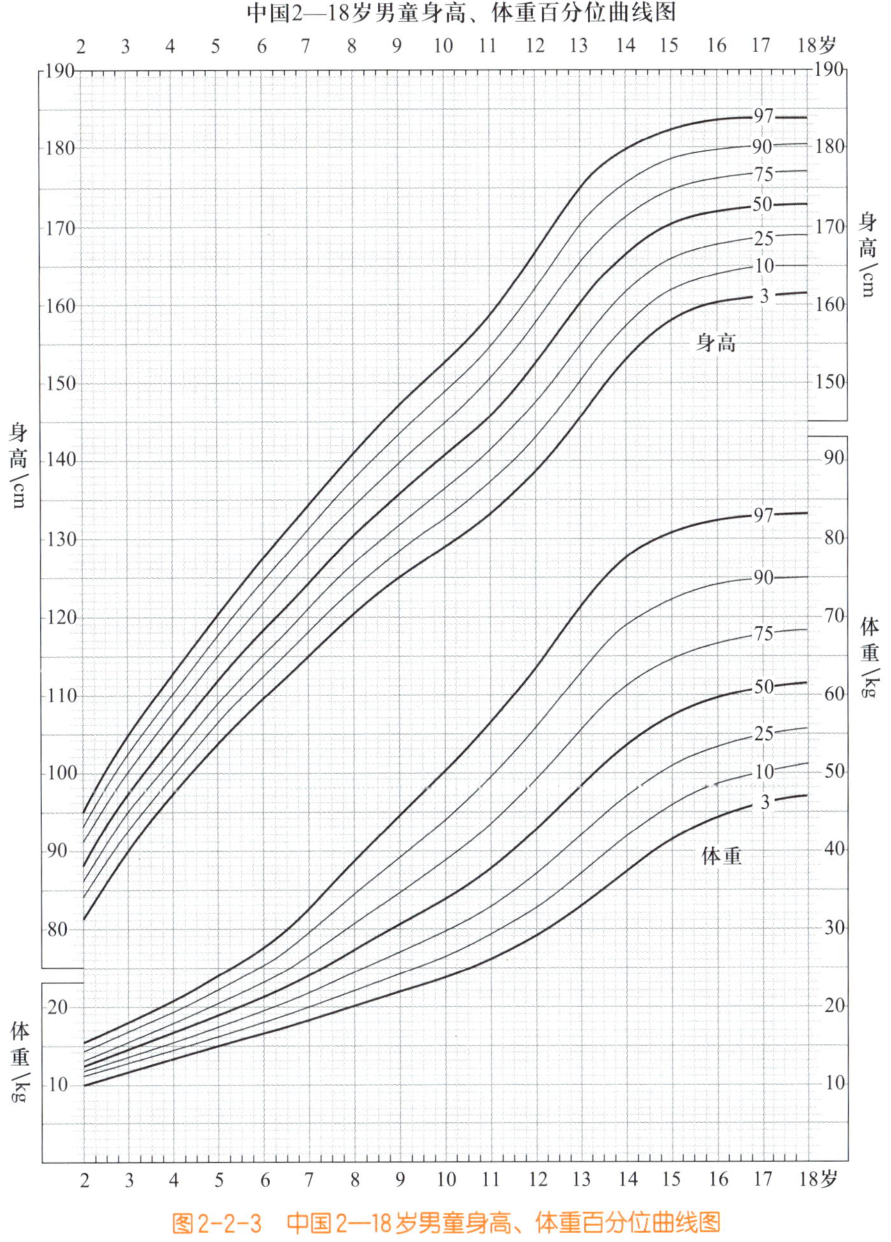

图2-2-3　中国2—18岁男童身高、体重百分位曲线图

以身高发育标准曲线图为例，坐标纸上横坐标为年龄，纵坐标为身高，将不同年龄组儿童的身高均值$\overline{X}$、$\overline{X} \pm S$、$\overline{X} \pm 2S$或P_{97}、P_{75}、P_{50}、P_{25}、P_3分别标注在坐标图上、连成曲线，形成身高发育标准曲线图。

通过标准曲线图，除了可以看单次的测量数值是否在正常范围内，还可以动态关注生长曲线的走向是否与参考曲线一致。如果儿童生长曲线与参考曲线走向始终是平行的，说明生长良好，生长水平在正常范围。如果儿童生长曲线与参考曲线不呈平行走向，而与横坐标平行，或与参考曲线走向相反，则要引起注意。最好请医生诊治。

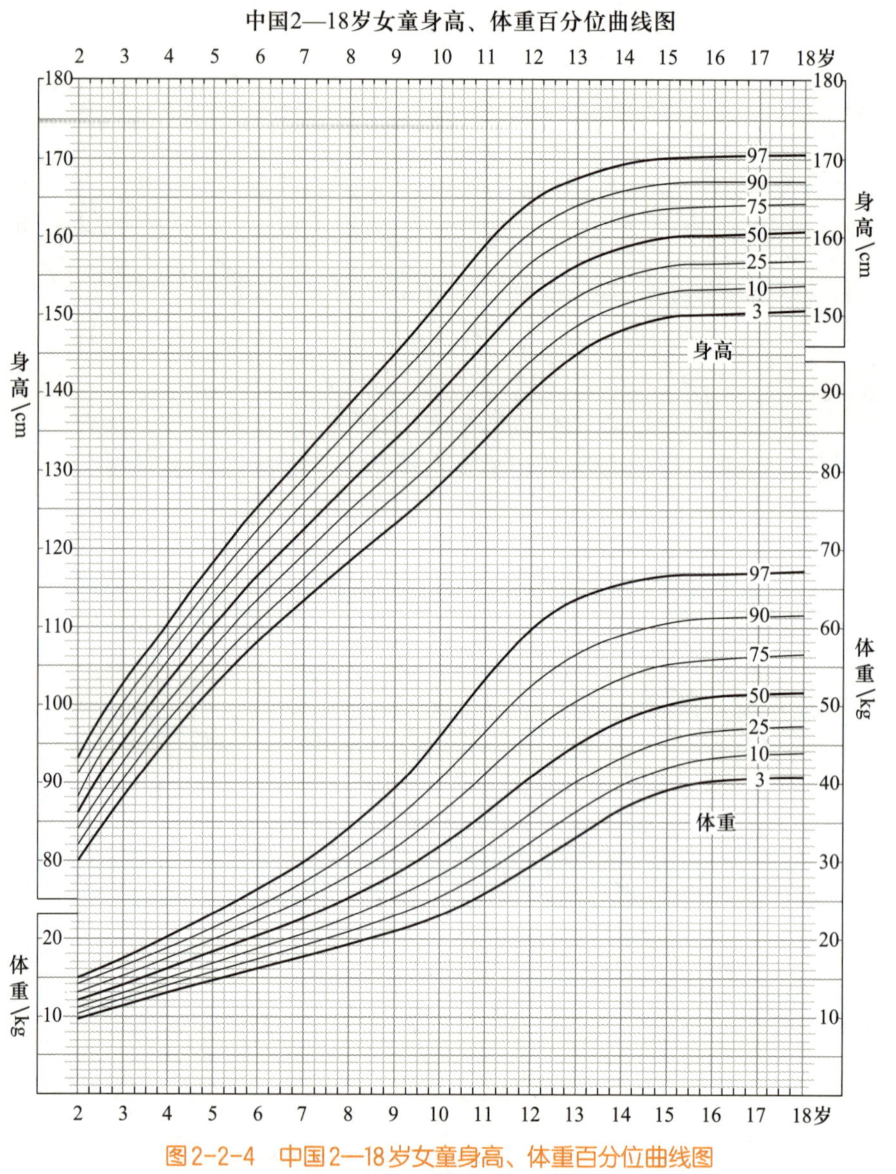

图2-2-4　中国2—18岁女童身高、体重百分位曲线图

4. 三项指标综合评价法

世界卫生组织推荐用年龄别身高、年龄别体重及身高别体重这三项指标对儿童的生长发育和营养情况进行综合评价（表2-2-2）。中国儿童发展中心进一步将每个指标的第20百分位点（P_{20}）及第80百分位点（P_{80}）作为界值，并定义：测量值在P_{20}～P_{80}之间为中等、高于P_{80}为高、低于P_{20}为低。借此可较全面地了解个体儿童的健康及营养状况，以便做出适宜的保健指导。

表2-2-2　三项指标综合评价表

身高别体重	年龄别身高	年龄别体重	评价
高	高	高	高个子，近期营养过度
高	中	高	近期营养过度
高	中	中	目前营养好
高	低	高	肥胖（++）
高	低	中	既往营养不良，现在营养良好
中	高	高	高个子，体形匀称，营养正常
中	高	中	高个子，营养正常
中	中	高	营养正常
中	中	中	营养正常
中	中	低	营养尚可
中	低	中	既往营养不良，现在正常
中	低	低	既往营养不良，现在营养尚可
低	高	中	瘦高体型，目前轻度营养不良
低	高	低	目前营养不良++
低	中	中	近期营养不良
低	中	低	目前营养不良+
低	低	低	既往、近期营养不良

三、学前儿童的健康检查

健康检查是指对健康的儿童进行定期或不定期的体格检查。通过系统的检查，了解儿童的生长发育和健康状况，可以早期发现疾病或生长发育问题，以便及早采取矫治措施。学前儿童健康检查包括入园前健康检查、定期健康检查和日常健康检查。

（一）入园前健康检查

学前儿童入园（所）前必须到指定的医疗卫生机构进行健康检查。入园前健康检查是了解和掌握新入园儿童的健康状况，以鉴定儿童是否适合过集体生活，并预防将传染病带入园所中。儿童入园前的健康检查，只在1个月内有效，检查内容主要有：

（1）了解儿童的健康状况、既往疾病史、过敏史、传染病史、家族史等。

（2）了解预防接种完成情况。

（3）了解近期有无传染病接触史。对有传染病接触史的幼儿必须经过检查和检疫期，医生允许后方可入园。

（4）全面体检。

（二）定期健康检查

进行定期健康检查，以全面衡量儿童生长发育情况，发现体弱儿及时矫治。学前儿童定期健康检查的时间是：1岁以内婴儿每季度体检1次；1—3岁幼儿每半年体检一次；3—6岁幼儿每年体检1次，每半年测身高、视力1次，每季度量体重一次。测量要准确并做好记录，进行健康分析评价、疾病统计，及时发现问题，及时矫治，同时应为每名儿童建立健康卡片或健康档案。

（三）日常健康检查

幼儿每日入园以后，医务保健人员和保教老师应该对其进行每日健康检查和观察，重点检查幼儿的体温、皮肤异常及精神状况等，以便做到疾病的早发现，防止疾病的加重或在幼儿园内传播。幼儿每日的健康观察主要包括晨检、午检和全日健康观察。

1. 晨检

晨检工作应在每天清晨幼儿入园时进行，寄宿制幼儿园应在幼儿早晨起床以后进行。负责晨检工作的人员一般是医务保健人员。晨检可以发现幼儿疾病，对于一些不安全的因素，也可以及时加以处理。同时还能了解到幼儿在家庭中的生活情况，有利于保教人员更好地做好当日的工作以及密切家园联系。

2. 午检

在幼儿午睡时，班级教师检查、巡视幼儿的睡姿、盖被，有无危险物品等，观察幼儿的呼吸情况、皮肤、脸色以及有无发烧等异常，发现问题及时处理并记录。

3. 全日观察

班级教师观察幼儿在园全天状况，包括精神状况、饮食状况、大小便状况、睡眠状况、体温等，并做好观察和处理记录。

【岗位应用】

【岗位任务导入】孩子的生长发育始终是家长关注的重点，每次看到同龄的小朋友吃得好、长得高、养得白白胖胖的时候，家长总是会担心自家的孩子是不是营养不够，怎么身高、体重都不见长呢？事实上，儿童的生长发育有其自身的规律，有着一定的标准范围，也具有个体差异性，需要考虑孩子的实际情况。

在一次幼儿园体检后，一位刚满五岁男孩的家长拿着孩子的身高、体重数据和分析报告找到幼儿老师，向幼儿老师进一步询问和了解孩子的发育状况。幼儿老师看到这名男孩的身高是103 cm，体重是27 kg，通过对照国家制定的儿童生长发育参照标准，向家长详细说明了男孩当下的体格发育水平，并提出了一些教育建议。如果你是这位幼儿老师，你能用等级评价法来评价该儿童的身高、体重发育状况吗？根据该儿童的发育现状，你有哪些教育建议？

【任务描述】请自主学习本项目内容，以小组为单位讨论、合作完成该男孩的体格发育评价，并提出教育建议，完成学习任务书。

一、岗位任务实施建议

实施建议	课前：学生自主学习本项目基础理论知识和微课资源，查阅相关资料，完成学习任务书，并以小组为单位讨论、合作完成该男孩的体格发育评价，提出教育建议
	课中：学生展示、讲解本小组对该男孩的体格发育评价和教育建议，教师组织头脑风暴、讨论等环节，最后由教师总评提升，并梳理本项目重点
	课后：学生复习巩固，完成习题，查漏补缺

二、学习任务书

对该男孩的体格发育评价和教育建议

任务目的	为全面了解幼儿的生长发育情况，掌握幼儿的营养状况和体格发育水平，切实保障幼儿健康成长，定期体检是非常必要的。定期体检有益于对幼儿的生长发育情况进行掌控，从而对幼儿的运动、饮食做出相应调整，确保幼儿健康地成长。身高、体重是评价体格发育常用的指标，幼儿教师应掌握体格发育的评价方法，能够对幼儿的身高、体重进行发育状况的评价，并结合幼儿当前的发育状况提出教育建议。向家长宣传一些育儿知识，希望通过调整幼儿饮食结构、运动、生活作息习惯等，使幼儿的身高、体重达到正常范围，实现家园共育
任务内容	1. 自主学习学前儿童生长发育的评价指标和体格发育的评价方法； 2. 以小组为单位讨论、合作完成该男孩的体格发育评价，提出教育建议
小组名称	
小组分工	

续表

身高、体重的发育状况评价：
教育建议：

【赛证对接】

一、考点聚焦

幼儿园教师资格考试“保教知识与能力”、学前教育专业技能竞赛“幼儿教师职业素养测评”中，涉及本项目的考点是学前儿童生长发育的评价指标，其中形态指标尤为重要。需掌握常见形态指标的估算公式、测量方法和注意事项，能根据测得的指标数据，理解和运用体格发育的评价方法，分析、判断学前儿童的身体营养状况及体格发育水平。此外，学前儿童健康检查的知识也是易考点，常以单选题的形式考查健康检查的内容和不同年龄段学前儿童健康检查的频次。

二、考题回顾

（一）幼儿园教师资格考试“保教知识与能力”

1.（2015年下半年）评价幼儿生长发育最重要的指标是（　　）。

A. 体重和头围　　B. 头围和胸围

C. 身高和胸围　　D. 身高和体重

2.（2021年上半年）《幼儿园工作规程》规定，新生入园时，幼儿园要进行（　　）。

A. 幼儿知识与能力测评　　B. 幼儿智力测查

C. 幼儿家长测评　　D. 幼儿健康检查

3.（2022年上半年）根据《托儿所幼儿园卫生保健工作规范》规定，3—6岁儿童平均每年健康检查的次数是（　　）。

A. 1次　　B. 2次　　C. 3次　　D. 4次

（二）学前教育专业技能竞赛“幼儿教师职业素养测评”

1. 2—7岁儿童身高的推算公式是（　　）。

A. 身高（cm）=年龄×4+70　　B. 身高（cm）=年龄×4+75

C. 身高（cm）=年龄×5+70　　D. 身高（cm）=年龄×5+75

2. 足月正常儿的体重是（　　）。

A. 大于2 300 g　　B. 大于2 400 g

C. 大于2 500 g　　D. 大于2 600 g

3. 2—12岁儿童的标准体重可用公式（　　）粗略计算。

A. 体重（kg）=年龄×2+5（或8）

B. 体重（kg）=年龄×2+7（或8）

C. 体重（kg）=年龄×2+6（或8）

D. 体重（kg）=年龄×2+9（或8）

4. 评价幼儿生长发育最重要的指标是（　　）。

A. 体重和坐高　　B. 头围和胸围

C. 身高和胸围　　D. 身高和体重

5. 下列不属于生长发育形态指标的是（　　）。

A. 身长　　B. 体重　　C. 胸围　　D. 血压

三、模拟练习

（一）单选题

1. 在一定程度上反映了婴幼儿的骨骼、肌肉、脂肪和内脏器官重量增长的综合情况，且最容易发生变化的指标是（　　）。

A. 头围　　B. 胸围　　C. 坐高　　D. 体重

2. 头围反映了头颅骨及脑的大小和发育状况，是衡量（　　）婴幼儿生长发育的重要指标。

A. 2岁以内　　B. 4岁以内

C. 6岁以内　　D. 6岁以上

3. 下列关于幼儿入园后定期健康检查的说法，错误的是（　　）。

A. 每年为幼儿体检一次　　B. 每年为幼儿量身高一次

C. 每半年为幼儿测视力一次　　D. 每季度为幼儿量体重一次

4. 幼儿园的健康检查如何了解幼儿生长发育及健康状况、鉴定幼儿是否适合集体生活、并预防将传染病带入幼儿园（　　）。

A. 幼儿入园前体格检查和家访　　B. 工作人员入园前体格检查

C. 定期幼儿体格检查　　D. 晨间检查及全日健康观察

（二）简答题

1. 评价幼儿生长发育的指标有哪些?

2. 简述测量幼儿身高的方法及注意事项。

3. 简述测量幼儿体重的方法及注意事项。

模块测验

模块二测验　学前儿童的生长发育

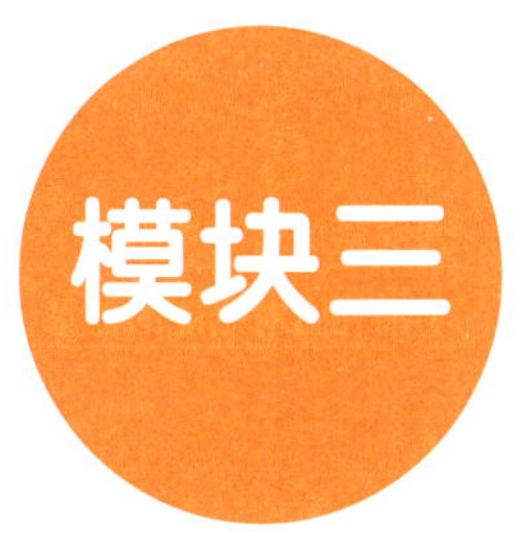

学前儿童的营养与饮食

【导入语】

- □ 学前儿童正处于生长发育旺盛时期，合理的饮食和充足的营养是维持正常生理活动和生长发育的重要保证，对促进学前儿童健康成长有着十分重要的意义。科学、全面的膳食营养还为学前儿童一生的智力、体格、心理与行为诸方面的发展打下良好基础，对多种疾病起到预防作用。
- □ 学前儿童对营养的需求量及膳食特点与成人相比存在着很大的区别，因此，了解学前儿童对营养和热能的需求，根据他们的膳食特点，配置合理、平衡的膳食成了一项重要的日常保健工作。同时，托幼机构应做好膳食卫生管理，保教人员也要重视培养学前儿童良好的饮食习惯，从而共同保障学前儿童的健康成长。

【学习导览】

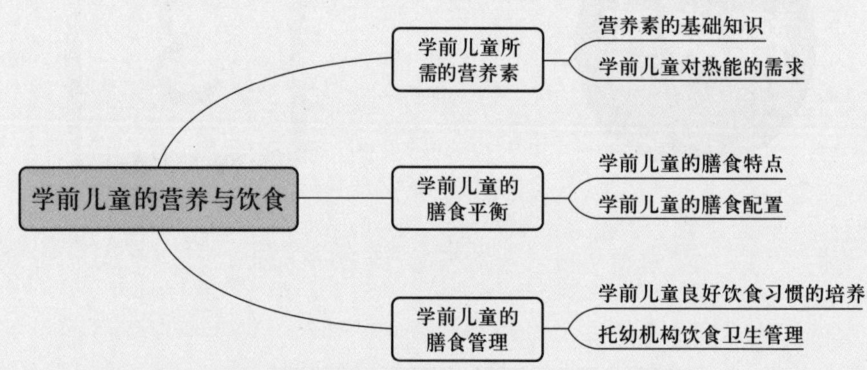
学前儿童的营养与饮食
学前儿童所需的营养素
营养素的基础知识
学前儿童对热能的需求
学前儿童的膳食平衡
学前儿童的膳食特点
学前儿童的膳食配置
学前儿童的膳食管理
学前儿童良好饮食习惯的培养
托幼机构饮食卫生管理

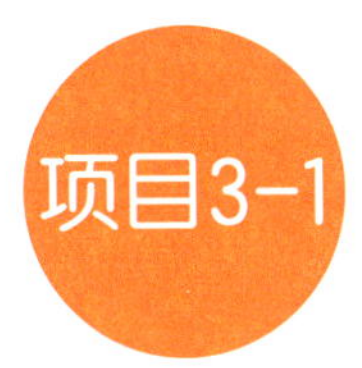

项目3-1 学前儿童所需的营养素

【学习目标】

◆ 素养目标

1. 重视学前儿童的营养和热能需求；
2. 关注学前儿童的饮食情况，善于发现学前儿童的营养问题；
3. 具有科学的营养观和均衡膳食的理念。

◆ 知识目标

1. 了解营养、营养素的概念；
2. 掌握学前儿童所需营养素的生理功能、食物来源和缺乏症；
3. 掌握学前儿童所需热能的要点。

◆ 能力目标

1. 能够根据营养素的知识分析学前儿童的营养状况；
2. 能够根据学前儿童营养需要选择相应的食物品种，提出合理建议。

【情境导入】

3岁的豆豆喜欢吃肉，也喜欢喝奶，不爱吃蔬菜和水果。妈妈见豆豆长得白白胖胖，身高、体重均超过同龄儿童，非常高兴，于是每餐都给豆豆做各种肉食。豆豆上厕所时经常便秘。办入园手续的时候，豆豆妈妈专门将这一情况告诉了幼儿老师。幼儿老师了解到豆豆的饮食结构后，建议豆豆摄入充足的蔬菜和水果。

豆豆的饮食合理吗？为什么蔬菜和水果可以防止便秘呢？学前儿童的生长发育过程中还需要哪些营养素呢？

【基础理论】

随着社会的发展，学前儿童营养不良的状况得到明显改善，但是又出现营养过剩、饮食结构不合理等新问题。很多家长认为只有大鱼大肉才叫营养，加上学前儿童对高能量食物的偏爱，导致摄入脂肪和热量偏高，而维生素、矿物质偏少，引起某些疾病的发生，如学前儿童肥胖症。因此，改变不合理的膳食结构，为学前儿童提供合理的膳食营养十分重要。研究学前儿童的营养与膳食，是学前教育工作者和研究者的重要任务。研究学前儿童的营养与膳食的首要问题，就是要弄清楚人体需要哪些营养，这些营养从何而来。

一、营养素的基础知识

（一）营养与营养素

营养泛指人体摄取、消化、吸收和利用食物以满足自身生理需要的生物学过程。狭义的营养主要指食物中营养含量的多少和质量的好坏。

营养素是指食物中可给人体提供能量、构成机体以及具有组织修复和生理调节功能的化学成分。凡是能够维持人体健康，以及生长发育和劳动所需要的各种物质，均称为营养素。人体所需的营养素主要包括蛋白质、脂肪、糖类、无机盐（矿物质）、维生素和水六大类。

1. 产热营养素与非产热营养素

各类营养素具有不同的生理功能。蛋白质、脂肪、糖类除参与细胞的构成外，还可以在体内氧化产生热量，称为“三大产热营养素”。维生素、无机盐、水均不能产生热量，称为“非产热营养素”。

2. 宏量营养素与微量营养素

从人体需要的营养素数量来看，糖类、蛋白质、脂肪这三种营养素在膳食中所占的比重大，每天生理需要量以克（g）来计，因此称它们为宏量营养素。维生素和无机盐这两种营养素，人体需要相对较少，在膳食中所占比重也较小，每天需要量以毫克（mg）或微克（μg）来计，称为微量营养素。

（二）各种营养素的功能和食物来源

1. 蛋白质

（1）蛋白质的生理功能

构成和修复机体组织。蛋白质是构成人体细胞、组织的基本物质，是一切生命的物质基础。学前儿童正处于生长发育时期，需要不断增加新的细胞、新的组织，同时机体内组织细胞不断更新，以及损伤组织的修复，均需要蛋白质的补充。

调节生理功能。蛋白质是构成人体内的酶、激素、抗体等活性物质的基本原料。酶和激素是调节人体生长发育和新陈代谢速度的重要物质，如帮助肠道消化吸收的胃蛋白酶、胰蛋白酶、淀粉酶等。儿童身体发育需要的生长激素、甲状腺素和胰岛素等均是以蛋白质为主要原料生成的。蛋白质还可合成抗体，增强机体免疫力，如免疫球蛋白。蛋白质缺乏，人体抵抗力就会下降。此外蛋白质还可调节细胞内、外液的渗透压和酸碱平衡。

供给热能。每克蛋白质在体内氧化分解，可释放16.7 kJ的热能。在正常情况下，蛋白质所产热能不宜超过总热量10% ～15%。当主要供能者糖类和脂肪的摄入不足时，蛋白质会被分解，给机体供应热能。

（2）蛋白质的组成。蛋白质的基本组成单位是氨基酸。构成人体蛋白质的氨基酸有20多种。氨基酸分为两类，一种是人体自身可以合成或可由其他氨基酸转化而来的，称为非必需氨基酸；另一种是在人体内不能自然合成，必须靠食物中的蛋白质来补充以维持人体需要的，称为必需氨基酸。对成人而言，必需氨基酸有8种，包括赖氨酸、色氨酸、蛋氨酸、苯丙氨酸、亮氨酸、异亮氨酸、苏氨酸、缬氨酸。对婴幼儿而言，还有一种组氨酸，共9种必需氨基酸。

知识链接 蛋白质的分类

根据所含有的必需氨基酸的种类、数量及比例，食物蛋白质分为三类：完全蛋白质、半完全蛋白质和不完全蛋白质。

1. 完全蛋白质。完全蛋白质又称为优质蛋白质，其含有的必需氨基酸种类齐全、数量丰富，且比例接近人体蛋白质。这类蛋白质不仅能够维持人体健康，还能够满足儿童生长发育的需要。完全蛋白质的主要食物来源有鸡蛋、牛奶、鱼、瘦肉等动物性食物，以及大豆及豆制品等植物性食物。

2. 半完全蛋白质。半完全蛋白质中虽然必需氨基酸种类齐全，但其结构与数量的相对比例，与人体的蛋白质有较大差异。它们可以维持生命，但不能满足儿童生长发育的需要。小麦、大麦中的麦胶蛋白就属于半完全蛋白质。

3. 不完全蛋白质又称劣质蛋白质，所含必需氨基酸种类不全，缺少一种或几种人体必需氨基酸，难以满足人体生理活动的需要。若长期以其作为膳食蛋白质的唯一来源，既不能维持生命活动，更不能满足儿童生长发育的需要，是一种营养价值很低的蛋白质。如玉米中的玉米胶蛋白，豌豆中的豆球蛋白，动物结缔组织和肉皮中的胶质蛋白等。

（3）蛋白质的营养价值。蛋白质的营养价值一般取决于食物中蛋白质的含量、必需氨基酸的种类和含量，以及蛋白质在体内的消化率和利用率。

蛋白质含量。各类食物中蛋白质的含量差异很大。动物源性食物，如各种肉类和水产品以及乳类，蛋白质含量较高。植物源性食物，如豆类和坚果类，蛋白质含量亦相对较高，谷类和薯类等的蛋白质含量较低，蔬菜和水果类的蛋白质含量很低。

必需氨基酸种类和含量。食物中所含必需氨基酸的种类越多、含量越大，其营养价值越高。如鸡蛋的必需氨基酸种类和含量都明显优于大米和面粉，前者的营养价值要明显高于后者。

蛋白质的消化率。蛋白质消化率是指食物蛋白质能够被机体消化酶分解的程度。蛋白质消化率越高，其被机体吸收利用的可能性越大，其营养价值也就越高。

蛋白质利用率。蛋白质利用率指食物蛋白质被消化吸收后在体内被利用的程度。生物价指每100 g食物来源蛋白质转化成人体蛋白质的质量。决定蛋白质利用率的重要因素是蛋白质中所含必需氨基酸的量和比例。比例越接近人体蛋白质，其利用率越高，吸收的效果越好，营养价值就越高，反之则低。一般来说，动物蛋白质的生物价较高，植物蛋白质的生物价较低。我们可以将两种或两种以上蛋白质利用率较低的食物，按照一定的比例混合食用，使混合物所含必需氨基酸的种类和数量互相补充，从而提高蛋白质的利用率。因此，学前儿童的食物品种要尽量多样化，做到荤素搭配、粗细粮搭配、米面搭配等，并要纠正偏食、挑食习惯。

思维碰撞　蛋白质的营养价值与哪些因素有关？综合这些因素，哪些食物中蛋白质的营养价值较高？

（4）蛋白质的供给量。学前儿童生长发育旺盛，要求蛋白质的供给量相对比成人多。《托儿所幼儿园卫生保健工作规范》中明确指出，学前儿童每日膳食中蛋白质所供给的热量占每日所需总热量的12%～15%，优质蛋白占蛋白质总量的50%以上。

蛋白质缺乏。当蛋白质摄入量长期低于该年龄段儿童的推荐摄入量时，可能会导致生长发育迟缓、体重减轻、易疲劳，并出现贫血、抵抗力下降、创伤愈合缓慢。蛋白质严重缺乏时，会出现营养不良性水肿。

蛋白质过量。当蛋白质摄入量长期超过该年龄段儿童的推荐摄入量时，容易造成肥胖症，同时加重肝脏和肾脏的负担，并可能导致与代谢有关的疾病。

学前儿童每日膳食中蛋白质推荐摄入量见表3-1-1。

表3-1-1　学前儿童每日膳食中蛋白质推荐摄入量(RNI)　　单位：g/d

年龄	男性	女性
0＜0.5岁	9（AI）	9（AI）
0.5—＜1岁	17（AI）	17（AI）
1—＜3岁	25	25
3—＜6岁	30	30

注：RNI为推荐摄入量；g/d表示每日摄入多少克；AI为适宜摄入量。

资料来源：中国营养学会．中国居民膳食营养素参考摄入量（2023版）[M]. 北京：人民卫生出版社，2023.

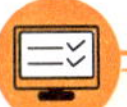

知识链接　食物搭配的原则

为了更好地发挥蛋白质互补作用，食物搭配应遵循以下原则：

第一，搭配食物种类越丰富越好。第二，混合食物的生物属性越远越好。如动物性食物和植物性食物属性较远，故荤素搭配可取长补短。第三，食用时间越近越好。单个氨基酸吸收到体内，在血液中的停留时间约4 h，然后到达各组织器官再合成机体蛋白质，只有蛋白质所需的各种氨基酸同时到达，才能更好地发挥互补作用。

2. 脂肪

脂肪，又称脂类或脂质，是中性脂肪和类脂的总称，是人体重要的组成部分。

（1）脂肪的生理功能

构成人体细胞和组织。脂肪是细胞膜的重要成分，是神经组织、心、脑、肝、肾等组织的组成物质。摄入充足的磷脂对大脑的发育和代谢有益。

供给热能和贮存热能。脂肪是重要的产能营养素，每克脂肪在体内完全氧化可产生37.7 kJ能量，是等量糖类和蛋白质的2倍多，是人体最丰富的能量来源，同时也是体内能量的贮存库。如果热能摄入过多，多余的热能会转化为脂肪，在皮下、腹腔等处储存。当机体热能摄入不足时，储存的脂肪会分解产生热能，保证机体正常工作。

保温和防护。脂肪分布于人体的皮下及心、肾、肾上腺等器官的周围，如同软垫对器官进行保护和固定，使其免受撞击和减少震动；脂肪还是人体与外界环境的屏障，能防止人体热量的散失，有助于御寒，具有保护体温的作用。

促进脂溶性维生素的吸收。脂肪是脂溶性维生素（维生素A、D、E、K）的良好溶剂，能帮助脂溶性维生素的消化吸收。如维生素A在肠道被消化吸收时，必须先借助脂肪溶解，机体才能吸收利用。一旦脂肪缺乏，容易发生脂溶性维生素的不足，导致相应的缺乏症。

（2）脂肪的组成。脂肪由脂肪酸构成，脂肪酸可以分为饱和脂肪酸和不饱和脂肪酸。不饱和脂肪酸有几种在人体内不能合成，必须从食物中摄取，称为必需脂肪酸，如亚油酸和亚麻酸。

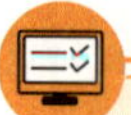

知识链接 DHA

奶粉广告中经常提到的DHA，是一种不饱和脂肪酸，俗称脑黄金，具有健脑益智的作用。DHA是大脑细胞形成、发育及运作不可缺少的物质基础，不仅对胎儿大脑发育有重要影响，而且对视网膜光感细胞的成熟有重要作用。DHA的主要来源是海洋鱼、贝类，尤其是鱼油。

（3）脂肪的营养价值和食物来源。脂肪的营养价值取决于脂肪酸的性质。含必需脂肪酸越多，越接近机体需要，营养价值就越高。

膳食中的脂肪来源主要是各种植物油和动物脂肪。一般情况下，植物油含不饱和脂肪酸较多，其中必需脂肪酸含量较高，如豆油、花生油、菜籽油、芝麻油等；椰子油含饱和脂肪酸多，为例外。动物脂肪含饱和脂肪酸较多，其中必需脂肪酸含量低，如猪油、牛油、羊油等。但动物脂肪中也有含不饱和脂肪酸较多的情况，如鱼脂、鱼肝油等。

（4）脂肪的供给量。一般情况下，学前儿童每日膳食中脂肪所提供的能量应占每日总热量的30% ～35%，若脂肪供给量太少，儿童体重下降，皮肤干燥，并可能发生脂溶性维生素缺乏症；若脂肪供给太多，超过机体消耗，则会在体内堆积，造成肥胖、心血管疾病等。

知识链接 反式脂肪

反式脂肪又称为反式脂肪酸，是一种不饱和脂肪酸，对健康并无益处，也不是人体所需要的营养素。食用反式脂肪将会提高罹患冠状动脉心脏病的概率。世界各地的健康管理机构都建议将反式脂肪的摄取量降至最低。重复使用、高温油炸过的食用油，大部分都含有反式脂肪。反式脂肪酸含量较多的食品还有：代可可脂巧克力、固体汤料、威化、薯条薯片、泡芙、奶油面包、麻花等。

3. 糖类

糖类是自然界存在最多、分布最广的一类有机化合物，也是重要的能量来源。

（1）糖类的生理功能

构成机体组织。糖类是组成糖脂、黏蛋白、核糖、脱氧核糖不可缺少的物质。糖脂是细胞膜的构成成分，也是神经组织的成分；黏蛋白是结缔组织的成分；核糖和脱氧核糖参与核酸的形成。此外，人体的肝脏、肌肉中含有肝糖原和肌糖原，正常细胞中含有2%～10%的糖类。

提供热量。糖类是人体内主要的供能物质。1 g糖类在体内氧化可分解产生16.7 kJ的能量，人体60%～70%的热量供给来源于此。

抗生酮作用及解毒作用。体内缺乏糖类时，脂肪成为主要的供热来源，而脂肪代谢需要葡萄糖的协同作用，糖类不足，脂肪酸会因氧化不全而产生大量的酮体。酮体是一种较强的有机酸，在血液中达到一定浓度时就会发生代谢性酸中毒。膳食中有充足的糖类可以防止上述现象发生。摄取充足的糖类，还可以增加肝脏内肝糖原的储存量，进而增强肝脏的功能。葡萄糖、葡萄糖醛酸直接参与肝脏的解毒作用，使有害物质变成无害物质排出体外。

节约蛋白质的作用。当膳食中糖类摄入不足，能量供给不能满足人体需要时，部分蛋白质通过糖原异生作用分解来提供能量。若膳食中糖类充足，就不需要消耗蛋白质。

增强肠道功能。糖类中的膳食纤维能促进肠道蠕动，促进排便，减少肠道对脂肪、胆固醇等物质的吸收，控制体重。还能减少代谢废物在肠道内的停留时间，起到预防直肠癌、肠癌的作用。

（2）糖类的分类。一般分为三类，单糖、双糖、多糖。单糖可直接被小肠吸收，快速融入血液中，主要有葡萄糖、果糖和半乳糖。双糖由两个分子单糖构成，在体内不能直接被吸收，须先经消化酶分解成单糖，有蔗糖、乳糖、麦芽糖等。多糖是由成百上千个葡萄糖分子缩合而成，无甜味，不易溶于水，经消化酶的作用可分解为单糖。多糖可分为两类，一类是可被消化吸收的多糖，包括淀粉、糊精、糖原；另外一类是不能被人消化吸收的多糖，主要指膳食纤维，包括纤维素、半纤维素和果胶。

（3）糖类的食物来源。糖类主要来源为粮谷类食物（稻米、玉米、小麦）、根茎类食物（红薯、山药、马铃薯等）、干豆类食物（绿豆、红豆等）、食糖以及蔬菜、水果。

（4）糖类的供给量。学前儿童对糖类的摄取应适量，不宜过多。若大量摄入糖类，人体会将过剩的葡萄糖最终转化为脂肪储存，长期如此会导致肥胖症。但若摄取不足，则会导致生长发育减慢、体重下降、营养不良，还会导致脑功能下降，包括注意力、记忆力的衰退。学前儿童每日膳食中糖类摄入量宜占每日总热量的50%～60%，应以含有糖类的粮谷类为主，少食糖和甜食。

4. 维生素

维生素是一类小分子化合物。它既不是构成身体组织的原料，也不供应热能，但却是学前儿童正常发育和生命活动所必需的营养素。大多数维生素人体不能合成或合成量不足，必须经常通过食物获得。

根据维生素的溶解性，可分为脂溶性维生素和水溶性维生素两大类。

脂溶性维生素有维生素A、D、E、K等，大部分溶于脂肪而不溶于水，可以储存在脂肪组织中，少数通过胆汁缓慢排出体外，排泄率低，故摄入过量容易引起中毒。

水溶性维生素主要包括B族维生素（维生素B1、B2、B6、B12）、叶酸、维生素C等。水溶性维生素易溶于水，若在食物洗涤、加工、烹调过程中处理不当，会随水流失。在体内仅有少量储存，且极易通过尿液、汗液排出体外，因此必须经常通过食物补给。水溶性维生素虽然排泄率高，但大量摄入时，机体也会产生不良反应。

学前儿童容易缺乏的维生素有5种，即维生素A、维生素D、维生素B1、维生素B2、维生素C。

（1）维生素A。又名视黄醇，或抗干眼病维生素，可以促进视网膜内感光物质的合成与再生，维持正常视觉；维持上皮组织的健全和结构完整；有助于人体细胞的繁殖和生长，提高机体免疫力。

长期缺乏维生素A，可导致夜盲症、眼干燥症、皮肤粗糙干燥；导致消化道、呼吸系统、泌尿系统易感染等。

维生素A大量摄入易引起中毒。中毒多数是因过量服用浓缩鱼肝油而引起。急性中毒症状主要有头痛、呕吐、烦躁、嗜睡等；慢性中毒症状为四肢骨痛、皮肤粗糙脱屑、毛发干枯易脱落、体重不增等。

人体从食物中获得维生素A主要有两个来源。一是动物性食物，主要包括动物肝脏、鱼肝油、鱼卵、蛋黄、全奶、奶油等。二是植物性食物中的胡萝卜素，这些食物主要是黄绿色、深绿色的蔬菜，如胡萝卜、菠菜、南瓜、红心甜薯、青椒、豌豆苗、苋菜、莴苣等，另外芒果、杏、柿子等黄（绿）色水果当中胡萝卜素含量也较为丰富。

（2）维生素D。又名抗佝偻病维生素、钙化醇、骨化醇，其种类很多，其中最重要的是维生素D2和维生素D3。维生素D能促进钙、磷在肠道内的吸收，将钙、磷运送至骨骼，使骨骼钙化，促进骨骼和牙齿的发育；维持神经、肌肉的正常兴奋性。

学前儿童缺乏维生素D，会影响钙和磷的吸收以及骨骼和牙齿发育，造成佝偻病；而血钙下降则会出现手足抽搐、惊厥等症状。

维生素D摄入过多可导致钙吸收增加，血钙过多。轻度中毒症状为食欲减退、恶心、呕吐、烦躁、便秘等；严重者可损害心、肾功能。

食物中所含的维生素D很少，只在乳类、肝脏、蛋类中少量存在，乳类中母乳维生素D含量略多。维生素D另外一个重要的来源是晒太阳。阳光中的紫外线照射在皮肤上，可使7-脱氢胆固醇转化为维生素D。这是最经济、最主要的获取维生素D的方法。

学前儿童处于生长发育期，晒太阳不足以满足对维生素D的需要，应从日常饮食中补充。

（3）维生素B1。又名硫胺素、抗脚气病维生素。维生素B1参与糖类代谢，保证神经系统、肌肉、消化系统等生理功能的正常进行。

长期缺乏维生素B1会引起脚气病（不同于“脚气”，脚气俗称脚癣，是由真菌引起的传染性脚病）。脚气病的症状为健忘、不安、易发怒，继而会出现四肢无力、肌肉萎缩和疼痛、下肢麻痹等，严重时会出现心力衰竭，甚至危及生命。

维生素B1较为丰富的食物有谷类、豆类、坚果类、动物内脏、蛋黄等。其中，谷类的谷壳、谷胚中的维生素B1含量较丰富，而精米、富强粉中维生素B1含量较少。因此，应多吃粗加工的粮食。

为学前儿童提供膳食，应注意粗、细粮的搭配，此外，还应注意对食物中维生素B1的保护。维生素B1水溶性强，适宜在酸性环境中保存，在碱性环境中极易被破坏。

（4）维生素B2。又名核黄素，主要作为许多重要辅酶的组成成分，参与蛋白质、糖类、脂肪的代谢。

人体若维生素B2摄入不足，则会出现物质代谢紊乱，进而会出现一系列的疾病，例如口角炎、唇炎、舌炎、口腔溃疡、脂溢性皮炎、阴囊炎等。

维生素B2在动植物中广泛存在，尤其是动物性食物如动物肝脏、心等，其次是禽蛋（尤其是蛋黄）、乳类等。另外，豆类和新鲜的蔬菜中维生素B2的含量也较高。

维生素B2在中性或酸性溶液中加热是稳定的，但在碱性环境中则易分解，受紫外线照射也容易被破坏。

（5）维生素C。又名抗坏血酸，能促进胶原蛋白合成，有助于伤口愈合、止血；可促进膳食中铁的吸收，预防缺铁性贫血；能增强机体免疫力；参与胆固醇代谢，有抗氧化作用。

维生素C缺乏会引起坏血病。坏血病除可引起皮下出血（出现瘀斑）、牙龈出血外，还可引起骨膜下出血，以致肢体局部疼痛肿胀。

维生素C的主要来源是新鲜的蔬菜、水果，特别是深色蔬菜，如韭菜、菠菜、青椒等，柑橘、柚子、山楂、鲜枣、猕猴桃、刺梨等水果中的维生素C含量也极为丰富。

维生素C适合在酸性环境中保存，碱性环境、高温烹调以及长时间存放在干燥的空气中，都会遭到破坏。因此，蔬菜水果宜新鲜，烹调时，宜先洗后切，急火快炒，加热时间不宜过长。

5. 无机盐

无机盐，又称为矿物质，是构成人体组织和维持人体正常生理功能必需的各种无机物的总称。目前发现的人体所需无机盐有20多种。人体内的无机盐可分为常量元素和微量元素。含量大于体重0.01%的称为常量元素，有钙、磷、钾、硫、钠、氯、镁这7种；含量低于体重0.01%的称为微量元素，有铁、锌、硒、锰、钴、碘等14种。无机盐广泛存在于食物中，对于学前儿童来说，比较容易缺乏的常量元素主要是钙，微量元素主要是铁、锌、碘等。

（1）钙。钙是人体内含量最多的一种无机盐，是构成骨骼、牙齿的重要成分。人体99%的钙存在于骨骼、牙齿中，另有1%的钙存在于软组织、细胞外液和血液中。钙能维持细胞的正常功能，调节神经肌肉的兴奋性，参与血液凝固过程等。

学前儿童若缺乏钙容易导致不易入睡、头发稀疏、智力发育迟缓、出牙晚或出牙不整齐等现象；严重时则会出现佝偻病；血液中的钙过低时，神经肌肉的兴奋性增强，可发生手足搐搦症。

钙的食物来源广泛，奶和奶制品中的钙含量丰富且人体吸收率高，是人体补钙的最好来源。此外，钙还存在于虾皮、小鱼干、海带、紫菜等海产品及豆类（尤其是黄豆、黑豆）与豆制品中。另外，绿叶蔬菜，如小白菜、油菜、芹菜等，含钙量也较高。常见食物中钙的含量见表3-1-2。

表3-1-2　常见食物中钙的含量　　单位：mg/100 g

食物	钙含量	食物	钙含量
母乳	34	海带（干）	1 177
牛奶	120	虾皮	2 000
蛋黄	134	豆腐	240～277
瘦猪肉	11	蚕豆	93
大白菜	61	大米	10

资料来源：杨月欣．中国食物成分表[M]．北京：北京大学医学出版社，2005.

食物中的钙能否被肠道吸收，受一些因素的影响。

有利于钙吸收利用的因素：维生素D是促进钙吸收的主要因素；乳糖亦可促进钙的吸收；氨基酸与钙结合形成可溶性钙，故膳食中蛋白质供给充足有利于钙的吸收。

不利于钙吸收利用的因素：谷类及豆类的外皮中含有植酸，与钙可结合成不溶性植酸盐，使钙的吸收率降低。一些蔬菜如菠菜、苋菜、冬笋、茭白等含草酸多，草酸与钙可形成不溶性草酸钙，不利于钙的吸收。在选择供钙食物时，不能只考虑钙的含量，还应注意其草酸含量。菠菜、苋菜等虽然含钙量高，但草酸含量也高，因此并非供钙的理想食物。食用高钙食物的同时摄入过多的脂肪，大量脂肪酸与钙结合成不溶性的皂化物，使钙自粪便中排出。

若补钙过多，则会造成婴儿囟门过早闭合，形成小头畸形；产生厌食、恶心、便秘、消化不良，从而影响肠道对营养物质的吸收；长期补过多的钙会造成高钙尿症，还有可能形成泌尿道结石等疾病。因此，应该保持钙的适度摄入，禁止盲目补钙。

（2）铁。铁是人体必需微量元素中含量最多的一种元素，是制造体内血红蛋白的重要原料，具有维持机体正常造血功能的作用；参与体内氧的运输和利用；还可以提高机体的免疫力。

铁摄入不足，易出现缺铁性贫血，常见症状为头晕、头痛、乏力、易倦、心悸、活动后气短、眼花、耳鸣等。

铁主要来源于动物性食物（动物血、动物肝脏、瘦肉、鱼类、蛋黄等）和植物性食物（发菜、黑木耳、紫菜、淡菜、芝麻酱、豆类、绿叶蔬菜等）。需要特别指出的是，乳类中含铁极少，以乳类为主食的婴儿要注意补充铁。

动物性食物中的铁，因与血红蛋白、肌红蛋白结合，可被肠黏膜直接吸收，因此动物性食物中的铁吸收利用率高。

植物性食物中的铁，多以三价铁的形式存在，需要在酸性介质如胃酸及食物有机酸的作用下，被还原成二价铁，才能被肠黏膜吸收。所以，植物性食物中的铁吸收率低。

另外，谷类含有植酸，某些蔬菜草酸含量高，均影响铁吸收。茶中所含的鞣酸及咖啡含的多酚类物质亦可抑制铁的吸收。有些因素可以促进铁的吸收，如维生素C，可以促进三价铁还原成二价铁而利于铁的吸收。

（3）锌。锌是人体必需的微量元素，人体内有2～3 g锌，主要存在于骨骼、皮肤和头发中。锌参与多种酶及蛋白质合成，促进酶的活性；参与人体内胶原蛋白和角蛋白的合成；维持味觉及正常的免疫功能；维持头发和皮肤的健康，促进创伤组织愈合。

学前儿童锌摄入不足，会出现食欲减退、厌食、抵抗力下降等症状，还会表现出生长发育迟缓，导致身材矮小，严重时甚至会出现侏儒症或者异食癖。

锌的主要来源是动物性食品，以海贝类食物最为丰富，例如牡蛎、扇贝、文蛤等，利用率也比较高，其次为牛肉、动物肝脏、蛋类、乳类、鱼类等。另外，蘑菇、坚果、豆类等含锌量也较高。植物性食品含锌量较低，且吸收率低。

与钙、铁等一样，食物（主要是植物性食物）中的植酸、草酸等会降低锌的吸收率。

锌摄入量过多，会导致胃肠不适、呕吐、腹泻等症状，严重者会引起胃溃疡、出血，甚至穿孔。

（4）碘。碘是人体含量极少的微量元素，是合成甲状腺素的主要原料。甲状腺素主要参与能量代谢，能促进机体的生长发育、智力发育，影响神经、肌肉组织功能和各营养素的代谢。

碘摄入不足，会造成甲状腺素合成不足，引起甲状腺肿大，生长发育停滞，智力低下、痴呆。胎儿期和新生儿期严重缺碘，会患呆小症。

碘主要来源于海产品，如海带、紫菜、海鱼、海虾、海贝、海蜇等。内陆地区的土壤和水中含碘量低，因此1995年我国采用食盐加碘的方法来预防碘缺乏症。随着物流运输和海产品的普及，内陆地区的人们选择摄入碘的途径增多。为避免碘摄入过量，选择非碘盐成了新的趋势。

6. 水

水是生命的源泉，是人体中含量最多的物质。

（1）生理功能

水是构成机体的必要成分。学前儿童体内的水分占其体重的65% ～70%，年龄愈小，体内含水率愈高。人体内所有的组织都含水，但分布不均，如肌肉含水70%，骨骼含水22%，血液含水90%。

水是机体物质代谢的溶液媒介。体内一切化学反应都必须有水参加，它是人体所有物质代谢的溶液媒介。

运输功能。以水为主要成分的血液和组织液是人体内的“运输工具”，它能将从食物中吸收的各种营养素运送到身体各部位的细胞，同时将细胞代谢产生的废物运送到肾脏和肺，经尿液和呼吸排出体外。

调节体温。当气温升高或剧烈运动身体产热过多时，汗液蒸发可散发大量热，从而避免体温过度升高，保持体温的恒定。

润滑功能。眼球、关节和人体组织间的水都可起到润滑作用。如泪液可润滑眼球，唾液可湿润咽喉，关节滑液润滑关节，避免骨与骨之间的摩擦。

（2）儿童对水的需要量。对于水的需要，不同的年龄阶段和不同的个体差异较大，学前儿童体内水的比例随着年龄增长而减少，新生儿约占80%，婴儿约占70%，幼儿约占65%。

学前儿童对水的需要量还取决于其活动量的大小，外界的气温、食物的质与量等。通常活动量越大，气温越高，摄入蛋白质及无机盐含量较高食物时，对水的需要量也会增加。

若水分摄入不足，人体细胞缺水会影响正常代谢，出现口渴、皮肤干燥脱皮、心情烦躁、精神不集中、乏力等症状。人体内水分流失过多，超过体重的20%时，会引起死亡。若水分摄入过量，容易导致水分在人体内过度堆积，组织液回流受阻，容易发生水肿，严重时甚至引起水中毒。

（3）水的来源。理想的饮用水是白开水。生水烧开后，水的密度和表面张力增大，活性增加，温的或凉的开水很容易透过细胞膜，使组织细胞较快获得足够水分。日常生活中，尽量不选用纯净水、井水、果汁、饮料代替白开水。纯净水中不含矿物质等营养成分；井水很难达到饮用水的卫生标准；果汁、饮料等含糖过多，有的还含有色素等物质，对学前儿童不利。

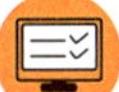

知识链接　托幼机构应当为儿童提供符合国家《生活饮用水卫生标准》的生活饮用水，保证儿童按需饮水。每日上、下午各1～2次集中饮水。1—3岁儿童的饮水量为50～100 mL/次，3—6岁儿童的饮水量为100～150 mL/次，并根据季节变化酌情调整饮水量。（选自《托儿所幼儿园卫生保健工作规范》）

营养素的基本知识（蛋白质、脂肪、糖类）

营养素的基本知识（维生素、无机盐和水）

二、学前儿童对热能的需求

热能并非营养素，是指食物中的糖类、脂肪、蛋白质等进入体内以后经氧化分解所释放出的能量。机体的各种生理活动都需要消耗热能，如消化、循环、组织合成、细胞代谢、维持体温、肌肉活动等。国际上通用的能量单位为焦耳（J）或千焦（kJ）。学前儿童在中等强度身体活动水平下每日膳食能量需要量见表3-1-3。

表3-1-3　学前儿童每日膳食能量需要量　　单位：kJ/(kg·d)

年龄	男性	女性
<0.5岁	380	380
0.5—<1岁	310	310
1—<2岁	3800	3300
2—<3岁	4600	4200
3—<4岁	5200	4800
4—<5岁	5400	5200
5—6岁	5900	5400

资料来源：中国营养学会．中国居民膳食营养素参考摄入量（2023版）[M]. 北京：人民卫生出版社，2023. 略有改动．

热能是保证学前儿童正常生长发育的重要基础，学前儿童对热能的需要主要包括以下几个方面。

1. 基础代谢的需要

基础代谢是指机体在清醒、静卧、空腹的情况下，在气温为18～25℃的适宜环境中，为维持基本的生命活动，如呼吸、心跳、血液循环、胃肠蠕动等内脏活动及正常体温等所需要的能量。

基础代谢受年龄、性别、体重、外界气候条件、内分泌等因素影响，一般儿童和青少年比成人高，男性比女性高。

学前儿童每日基础代谢的热能消耗约占总热能的60%。

2. 生长发育的需要

该项热能消耗为儿童所特有。儿童处于生长发育十分旺盛的特殊时期，生长发育所需的热能与儿童生长速度成正比，生长速度越快，所需能量越多。故婴儿期和青春期对这部分的热能消耗最大。生长发育期间如果能量供应不足，会使儿童生长发育迟缓。

3. 活动的需要

运动时肌肉活动需要消耗热能。活动量的大小、活动时间的长短及动作的复杂程度决定了热能消耗的多少。一般来说，婴儿不能下地行走，活动所需能量较少。随着年龄增长，学前儿童的活动量、活动时间及活动的复杂程度增加，活动消耗的能量也逐渐增加。

4. 食物的特殊动力作用

食物的特殊动力作用又称为食物的热效应，是指因摄入食物而引起体内能量消耗增加的现象。主要原因是机体对食物中营养素进行消化、吸收、代谢转化等，需要额外消耗能量，同时引起体温升高并散发热量。三大产热营养素中以蛋白质的特殊动力作用最大。

5. 排泄的损失

摄入体内的食物有少量未被消化吸收而随粪便排出体外。在正常情况下，排泄损失的能量占总能量的10%以内，当腹泻或消化功能紊乱时可成倍增加。

【岗位应用】

【岗位任务导入】3岁的苗苗长得比较瘦弱，不爱活动，喜欢呆坐着，吃饭也不香，小脸白白的，嘴唇也是苍白、没有血色。问苗苗妈妈她是否生病，妈妈说她有些偏食，不爱吃动物性食品，吃鸡蛋只吃蛋白，不吃蛋黄。后来在幼儿园的一次体检中，老师发现苗苗的红细胞数目和血红蛋白数目比较低。在上述案例中，苗苗为什么会出现这种现象？如果你是幼儿教师，你会建议妈妈给苗苗增加哪些食物？

【任务描述】请自主完成学习任务书。以小组为单位，讨论出现这一现象的原因，并给出合理建议。

一、岗位任务实施建议

<table>
<tr><td rowspan="3">实施建议</td><td>课前：学生自主学习本项目基础知识和微课资源，查阅相关资料，完成学习任务书，并以小组为单位讨论苗苗出现这些营养不良状况的原因，给出合理的建议</td></tr>
<tr><td>课中：教师随机抽取小组同学进行分享，并组织讨论、头脑风暴和多方评价等，最后总结梳理本项目涉及的岗位知识、技能和素质</td></tr>
<tr><td>课后：学生完成练习题，查漏补缺，撰写心得体会</td></tr>
</table>

二、学习任务书

任务1　营养素基础知识的整理

<table>
<tr><td>任务目的</td><td colspan="4">学前儿童所需营养素的生理功能、食物来源和缺乏症是重要的理论知识点，也是岗位工作需要的必备知识，通过表格形式进行知识梳理，帮助学生掌握重点知识</td></tr>
<tr><td>任务内容</td><td colspan="4">自主学习，整理学前儿童所需营养素的生理功能、食物来源及缺乏症等基础知识</td></tr>
<tr><th colspan="2">产热营养素</th><th>生理功能</th><th>食物来源</th><th>供给热量占每日所需总热量的比例</th></tr>
<tr><td colspan="2">蛋白质</td><td></td><td></td><td></td></tr>
<tr><td colspan="2">脂肪</td><td></td><td></td><td></td></tr>
<tr><td colspan="2">糖类</td><td></td><td></td><td></td></tr>
<tr><th colspan="2">非产热营养素</th><th>生理功能</th><th>食物来源</th><th>缺乏症</th></tr>
<tr><td rowspan="5">维生素</td><td>维生素A</td><td></td><td></td><td></td></tr>
<tr><td>维生素D</td><td></td><td></td><td></td></tr>
<tr><td>维生素B1</td><td></td><td></td><td></td></tr>
<tr><td>维生素B2</td><td></td><td></td><td></td></tr>
<tr><td>维生素C</td><td></td><td></td><td></td></tr>
</table>

续表

非产热营养素		生理功能	食物来源	缺乏症
无机盐	钙			
	铁			
	锌			
	碘			
水				

任务2　苗苗出现营养问题的分析与建议

任务目的	合理、充足的营养是学前儿童生长发育的基础。膳食是营养的来源，单一的饮食结构，往往不利于学前儿童获取全面的营养。因此，不仅要在家庭中重视膳食的配置，在托幼机构中，保教人员也要熟知学前儿童所需营养素的基础知识。幼儿教师要能够通过了解学前儿童的膳食情况发现学前儿童的营养问题，并且能够向家长提出合理的建议，做好家园共育
任务内容	运用掌握各营养素的生理功能、缺乏的表现及食物来源等基础知识，以小组为单位，讨论给出合理建议
小组名称	
分析与建议：	

【赛证对接】

一、考点聚焦

幼儿园教师资格考试“保教知识与能力”、学前教育专业技能竞赛“幼儿教师职业素养测评”中，营养素的基础知识和学前儿童对热能的需求是重要考点。常以单选题、判断题形式考查各类营养素的主要功能、食物来源和缺乏症。产热营养素的相关知识和学前儿童特有的热能消耗也是考查重点，需理解并熟记。

二、考题回顾

（一）幼儿园教师资格考试“保教知识与能力”

1.（2019年下半年）缺锌会导致婴幼儿（ ）。

A. 食欲减退　　B. 夜盲症

C. 佝偻病　　D. 肌无力

2.（2014年上半年）婴幼儿应多吃蛋、奶等食物，保证维生素D的摄入，以防止因维生素D缺乏而引起（ ）。

A. 呆小症　　B. 异食癖

C. 佝偻病　　D. 坏血病

（二）学前教育专业技能竞赛“幼儿教师职业素养测评”

1. 在食物中补充（ ）可防止孩子贫血。

A. 馒头米饭　　B. 动物肝脏

C. 牛奶　　D. 韭菜

2. 婴幼儿要摄取钙，应尽量多的（ ）。

A. 吃菜　　B. 晒太阳

C. 吃面食　　D. 吃炸食

3. 能促进视觉细胞内感光物质的合成与再生，促进生长发育，有利于提高机体的免疫力，预防夜盲症的是（ ）。

A. 维生素B2　　B. 维生素C

C. 维生素D　　D. 维生素A

4. 异食癖是指小儿对食物以外的物品有不可自制的食欲。其影响因素是（ ）。

A. 缺锌　　B. 食欲亢进

C. 缺钙　　D. 食欲不振

5. 阳光中的紫外线照射到皮肤上可生成（ ）。

A. 维生素A　　B. 维生素B

C. 维生素C　　D. 维生素D

6. 食物所含的营养素中可以在体内产生热量的有（ ）。

A. 3种　　B. 4种　　C. 5种　　D. 6种

7. 班里的青青缺钙。为了帮助青青补钙，王老师给了青青妈妈一些建议，其中哪一建议对青青补钙没有帮助？（ ）

A. 服AD钙剂　　B. 补充维生素D

C. 多晒太阳　　D. 少吃肉

8. 幼儿必须通过食物来获取的必需氨基酸有（　　）。

A. 7种　　B. 8种　　C. 9种　　D. 10种

9. 班里的彤彤缺乏维生素A，可以多吃的食物是（　　）。

A. 动物肝脏　　B. 豆制品　　C. 米、面　　D. 绿色蔬菜

10. 以下说法错误的是（　　）。

A. 维生素B1又叫硫胺素　　B. 缺乏维生素B1会得脚癣

C. 维生素C又叫抗坏血酸　　D. 维生素B2又叫核黄素

11. 患者出现疲劳、食欲不振、口角炎、唇炎、舌炎、口腔溃疡等症状，是由于长期缺乏（　　）。

A. 维生素B1　　B. 维生素B2　　C. 维生素B12　　D. 维生素C

12. 促使葡萄糖转化为能量，维持神经、肌肉、消化、循环等系统正常活动的微量元素是（　　）。

A. 维生素A　　B. 维生素B1

C. 维生素B2　　D. 维生素C

13. 人体必需的六类营养素中有三种热能营养素，在体内经过氧化可以产生能量。下列不属于热能营养素的是（　　）。

A. 糖类　　B. 维生素　　C. 脂肪　　D. 蛋白质

14. 婴幼儿应多吃蛋、奶等食物，保证维生素D的摄入，以防止因维生素D缺乏而引起（　　）。

A. 呆小症　　B. 异食癖　　C. 佝偻病　　D. 坏血病

15. 人体必需的六类营养素中热能营养素有（　　）。

A. 3种　　B. 4种　　C. 5种　　D. 6种

16. 增强抗龋齿能力的最主要微量元素是（　　）。

A. 钙　　B. 氟　　C. 磷　　D. 维生素D

17. 对于促进儿童生长、保持正常味觉、促进创伤愈合以及提高机体免疫功能均有重要作用的无机盐是（　　）。

A. 锌　　B. 钙　　C. 铁　　D. 碘

18. 具有保护和固定内脏器官功能的营养素是（　　）。

A. 脂类　　B. 蛋白质　　C. 糖类　　D. 微量元素

19. 幼儿食欲减退、生长发育迟缓可能是缺乏微量元素（　　）。

A. 铁　　B. 铜　　C. 锌　　D. 碘

20. 幼儿挑食的生理原因是（　　）。

A. 饭菜不好　　B. 幼儿园环境不好

C. 体内缺锌、钙等微量元素　　D. 运动量小

21. 婴幼儿大脑对葡萄糖有特殊依赖，因此学前儿童每餐膳食中应摄入一定量的（　　），以满足脑组织代谢所需要的能量。

A. 糖类　　B. 蛋白质　　C. 脂肪　　D. 无机盐

22. 婴幼儿脑细胞能够利用的能量来源是（　　）。

A. 糖类　　B. 蛋白质　　C. 脂肪　　D. 维生素

23. 儿童热能消耗所特有的部分为（　　）。

A. 基础代谢　　B. 生长发育

C. 食物特殊动力作用　　D. 活动

24. 具有调节人体体温功能的是（　　）。

A. 矿物质　　B. 水　　C. 维生素　　D. 膳食纤维

25. 婴幼儿最易缺乏的无机盐是（　　），必须注意补充。

A. 钾和钠　　B. 锌和铁　　C. 钙和铁　　D. 钾和锌

26. 在婴幼儿百天时，应添加的最为重要的营养素是（　　）。

A. 钙　　B. 铁

C. 碘　　D. 锌

27. 乳母饮食中除主食和多样化的副食外，还应多吃些粗粮，使乳汁中有足量的（　　）。

A. 维生素A　　B. 维生素B1

C. 维生素C　　D. 维生素D

28. 缺乏锌的幼儿最好多吃（　　）。

A. 谷物类食物　　B. 蔬菜类食物

C. 动物性海产品　　D. 海贝类食物

三、模拟练习

1. 被称为三大产热营养素的是（　　）。

A. 蛋白质、脂肪与糖类　　B. 矿物质、脂肪与糖类

C. 蛋白质、糖类与矿物质　　D. 维生素、脂肪与热源

2. 下列功能中属于蛋白质、脂肪共同具有的是（　　）。

A. 新生和修补机体组织　　B. 调节生理功能

C. 免疫功能　　D. 产生热能

3. 下列营养素具有节约蛋白质作用的是（　　）。

A. 脂肪　　B. 氨基酸

C. 维生素　　D. 糖类

4. 下列食物中含钙最丰富且易于吸收的是（　　）。

A. 乳类　　B. 菠菜　　C. 豆类　　D. 瘦肉

5.（　　）能促进钙和磷的吸收。

A. 维生素A　　B. B族维生素

C. 维生素C　　D. 维生素D

6. 学前儿童缺（　　）会表现为食欲减退、厌食、抵抗力下降等症状，还会表现出生长发育迟缓，导致身材矮小，严重时甚至会出现侏儒症或者异食癖。

A. 锌　　B. 铁

C. 镁　　D. 铜

7. 下列食物中含碘最丰富的是（　　）。

A. 海带　　B. 瘦肉　　C. 鸡蛋　　D. 谷类

8. 与正常视觉功能有关的是（　　）。

A. 维生素A　　B. B族维生素

C. 维生素C　　D. 维生素D

9. 学前儿童获得维生素D的主要来源是经常接受（　　）。

A. 治疗　　B. 保健

C. 水浴　　D. 日照

10. 小明刷牙经常牙龈出血，可能缺乏（　　）。

A. 维生素B　　B. 维生素D

C. 维生素C　　D. 维生素A

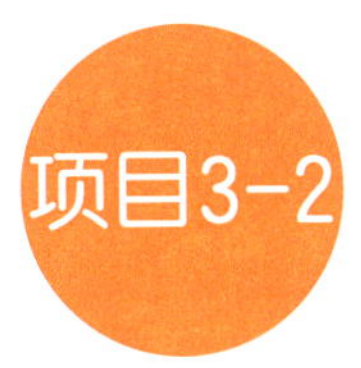

项目3-2　学前儿童的膳食平衡

【学习目标】

◆ 素养目标

1. 具备科学的营养观和均衡膳食的理念；
2. 关注学前儿童的膳食行为；
3. 重视学前儿童膳食平衡的家园共育。

◆ 知识目标

1. 了解膳食平衡的概念；
2. 掌握学前儿童膳食的特点；
3. 掌握学前儿童膳食配置的原则；
4. 了解学前儿童膳食计划内容，掌握幼儿园膳食制度；

◆ 能力目标

1. 能够为学前儿童编制科学的食谱，配置合理膳食；
2. 能够向幼儿家长传递学前儿童平衡膳食的理念；
3. 能够向幼儿家长提供膳食指导建议。

【情境导入】

在2021全民营养周·儿童营养升级论坛上，中国营养学会提出“我国青少年的营养健康状况明显改善，但仍然存在营养不良和营养过剩的双重挑战，不合理的膳食行为是影响健康的主要因素之一。”据《中国居民营养与慢性病状况报告（2020年）》显示，我国6岁以下儿童超重率和肥胖率分别达到6.8%和3.6%。

合理的膳食对于维护学前儿童的健康和促进生长发育至关重要，那么如何为学前儿童配置均衡的膳食呢？学前儿童的膳食特点与成人有什么不同？配置学前儿童膳食应遵循哪些原则？

【基础理论】

膳食平衡，又称为平衡膳食、合理膳食，是指膳食中所含的营养素种类齐全、数量充足、比例恰当，易于消化吸收，能满足人体正常的生理和生长发育需求。现代科学的营养观提倡合理营养、平衡膳食。合理营养是健康的物质基础，而膳食平衡是合理营养的根本保证。食物是保证学前儿童身心健康的物质基础，营养是促进生长发育的重要因素，托幼机构应每天为学前儿童提供合理的膳食。

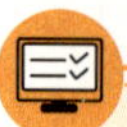

知识链接 现代科学的营养观

科学的营养观大致表现在以下三个方面：

一是食物的多样化。食物的多样化是保证人体获得全面营养的基础。自然界没有一种食物能够具备所有的营养素，因此要保证人体所需的营养素种类齐全，食物就必须多样化。食物丰富的色彩、味道、形状等，可激发学前儿童饮食的主动性，避免其养成挑食、偏食等不良饮食习惯。

二是营养的均衡。营养均衡是指同时在四个方面使膳食营养的供给与机体生理需要之间处于大致平衡状态，即氨基酸平衡、热量营养素构成平衡、酸碱平衡、各种营养素摄入量平衡。学前儿童生长发育需要大量的营养物质，如果营养结构不合理、不平衡，就有可能发育不完全，身体会出现疲倦、无力、抵抗力下降等症状，从而增大患病的可能性。

三是总量的控制。科学的营养观认为“吃是为了健康”，一日摄入的食物总量应控制在一个合乎生理和生长发育需要的范围之内。学前儿童的食物摄入量无论是不足还是过量，都不利于其健康成长。

一、学前儿童的膳食特点

学前儿童的乳牙已经全部出齐，咀嚼能力和消化能力较3岁前有所增强。他们的膳食种类已与成人基本相同，食物的烹调制备也无须像此前那样过于细致。但其膳食仍需注意易于消化吸收，色香味美，避免过于辛辣刺激等。

（一）营养全面

学前儿童饮食与婴儿饮食已大不相同，食物的形式已经由流质、半流质过渡到一般食物。特别是3岁以后，一般食物均可食用。因此，应强调食物种类的多样，既要有米、面、粗粮类的主食，又要有富含优质蛋白质的肉、蛋、乳、鱼、虾等动物性食物，还要再加上大量蔬菜、水果等。食物种类多样化是学前儿童获得全面营养的基础。

（二）利于消化

学前儿童的消化系统发育不完善，特别是各消化腺所分泌的消化液量少质差（即消化液中所含消化酶少），再加上牙齿的咀嚼能力和胃肠道的蠕动能力也比较差，因此，对食物的消化能力也比较弱。所以学前儿童的膳食应尽量做到碎一点、细一点、烂一点、透一点，软硬适中。

（三）少食多餐

学前儿童胃的容量较小，每次摄入的食物量少，再加上新陈代谢旺盛，又很活泼好动，对营养和热能的需求量较大，因此要安排更多的餐次。一般来说，在一日三餐的基础上，再安排1～2次加餐或点心等。

（四）质高量优

与成人相比，学前儿童所摄入的食物，不仅要维持其自身的基础代谢、身体活动、食物消化等所需要的热能和营养素，还需要保证自身生长发育的需要。一旦某些营养素摄入不足，对学前儿童生长发育的影响往往是不可逆的。因此，学前儿童所摄入的营养素应做到质优量足。

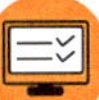

知识链接　中国儿童平衡膳食宝塔

2022年中国营养学会发布了《中国居民膳食指南（2022）》。其中包括《中国0—6月龄婴儿母乳喂养指南》《中国7—24月龄婴幼儿喂养指南》和《中国学龄前儿童膳食指南》三个针对婴幼儿和学龄前儿童的喂养及膳食指南。儿童平衡膳食宝塔是根据喂养和膳食指南的内容，结合中国儿童膳食的实际情况，按照不同年龄段儿童的能量需求，把平衡膳食的原则转化为各类食物的数量和所占比例的图形化表示，体现了在营养上比较理想的基本食物构成。

宝塔共分为5层，各层面积大小不同，体现了5类食物和食物量的多少。5类食物包括谷薯类、蔬菜水果类、畜禽鱼蛋类、奶类、大豆和坚果类，以及烹调用油盐。宝塔旁边的文字注释，表明了不同年龄段儿童一段时间内每人每天各类食物摄入量的建议值范围。

二、学前儿童的膳食配置

（一）学前儿童膳食配置的原则

1. 满足学前儿童的营养需求

学前儿童的膳食要求能够提供种类齐全的各种营养素，且各种营养素的供应量要适宜，比例要恰当，可以满足婴幼儿迅速生长发育的营养需求。所选择的食物除充分考虑满足婴幼儿对能量的需要，还要注意增加优质蛋白质、必需脂肪酸（如α-亚麻酸）等的摄入，另外像钙、铁、维生素A等微量营养素的供应也要充足。

2. 适合学前儿童的消化特点

学前儿童膳食中食物的品种、数量和烹调方法等，都应适合婴幼儿胃肠道的消化和吸收特点。例如，整粒的食物（如花生）、刺激性食物、腌腊食品、油炸食品等，都不宜作为婴幼儿的食物。食物在加工烹调时，也要尽量做到碎、细、软、烂，以利于婴幼儿的咀嚼和吞咽。

3. 品种多样，促进食欲

学前儿童膳食应尽量使食物品种多样化，进行合理搭配，同时做到外形美、色诱人、味可口、香气浓、花样多，以促进食欲（图3-2-1）。

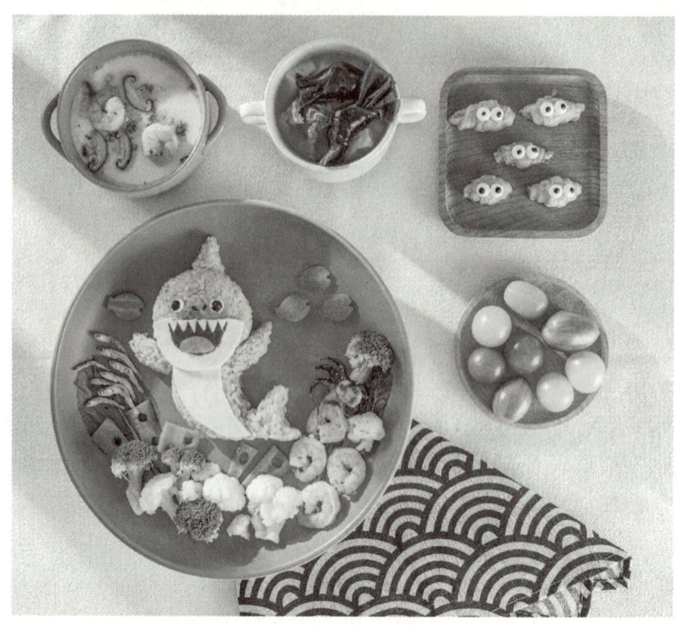

图3-2-1　创意摆盘

4. 符合饮食卫生要求

学前儿童膳食无论是食品原料，还是烹调方法和加工过程，以及食物的储存、餐具的使用等方面，均要符合卫生、安全的标准，以免受到食源性致病因素的伤害。严防病从口入。

幼儿膳食的特点及配置原则

幼儿膳食的平衡

（二）学前儿童的膳食计划

膳食计划是保证学前儿童合理营养，满足其营养需求，促进其生长发育的一种科学管理方法。幼儿园制订膳食计划要根据学前儿童的年龄特征和对营养的需要，因地制宜，选择多样化的食物种类，计算合理的食物数量，确定正确的烹调制备方法，建立合理的膳食制度，编制科学的食谱。

1. 选择食物品种

学前儿童的食物应该来源多样，以谷类为主；多吃新鲜蔬菜和水果；经常吃鱼、禽、瘦肉和蛋类食物；每天补充奶类及其制品；常吃大豆及其制品；膳食清淡少盐，正确选择零食，少喝含糖高的饮料；食量与体力活动要平衡，保证正常发育生长；不挑食、不偏食，培养良好的饮食习惯；吃清洁卫生的新鲜食物。

为学前儿童选择食物，应从实际出发，结合气候、地理条件和当地食品供应情况，保证所选食物在质和量上均能满足学前儿童的营养需求。

2. 计算食物数量

计算食物的数量时，要遵循各营养素数量充足、比例合理，食物供给量与婴幼儿的需要量相平衡的原则。学前儿童每天膳食中蛋白质、脂肪、糖类所提供的热能各占每日总热能的12%～15%、30%～35%与50% ～60%，动物蛋白及豆类蛋白不少于总蛋白质的50%。

3. 确定烹调制备方法

幼儿园在烹调食物时应根据幼儿的生理特点和膳食配置原则照顾到多方面。

选择恰当的烹调方法，在洗、切、炒、煮各环节及炊具等的选择上，应尽量减少营养素的损失，保留最多的营养成分。尽可能多采用清蒸、煮、炖等方式，避免采用油炸、烘烤和烟熏等。避免使用浓烈和刺激性强的调料。

以幼儿的咀嚼能力和消化能力为依据，食物宜去壳、去刺、去骨，切碎、煮软、烧烂。

考虑食物色、香、味、形及食物品种多样化，既增强幼儿食欲，又有利于促进机体消化吸收。

确保膳食卫生，严防食物中毒。应将幼儿膳食安全放在首位，为幼儿选择的食物要符合安全、卫生、健康的要求，严防食物中毒。

4. 建立合理的膳食制度

膳食制度是规定每日进餐次数与间隔时间，合理分配各餐食品的数量和质量的一种制度。在合理的膳食制度下，进餐和消化过程协调一致，各种营养素得以有效消化、吸收和利用。

决定进餐次数及两餐之间的间隔时间应以胃的排空时间为依据。间隔时间过长可引起饥饿感觉，过短则会影响食欲。《幼儿园工作规程》指出：幼儿正餐之间的间隔以3.5～4 h为宜，两餐之间不得少于3.5 h，进餐时间20～30 min。3—6岁的幼儿，可每日安排三餐两点，即早餐、早点；午餐、午点；晚餐。全托幼儿还可加晚点一次。应严格遵守开饭时间，使幼儿养成规律进食的习惯。

思维碰撞　我们常常说“早餐要吃好、中餐要吃饱、晚餐要吃少”，你怎么理解呢？

配置膳食时要将食物恰当地分配到一日各餐、各点中。早上幼儿活动较多，精神旺盛，消化能力较强，故早餐要提供含优质蛋白质、丰富糖类和少量脂肪的食物，早餐的食物供热能占一天总热能的25% ～30%；午餐应提供富含蛋白质、糖类和脂肪的食物，食物的数量也应充足，午餐的食物供热能占一天总热能的30% ～35%；晚餐应清淡、易消化，不宜多安排脂肪和蛋白质含量高的食物，晚餐供热能占一天总热能的25% ～30%。早点和午点的热能不能太高，以避免影响正餐，食物供热能只占一天总热能的10%左右。

5. 编制科学的食谱

食谱是膳食计划的具体实施方案，是一日内定量的各种食品的配置和烹调方法的说明。它包括食物的种类、数量、烹调方法和制成品名称。编制食谱是膳食计划的重要组成部分；膳食计划的实现有赖于食谱的制订和实施。食谱应每周制订一次。

思维碰撞　食谱在编制、实施过程中，需要注意哪些问题？

食物品种应多样化，每周的食谱中，一日各餐的主、副食品不应重复；一周内的副食品也不应有两次以上的重复。可采用同类异样的方式更换食物品种，如肉类换肉类（猪肉换牛肉）、谷类换谷类（面条换米饭）、豆类换豆类（红豆换绿豆）、各类瓜果蔬菜轮流供给。

食物搭配要合理，不同食物中的营养素尽可能互补，如注意荤素搭配、粗细粮搭配、谷类与豆类搭配、米面搭配、干稀搭配、蔬菜五色搭配等。

食谱编制过程中，不能任意改变食物种类和数量，不得任意添加或减少。但应注意观察学前儿童接受食物的情况，必要时做适当调整。不同年龄学前儿童消化吸收能力也有差异，编制食谱应有针对性。

随着现代科学技术的发展，计算机软件能够编制满足各种营养要求的食谱，并且对食谱的营养价值进行评价，使各种营养成分达到预定的营养指标，既快速又准确。

【岗位应用】

【岗位任务导入】5岁的甜甜上幼儿园大班，炸鸡翅、炸薯条、汉堡是她的最爱。甜甜妈妈看她很爱吃，加上平时工作忙，很少在家做饭，就经常带她去吃这样的洋快餐。从营养学角度讲，洋快餐具有三高和三低的特点，即高蛋白、高脂肪、高热量和低维生素、低矿物质和低纤维素。如果常吃洋快餐，对健康的危害是非常巨大的。很多研究表明，我国超重、肥胖的儿童越来越多，能量过剩是重要原因。甜甜的幼儿园老师得知这个情况后，特意找到甜甜妈妈，跟她说明了洋快餐的危害，并且结合学前儿童膳食特点及膳食配置的原则和要求，向甜甜妈妈进行了膳食指导。假如你是这位幼儿教师，你会如何与甜甜妈妈沟通呢?

【任务描述】请自主完成学习任务书。以小组为单位，模拟幼儿教师和甜甜妈妈沟通的情景。

一、岗位任务实施建议

实施建议	课前：学生自主学习本项目基础知识和微课资源，查阅相关资料，完成学习任务书，并以小组为单位分配角色，讨论、演练幼儿教师和甜甜妈妈沟通的情景
	课中：小组同学展示幼儿教师和甜甜妈妈沟通的情景。教师组织讨论、头脑风暴和多方评价等，最后教师总结、梳理本项目的重点知识、技能和素质要求
	课后：学生完成练习题，查漏补缺，撰写心得体会

二、学习任务书

任务1　甜甜的膳食行为分析和膳食指导建议

任务目的	在岗位工作中，幼儿教师与家长沟通是家园共育的重要途径。在与家长面对面沟通之前，结合学前儿童膳食平衡的知识，以文字形式梳理甜甜的膳食行为和膳食指导建议，这是幼儿教师应做好的沟通前期准备工作
任务内容	1. 回顾复习有关营养素的基础知识； 2. 自主学习学前儿童膳食特点及学前儿童膳食配置知识； 3. 结合案例分析甜甜的膳食行为； 4. 提出膳食指导建议

续表

小组名称	
甜甜膳食行为的分析：	
膳食指导建议：	

任务2　幼儿教师与甜甜妈妈沟通的情景模拟

任务目的	幼儿教师在家园合作中起着主导作用，要能运用自己的专业知识，采取多种行之有效的家长工作方式，以提高家园共育的效果。与家长的面对面沟通形式，不仅要求幼儿教师具备运用专业知识传递科学保教理念和开展家庭教育工作指导的能力，还需要幼儿教师具有良好的仪表仪态、语言表达、沟通态度等。通过情景模拟，可以让学生在步入工作前了解和体验岗位工作需要的知识、能力和素养
任务内容	运用学前儿童膳食特点及学前儿童膳食配置知识，以小组为单位分配角色，讨论、演练与甜甜妈妈沟通的情景
小组名称	
角色分配	
人员分工	
情景模拟思路与注意事项：	

任务2附表 幼儿教师与甜甜妈妈沟通的情景模拟考核评价标准

考核要点	分值	评价标准	得分
仪表仪态	5	精神面貌好，面带微笑，有热情和亲和力	
	5	态度真诚、平等、尊重、有耐心、不卑不亢	
	5	仪态自然大方，举止文明礼貌	
	5	衣着服饰整洁得体，符合幼儿教师身份	
语言表达	5	普通话标准，语速适中	
	5	语气平和、委婉，不掺杂主观情绪	
	10	语言表达流畅、得体，讲究语言艺术	
情景设计	10	沟通时间和场合的选择符合岗位工作实际	
理论联系实际	20	将营养素、学前儿童膳食平衡的知识与甜甜的膳食行为相结合，分析常吃洋快餐对甜甜身体健康的危害，分析全面、具体	
	20	结合营养素、学前儿童膳食平衡的知识提出有针对性、可行性的膳食指导建议，建议具体、全面、可操作性强	
	10	向家长传递科学的营养观和均衡膳食的理念	
合计	100	总得分	
评价与建议： 评价人： 年 月 日			

【赛证对接】

一、考点聚焦

幼儿园教师资格考试“保教知识与能力”、学前教育专业技能竞赛“幼儿教师职业素养测评”中，涉及本项目的考点是学前儿童膳食特点、膳食配置原则和膳食制度内容。常以单选题、简答题和案例分析题的形式出现。

二、考题回顾

（一）幼儿园教师资格考试“保教知识与能力”

（2014年上半年）《幼儿园工作规程》指出，幼儿园应制订合理的幼儿一日生活作息制度，两餐间隔时间不少于（　　）。

A. 2.5 h　　B. 3 h　　C. 2 h　　D. 3.5 h

（二）学前教育专业技能竞赛“幼儿教师职业素养测评”

1. 幼儿膳食计划应力求各营养素之间有合理的比值，其中蛋白质所提供的热能占总热能的（　　）。

A. 12%～15%　　B. 15%～20%

C. 20%～30%　　D. 50%～60%

2. 下列做法中符合营养科学要求的是（　　）。

A. 6岁左右儿童每日进食5次

B. 在每餐食物中加赖氨酸

C. 干稀搭配，粗细搭配

D. 菠菜含钙量高，可用作儿童摄取钙的来源

3. 制订幼儿膳食计划时，要尽量少选择的食物是（　　）。

A. 鱼虾　　B. 肥肉、荤油

C. 蔬菜、水果　　D. 豆类

4. 在幼儿膳食中脂肪提供的热能占总热能的（　　）左右。

A. 0.35　　B. 0.1

C. 0.5　　D. 0.6

5. 儿童膳食中所供热能占总热能25%的餐点是（　　）。

A. 早餐　　B. 午餐

C. 午点　　D. 晚餐

三、模拟练习

（一）单选题

1. 在学前儿童的膳食配置中，动物性蛋白质及豆类蛋白质不少于每日所需蛋白质总量的（　　）。

A. 30%　　B. 40%　　C. 50%　　D. 60%

2. 幼儿园的食谱是每（　　）制定一次。

A. 周　　B. 月　　C. 学期　　D. 年

3. 学前儿童的进餐时间每次应控制在（　　）min，不宜太长。

A. 20　　B. 30　　C. 40　　D. 60

（二）简答题

1. 学前儿童膳食有什么特点？

2. 学前儿童膳食配置原则有哪些？

（三）案例分析题

根据学前儿童膳食特点及膳食配置要求，对某幼儿园一周午餐食谱进行分析：在所选食物、食物相互搭配和烹调方法等方面哪些符合要求？哪些尚需改进？

周一	周二	周三	周四	周五
米饭 绿豆苗 炒肉丝 青菜汤	米饭 红烧排骨 炒青菜 紫菜汤	菜饭 （青菜、花生米、香肠） 西红柿蛋汤	水饺 （猪肉白菜馅）	米饭 炒猪肝 素炒芹菜 冬瓜汤

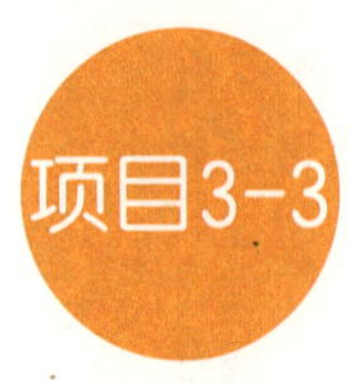

学前儿童的膳食管理

【学习目标】

◆ 素养目标

1. 树立培养学前儿童良好饮食习惯的家园共育理念；
2. 善于培养学前儿童良好的饮食习惯；
3. 具有食品卫生安全的意识和责任感。

◆ 知识目标

1. 掌握学前儿童良好饮食习惯的内容；
2. 掌握培养学前儿童良好饮食习惯的措施；
3. 了解托幼机构饮食卫生管理要求。

◆ 能力目标

1. 能够培养学前儿童良好的饮食习惯；
2. 能够识别学前儿童不良的饮食习惯，并予以纠正。

【情境导入】

《中国学龄前儿童膳食指南（2022）》在《中国居民膳食指南（2022）》一般人群平衡膳食八条准则的基础上增加了五条核心推荐，其中第一条是食物多样，规律就餐，自主饮食，培养健康饮食行为。2—5岁儿童是健康饮食行为培养的关键期，在膳食指南中强调了学龄前儿童健康饮食习惯培养的重要性。

在托幼机构的保教工作中，培养学前儿童的良好饮食习惯是十分重要的。学前儿童良好的饮食习惯有哪些？作为幼儿教师，应该怎么培养学前儿童良好的饮食习惯呢？

【基础理论】

为保证学前儿童的身心健康，托幼机构不仅要提供科学合理的膳食，还应培养学前儿童良好的饮食态度和习惯，使学前儿童具备健康的饮食行为习惯。此外，托幼机构的饮食卫生管理也是卫生保健工作的重要内容。

一、学前儿童良好饮食习惯的培养

（一）培养良好饮食习惯的重要性

婴幼儿期是培养良好饮食习惯的起点。良好的饮食习惯不但会对生长发育阶段的体格生长和功能发育具有重要意义，而且对成年后的健康状况产生深远影响。

研究表明，学前儿童营养不良很多是由不良饮食习惯造成的。尤其是偏食、挑食而导致营养素摄取不均衡或者营养素摄入量不达标。同样，研究表明，不良饮食习惯已成为成年期慢性疾病的重要致病因素，如肥胖、高血压、糖尿病等。因此，培养良好的饮食习惯是预防学前儿童营养不良、减少成年后慢性疾病发病率的重要措施。

（二）学前儿童良好饮食习惯的具体内容

1. 定时定量，做好餐前准备

人的肠胃活动是有节奏的。学前儿童定时、定量进餐可以促进胃液的分泌，便于消化吸收。学前儿童养成定位进餐的习惯，不仅有利于教师有针对性地进行指导，保持环境清洁卫生，还有利于幼儿吃饭时集中注意力，促进胃肠分泌活动。1—2岁的孩子，要求他们洗净手，戴上围嘴，坐在自己的小椅子上。3岁左右的孩子可以在吃饭前帮忙做些就餐的准备，如擦桌子、拿筷子，放好自己用的小汤匙、盘、碗。看到固定的餐具，想到马上要吃饭了，会使婴幼儿食欲增加。

2. 能自主进餐

在进餐中注意培养幼儿独立自主进餐的习惯，引导学前儿童独自使用勺、筷等。针对自主进餐的幼儿给予及时的表扬和鼓励，让学前儿童体验如何自己吃完一份饭菜，享受成功的喜悦（图3-3-1）。

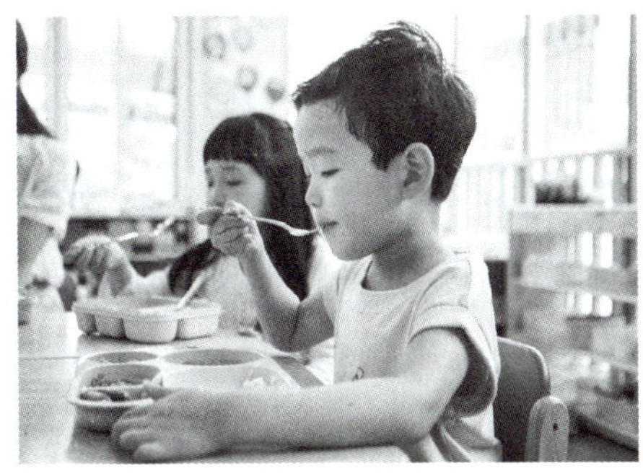

图3-3-1　自主进餐

3. 细嚼慢咽，专心进餐

学前儿童在进餐时，要将食物充分咀嚼后才能咽下，这样有利于食物的消化和吸收。专心进餐而不说笑打闹，避免食物呛入气管引起意外伤害，不看书、看电视、玩玩具，切忌端着饭碗到处走，以免发生危险。每次进餐时间为20～30 min，不要拖得太久，以免饭菜冷了导致胃部不适、消化不良。保教人员也不能催促幼儿进餐，更不能以比赛“谁吃得最快”的办法激发幼儿快速进餐。

4. 不暴饮暴食，控制零食

除了三餐、1～2次点心之外，要控制零食，使学前儿童养成吃好三餐的好习惯。另外，教育学前儿童不要贪食，以免消化不良。

5. 饮食多样，不挑食、不偏食

保教人员应该尽量为学前儿童提供全面的膳食，鼓励学前儿童进食各种不同食物，并采取有效措施纠正其挑食、偏食的不良习惯。

6. 讲究卫生和礼貌

讲究卫生，如餐前洗手、餐后漱口，不吃不清洁、不新鲜的食物，不喝生水，不捡掉在桌上或地下的东西吃，使用自己的水杯、餐具等。

自学前儿童上桌开始，就应培养良好的就餐礼貌，如咀嚼、喝汤时不应发出大的声响，夹菜不可东挑西拣，不糟蹋饭菜等。

（三）培养学前儿童良好饮食习惯的措施

培养学前儿童良好的饮食习惯是幼儿园工作的重要内容，更是每一名家长的期盼，为了达到这一目的，可以从以下几个方面努力。

1. 幼儿园集体饮食中的培养

（1）做好餐前的信息传递及诱导工作。在餐前准备阶段，教师可以让幼儿听听音乐、洗洗手，愉快、安静地坐好。同时，教师还可以给幼儿讲一些故事，教育幼儿愉快吃饭、不挑食。当饭来了时，教师可以讲讲菜的名称、颜色，并引导幼儿闻闻香味，同时介绍各种菜的营养，激发幼儿的食欲。

（2）创设轻松、温馨的进餐氛围。在幼儿进餐时，教师应用亲切、温柔的语气提醒他们相关的注意事项，以鼓励、表扬的口吻激励幼儿进餐，形成温馨的进餐环境，让幼儿找到在家进餐的放松感。

2. 幼儿园集体教学活动及游戏中的培养

在幼儿园的相关活动中，教师可以将幼儿的饮食行为表现编成故事、儿歌，让幼儿判断、评价，进一步明确饮食习惯方面的对与错。另外，在更多的教学活动及游戏中，教师也可以抓住一些时机，对幼儿的饮食行为及习惯进行渗透培养。日积月累，许多良好的饮食习惯就会在不知不觉中内化成幼儿自己的行为习惯。

3. 家园配合，共同培养

学前儿童良好的饮食习惯必须由教养者教育、培养而成。家长和幼儿园教师应相互配合，共同培养幼儿良好的饮食习惯。

幼儿园教师要主动与家长沟通，提高家长对培养幼儿良好饮食习惯重要性的认识，进而取得家长的配合和支持。教师应主动向家长介绍幼儿饮食习惯的培养方法，树立良好的饮食教育观念。家庭成员的榜样示范不容小视。身教重于言教。幼儿偏食、挑食或爱吃零食等习惯往往是受父母的影响。同时，教师和家长要有足够的耐心，慢慢地使幼儿良好的饮食行为成为习惯。

幼儿良好饮食习惯的培养

二、托幼机构饮食卫生管理

（一）食品的选购

托幼机构选购食品，应尽量避免以下几种情况。

1. 病菌污染和腐烂变质的食物

食物被病菌污染和腐败变质后，营养素被大量破坏，失去营养价值，甚至引起人体不良反应或食物中毒。如腐烂的肉类中有大量的普通变形杆菌和大肠杆菌，能使蛋白质和脂肪分解产生有害物质，花生、玉米等粮食霉变产生的黄曲霉素是典型的致癌物质。

2. 含致癌因子的食物

在腌腊、烘烤、熏制的动物性食物中含有较多亚硝酸盐和多环芳烃物质，经常食用会导致肝癌、胃癌等。

3. 天然有毒的食物

发芽发绿的马铃薯含龙葵素，食用后可引起中毒；生的四季豆含有血球凝集素和皂素等对人体有害的物质，食用后就会引起中毒反应，因此炒四季豆时一定要煮熟煮透；未煮熟的豆浆里含有皂素、抗胰蛋白酶等有害物质，可降低胃液消化蛋白质的能力，引起呕吐、腹泻，豆浆应彻底煮开后再饮用。

除上述有毒食物之外，苦杏仁中含有3%的苦杏仁苷，食用1～3粒就可能引起死亡；鲜黄花菜中的秋水仙碱在体内被氧化成氧化二秋水仙碱时，也会引起中毒。

4. 含有农药残留、人工色素等有害物质的食物

农药残留量大的蔬菜、水果，食用后会发生农药中毒；有些过于鲜艳的食物，

可能添加了人工色素，也不宜食用。

（二）厨房卫生

托幼机构的食堂要接受当地卫生主管部门的管理和监督，申领《卫生许可证》，严格执行《中华人民共和国食品安全法》。

厨房要有合乎卫生要求的面积，各室的安排要适合工作程序，厨房的墙壁、地面应防水、防潮、易于清洗。

厨房应有防蝇、防鼠、防蟑螂的设备，阻断病原菌污染食物；有排烟、排气设备，有污物处理设备；及时处理废物，防止害虫滋生和臭气产生。

厨房应有提供清洁水源和排除污水的设施，室内不能有明沟和积水，下水道要保持通畅，洗碗、洗菜池应与洗拖把的水池分开。

厨房消毒设备应齐全，餐具、食具每次用后须洗净并及时消毒。消毒后的餐具要妥善放置，以免受到污染。

厨房的设备布局和工艺流程应当合理，生、熟食品应分开存放；生熟切菜板、刀具严格分开，避免生食中的细菌污染熟食。

厨房应有通风设备和控温设备，以降低厨房的温度和湿度；窗户应开阔并装有纱窗，有人工照明，使厨房保持明亮，以便彻底清除污物，保持清洁。

（三）炊事人员卫生

厨房炊事人员在制作和供应食物时，应避免细菌等病原微生物的污染。炊事人员必须保证身体健康并注意操作规范，应做到定期检查、保持个人卫生以及严格规范操作流程。

1. 定期体检

炊事人员上岗前必须体检，凭卫生主管部门颁发的合格证持证上岗，不合格者不能参与厨房工作。上岗以后每年要进行1～2次身体健康检查，接受卫生知识培训。炊事人员患有传染病（如肝炎、肺结核、皮肤病等）应立即调离炊事员岗位，痊愈后经体检合格才能恢复工作。炊事人员家属中如有急性传染病患者，该炊事员也应暂时离开厨房工作，直至检疫隔离期满才能上岗。

2. 保持个人卫生

炊事人员要注意保持个人卫生，勤洗头、勤换衣服、勤剪指甲、不染指甲；工作时必须穿工作服，工作帽要包盖头发，戴好口罩；上班前、大小便后要洗手，如厕前要脱去工作服；在炒菜、分菜时不直接从食具中取食物品尝。

3. 规范操作流程

炊事人员要严格操作流程，工具、容器必须分类使用、定位存放，用后清洗、消毒。应妥善处理剩余原料，做到调料盒要及时加盖，新、老油要分开等。

此外，托幼机构要严格禁止闲杂人员随意进入厨房。

【岗位应用】

【岗位任务导入】幼儿园中班的孩子有的偏食、挑食，不喜欢吃蔬菜，经常把自己不喜欢吃的蔬菜拣出来；有的吃饭时喜欢端碗到处乱跑；有的不会自己吃饭，等着老师来喂……日常生活中，小朋友的不良饮食习惯还表现在哪些方面？如果你是幼儿教师，在组织幼儿进餐时，如何纠正学前儿童不良的饮食习惯呢？

【任务描述】请自主学习，以小组为单位，以偏食、挑食（不爱吃蔬菜）和不专心吃饭为例，讨论、制定纠正学前儿童不良饮食习惯的具体方案。完成学习任务书。

一、岗位任务实施建议

<table>
<tr><td rowspan="3">实施建议</td><td>课前：学生自主学习本项目基础知识和微课资源，查阅相关资料，以小组为单位，以偏食、挑食（不喜欢吃蔬菜）和不专心吃饭为例，讨论、制定纠正学前儿童不良饮食习惯的具体方案</td></tr>
<tr><td>课中：小组学生对制定的方案进行分享和讲解，教师组织讨论、头脑风暴、投票等环节，最后由教师总结、梳理本项目重点内容</td></tr>
<tr><td>课后：学生完善方案，完成练习题，查漏补缺</td></tr>
</table>

二、学习任务书

任务1　学前儿童不良饮食习惯的表现

<table>
<tr><td>任务目的</td><td>通过列举学前儿童不良饮食习惯的具体表现，体会幼儿教师在培养学前儿童良好饮食习惯中的重要作用，增强责任感和使命感</td></tr>
<tr><td>任务内容</td><td>1. 自主学习学前儿童良好饮食习惯培养的知识；
2. 查阅资料，整理学前儿童不良饮食习惯的表现</td></tr>
<tr><td>小组名称</td><td></td></tr>
<tr><td colspan="2">学前儿童不良饮食习惯的表现：</td></tr>
</table>

任务2　纠正学前儿童不良饮食习惯的方案

<table>
<tr><td>任务目的</td><td>培养学前儿童的良好饮食习惯是岗位工作的一项重要内容。幼儿教师在组织进餐环节应注意识别学前儿童的不良饮食习惯，并予以纠正。不爱吃蔬菜和不专心吃饭是常见的不良饮食习惯，不但不利于学前儿童获取均衡营养，还可能造成气管异物，危害学前儿童的生命健康。因此，撰写这两种常见不良饮食习惯的纠正方案可以帮助学生梳理幼儿常见不良饮食习惯的形成原因、危害和纠正方法，从而让学生更好掌握培养学前儿童良好饮食习惯的内容。不良饮食习惯的纠正和良好饮食习惯的培养需要家园共育，在撰写时应从幼儿园和家庭两个角度去考虑</td></tr>
<tr><td>任务内容</td><td>1. 掌握培养幼儿良好饮食习惯的措施；
2. 以小组为单位，以偏食、挑食（不喜欢吃蔬菜）和不专心吃饭为例，讨论、制定纠正学前儿童不良饮食习惯的具体方案</td></tr>
<tr><td>小组名称</td><td></td></tr>
<tr><td colspan="2">纠正偏食、挑食（不吃蔬菜）的具体方案：</td></tr>
<tr><td colspan="2">纠正不专心吃饭的具体方案：</td></tr>
</table>

【赛证对接】

一、考点聚焦

幼儿园教师资格考试“保教知识与能力”、学前教育专业技能竞赛“幼儿教师职业素养测评”中，学前儿童良好饮食习惯的内容和培养措施是重要考点。常以单选题形式出现。

二、考题回顾

（一）幼儿园教师资格考试“保教知识与能力”（略）

（二）学前教育专业技能竞赛“幼儿教师职业素养测评”

1. 教师要引导幼儿养成良好的饮食习惯，其中良好的饮食习惯不包括（　　）。

A. 定时、定量进餐

B. 细嚼慢咽

C. 不干不净吃了没病

D. 吃饭时不要说笑打闹

2. 老师不喜欢吃胡萝卜，冲饭菜里的胡萝卜皱眉，幼儿发现后也不想吃胡萝卜了。对于这种现象，老师最好的做法是（　　）。

A. 说服教育，告诉幼儿胡萝卜十分有营养

B. 指责幼儿，不应该浪费粮食

C. 不喜欢吃胡萝卜还可以吃其他蔬菜

D. 教育幼儿吃饭不挑食时，老师自己做到不挑食

3. 教会婴幼儿识别（　　）食物和饮料的简单方法，以及防烫、防噎、防呛、防咬舌等知识。

A. 腐败变质　　　　B. 便宜

C. 优质　　　　D. 高级

三、模拟练习

（一）简答题

1. 学前儿童良好的饮食习惯包含哪些内容？

2. 培养学前儿童良好饮食习惯的措施有哪些？

（二）案例分析题

今天中午幼儿园吃四季豆炒肉末。为了保持四季豆的脆嫩，食堂阿姨把四季豆入锅，快速炒了几分钟后就出锅了。炒出来的四季豆绿绿的，颜色很好看，小朋友也很喜欢吃。但是到了下午，有很多小朋友出现了呕吐、腹泻的症状，幸亏及时送往医院救治。检查发现，是食用了未炒熟的四季豆而导致的中毒。

吃未炒熟的四季豆为何会中毒？为学前儿童选购食材时，要注意哪些问题？

模块测验

模块三测验　学前儿童的营养与饮食

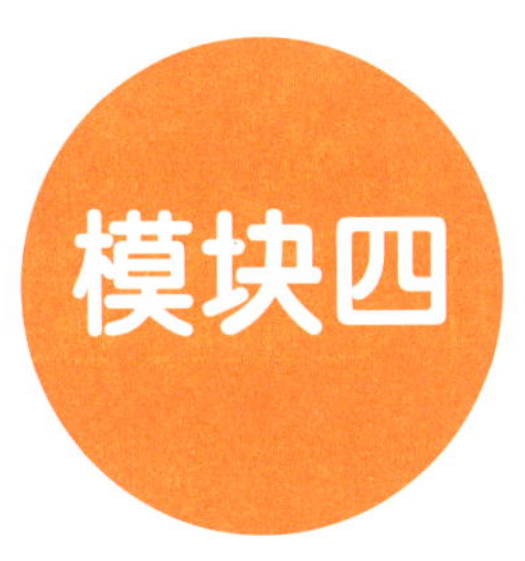

学前儿童常见疾病的预防与护理

【导入语】

□ 学前儿童身体免疫系统发育不完善，对外界环境的适应能力和病原微生物的抵抗力较差，容易发生各种感染。疾病是健康的大敌，会对学前儿童的机体造成伤害。有些疾病的影响是短期的、可以弥补的，而有些疾病的影响则是长期的甚至是终生难以弥补的。早发现、早治疗、提前预防对于降低疾病对学前儿童的危害有非常重要的作用。

□ 那么，学前儿童常患哪些疾病呢？如何才能及早发现这些疾病？这些疾病应该怎样预防？疾病发生后，可以从哪些方面进行初步护理？本模块主要阐述如何观察并及时发现学前儿童生病的迹象，怎样对学前儿童常见疾病的症状进行初步辨别；阐述传染病的相关知识以及学前儿童常见传染病的流行特点、症状和预防措施；介绍学前儿童常见病的病因、症状、预防和护理措施等。

【学习导览】

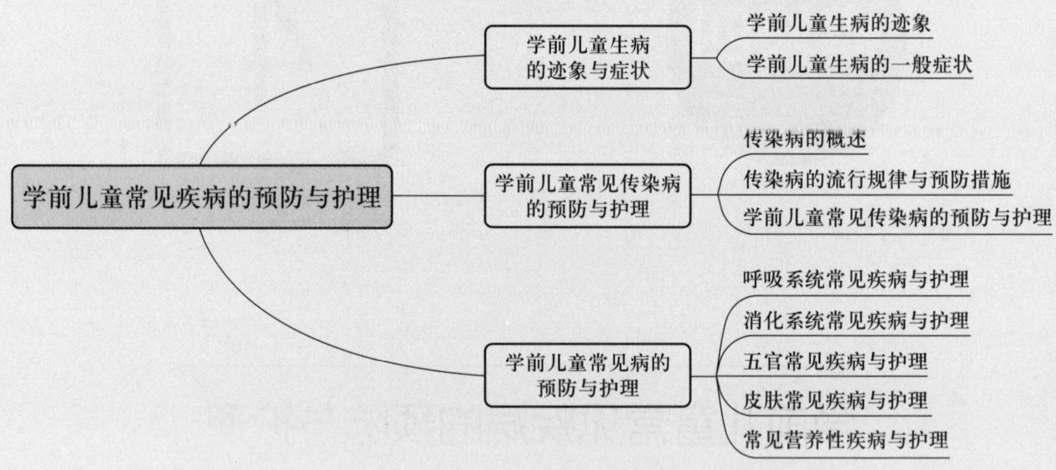
学前儿童常见疾病的预防与护理
学前儿童生病
的迹象与症状
学前儿童生病的迹象
学前儿童生病的一般症状
学前儿童常见传染病
的预防与护理
传染病的概述
传染病的流行规律与预防措施
学前儿童常见传染病的预防与护理
学前儿童常见病的
预防与护理
呼吸系统常见疾病与护理
消化系统常见疾病与护理
五官常见疾病与护理
皮肤常见疾病与护理
常见营养性疾病与护理

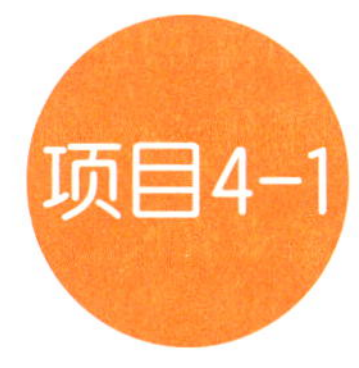

项目4-1　学前儿童生病的迹象与症状

【学习目标】

◆ 素养目标

1. 关爱幼儿，富有爱心、耐心和细心；
2. 养成仔细观察幼儿的习惯；
3. 具有发现和识别学前儿童生病迹象的敏锐心和责任心。

◆ 知识目标

1. 掌握学前儿童生病的迹象；
2. 了解学前儿童生病的一般症状。

◆ 能力目标

1. 能够做好全日健康观察并及时发现学前儿童生病的迹象；
2. 能够对学前儿童生病的一般症状进行初步判断和护理。

【情境导入】

学前儿童的年龄小、还未发育完全，难以说清楚不舒服的具体感受和部位。如果真的出现了身体上的疾病，保教老师和家长却没有发现，会造成学前儿童生命和健康的损害。保教老师和家长要多加观察，警惕学前儿童所表现出来的生病迹象和征兆，做好预防及护理措施。

学前儿童生病的迹象和一般症状有哪些呢？如何在保教工作中及时地发现？发现后如何处理呢？如何做好与家长的沟通工作？

【基础理论】

学前儿童系统、器官的发育很不完善，对外界环境的变化比成人敏感，极易受到不良环境的伤害，容易发生各种疾病。疾病的发生，不仅会影响学前儿童的生长发育，而且会影响其学习和生活。因此，学前教育工作者掌握学前儿童疾病的基本知识，并对家长进行宣传教育，将有利于学前儿童的生长发育，保证其健康成长。

一、学前儿童生病的迹象

学前儿童生病的一般诊断可以从以下八个方面入手：

（一）神情

健康儿童活泼好动，眼神灵活，对外界环境很敏感、充满了兴趣。患儿常表现出精神萎靡、烦躁不安、嗜睡疲倦、表情木讷、眼神发呆，或有凝视、哭闹异常、情绪低落等行为。

（二）皮肤

健康儿童面色红润。皮下脂肪的厚薄可显示儿童营养状况的好坏。皮肤红中带微紫，表示可能有高热；皮肤苍白、发黄，翻开下眼皮可看到明显缺少血色，表示可能有营养不良性贫血；皮肤与巩膜同时黄染，表示可能有黄疸；脸颊部、口唇、鼻尖等处发绀，表示可能有先天性心脏病；面色灰暗，皮肤干燥甚至有脱皮干裂现象，可能为体内缺水；面色苍白，皮肤有暗黄色斑块，巩膜部位有蓝斑，表示可能体内感染了蛔虫。出汗过多常见于结核病与佝偻病患儿。用手指将儿童腹部皮肤捻起再任其落下，健康儿童随即恢复原状，脱水者则弹力降低。

（三）体温

学前儿童正常状态下的腋下体温为36～37℃，体温波动幅度约为1℃。体温37.5～38℃为低热；体温39℃以上为高热。发热是疾病最常见的症状，是机体的一种防御性反应。体温升高可促使体内抗体生成，促进吞噬细胞的活动，有利于消灭细菌、病毒。但是，发热会引起儿童身体不适，同时造成体内物质消耗增加、心率加快、消化能力减弱等。学前儿童神经系统发育不完善，高热还会引起惊厥，应及时采取降温措施。

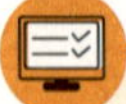

知识链接 体温不升

除发热以外，体温低于正常范围的低限称为体温不升或低体温，也是学前儿童生病的一般症状。引起患儿体温不升的常见原因有：冬春季节居室寒冷、保暖差；患儿有严重感染、大量失血或消耗性疾病；饮水过少，致血液黏稠、血容量降低。

（四）食欲

患儿生病一般都会影响食欲。平时食欲好，突然不想吃饭，尤其厌食油腻，并伴有恶心、呕吐，常是传染性肝炎的表现；食欲逐渐减退，脸色渐渐失去红润，应检查血红蛋白指标是否正常；出现有“三多”症状，即吃得多、喝得多、尿得多，还伴有皮肤常生疮、生疖，应检查是否患有糖尿病或甲亢。患儿有心理异常或家族遗传性肥胖也可出现贪食。患儿长期摄入无盐饮食，也可出现食欲下降。胃肠道疾病，如消化性溃疡、急慢性肝炎、各种不明原因的腹泻、长期便秘等，也可使食欲不振。

知识链接　鱼肝油的主要成分是维生素A和维生素D。婴幼儿摄入过量的维生素A和维生素D可引起中毒，尤以维生素A中毒最为常见。维生素A中毒表现为厌食、呕吐、头发脱落、骨头痛等。

（五）大小便

1. 大便异常

患儿腹泻，大便蛋花汤样且便次增加，脱水现象明显，提示有轮状病毒感染；患儿出现海水样大便，提示有金黄色葡萄球菌感染；患儿大便脓血样，且便次多、伴高热，提示有细菌性痢疾；患儿大便呈“红果酱样”，伴有腹痛、呕吐，提示有肠套叠可能；患儿大便呈白陶土样，伴尿色加深，提示有黄疸型肝炎。患儿大便表面有鲜血，血与粪便不混在一起，提示有肛裂可能，较不常见。患儿大便为黄色稀水样，有时呈豆腐渣样，有的发绿，泡沫较多、带黏液，提示有真菌性肠炎。

2. 小便异常

正常的尿液清晰透明，或呈淡黄色。尿的颜色出现明显异常或者尿量、排尿次数异常，则是疾病的表现。患儿小便尿量明显减少，伴有眼皮浮肿，提示有肾脏疾病；患儿小便为红色，像洗肉水或浓茶，伴有眼皮浮肿，提示有急性肾炎；患儿小便为橘黄色或棕绿色，提示有肝、胆疾病；患儿服用某些药物，如呋喃唑酮，尿液也会呈橘黄色；患儿小便为乳白色，伴有尿频、尿急、尿痛现象，提示有泌尿道感染。幼儿小便浑浊、似米汤样，通常不是疾病，应嘱咐其多喝水，使得体内代谢废物排泄通畅。

（六）睡眠

健康儿童上床后能够很快入睡，睡得安稳，无鼾声，身上略微有汗。患儿出现入睡困难、辗转难安或嗜睡等行为，都应视为异常表现。佝偻病、心理因素等可致睡眠不安。不能适应新的环境，精神紧张、压力过大，疾病疼痛，如剧烈牙疼，均可致入睡困难。患儿睡前烦躁、入睡后全身干涩、面红、呼吸粗糙且快，易惊醒，提示将要发热；患儿睡眠时哭闹不停、时常摇头、用手抓耳、伴有发热，提示中耳炎或外耳道炎可能；患儿入睡后用手去搔抓屁股，肛门周围又见白线头样小虫在爬动，提示患有蛲虫病。嗜睡表现为出现过多而深沉的睡眠，可被唤醒，进行简单对话或进食，但随后倒头就睡，很可能是脑膜炎、脑炎等疾病的早期表现。

（七）五官

观察学前儿童眼睑是否肿胀、下垂或出血，眼球是否突出，两瞳孔大小是否相等，结膜是否充血，角膜有无溃疡、浑浊或不透明点。拉动学前儿童的外耳是否有痛感，耳道是否有耵聍、脓液。鼻孔中有慢性、黏脓性分泌物，提示有鼻窦炎；鼻翼翕动，提示缺氧较重；有异物入鼻则会导致鼻腔单侧血性分泌物出现。观察学前儿童是否口臭，口腔黏膜是否干燥、发红或出血，是否溃疡，扁桃体是否红肿；吞咽是否困难；牙齿数目、排列是否正常，有无龋齿。口角炎，提示缺乏维生素B2。地图舌可反复出现，但在临床上无重要意义。

（八）其他

1. 囟门

后囟门在出生后2—4个月时闭合，前囟门在12—18个月闭合。健康儿童的前囟门是平的。前囟门尚未闭合的患儿，可因脱水导致囟门凹陷、松弛；患儿前囟门凸出，可因高热及脑膜炎、脑炎等疾病导致颅内压力增高而致。患儿超过1岁半前囟门仍未闭合，则可能患有佝偻病或脑积水。

2. 淋巴结

健康儿童在颈旁、枕部、腹股沟处可摸到单个的软软的淋巴结，直径不超过1 cm；颌下、锁骨上及肘部不应摸到淋巴结。

3. 呼吸

健康儿童多为腹式呼吸，啼哭、深呼吸时可见腹壁起落，应注意肺部扩张是否均匀，叩诊有无浊音；同时，应注意脖颈是否后倒、强直，甲状腺有无肿大，脊柱有无弯曲异常、脊柱长度与四肢的比例是否正常等。

幼儿生病的迹象

二、学前儿童生病的一般症状

疾病过程中，机体内的一系列机能、代谢和形态结构异常变化所引起的患者主观上的异常感觉或某些客观病态改变称为症状，如患儿的异常感觉（头痛、腹痛等）及异常体征（黄疸、肝大、皮疹等客观表现）。学前教育工作者掌握常见症状的辨别要点，能初步判断疾病的轻重缓急，及时采取正确、合理的措施，以免延误病情。患儿症状主要包括以下九个方面：

（一）哭喊

哭喊是学前儿童常见的一种表现。学前儿童缺乏语言表达能力，用哭可以表达自己的要求和痛苦。哭喊的常见原因如下：

一是非疾病所致。在新生儿时期，哭是一种本能反应，不表示机体有异常的改变。相反，新生儿如果患病，则常有不哭、不吃奶的表现。婴儿哭闹多因饥饿、口渴、睡眠不足、过热、过冷、尿布潮湿、衣服紧、蚊虫叮咬、受强大音响刺激、大小便等。非疾病所致的哭闹均无发热现象，哭声洪亮，精神、面色正常。当需要得到满足后，哭闹即刻停止。

二是疾病所致。任何引起不适感和疼痛的疾病都可引发患儿哭闹不安。有时其他临床症状尚不明显，以哭闹为早期表现，若哭闹不止，应及时前往医院诊治。

（二）流涎

新生儿唾液腺发育不完善，分泌唾液量极少，口腔比较干燥。随着食物种类的增多，消化功能逐步健全，唾液分泌显著增加。儿童口底浅，又不会及时吞咽过多的唾液，故常发生流涎，称为生理性流涎。此时应注意颏部、下颌、颈部皮肤的保护，擦口水要用柔软的纸或布，布应常用温水清洗。随着年龄的增加，各项功能发育不断健全，吞咽功能逐步完善，这种生理性流涎会消失，不属于病态。

学前儿童患有口腔炎、牙龈炎、鹅口疮，可使唾液增多；有脑炎等神经系统疾病时，也会因吞咽障碍而引起流涎；某些智力低下、生长发育落后的患儿，由于口腔不能充分闭合，吞咽能力差或者吞咽不及时，常流涎于口外，称为假性流涎。

（三）腹痛

腹痛是学前儿童相当常见的疾病。患儿出现烦躁不安、剧烈或阵发性哭闹、双下肢蜷曲、面色苍白、出冷汗、局限性压痛及紧张等，应考虑腹痛的可能性。

突发的上腹阵发性剧痛，以胆道蛔虫多见；腹痛放射到右肩，可能是胆道疾病所致；剧烈疼痛后立刻没事了，可能是肠道痉挛；腹部绞痛，同时存在腹胀、呕吐、便秘等，考虑肠梗阻；腹部持续疼痛，同时存在全腹部压痛、紧张、腹胀等，多为腹膜炎或胃肠穿孔。鉴于学前儿童腹痛原因较复杂，绝不能以疼痛的程度来简单推测病情，更不要盲目动手按揉疼痛部位。应尽可能立即送医院就医，以免延误治疗时机。

（四）呕吐

食管、胃或肠道蠕动，并伴有腹肌强力痉挛性收缩，迫使食管或胃内容物从口、鼻腔涌出，称为呕吐。若护理不当，致使呕吐物吸入，还可继发呼吸道感染。学前儿童的胃呈水平位，贲门松弛而幽门紧凑，容易发生呕吐。

喂奶过急，有空气吸入胃内可引起婴儿呕吐；各种感染，如咽炎、化脓性中耳炎、胃肠炎、扁桃体炎、支气管炎、肺炎、化脓性脑膜炎、脑积水均伴有呕吐症状。除上述原因外，胃肠道疾病（阑尾炎、肠梗阻、肠套叠、腹膜炎等）最易引起呕吐；呼吸道、泌尿道感染，中枢神经系统疾病，肠蛔虫病所致的并发症，维生素A或维生素D中毒，均可引发呕吐。

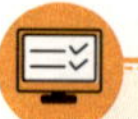

知识链接　喷射性呕吐是由于颅内压力增高引起的，没有感到恶心，直接喷吐。胃肠道疾病引起呕吐一般是先感觉到恶心，后呕吐。

（五）便秘

便秘表现为粪便干硬、量少，排便困难。有些学前儿童2～3天排便一次，但大便不坚硬、排便无困难，不能称为便秘。便秘的原因有多种。

一是饮食成分不当。学前儿童饮食中蛋白质含量过高，没有摄入适量的水分，大便呈碱性且干燥，易引起便秘；或者饮食量不足，造成大便减少，排便时间间隔比较久，使大便干燥发生便秘；饮食中含钙量过高，如人工喂养的学前儿童，更易发生便秘。

二是排便习惯不良。如果有便意后经常受到大脑皮质的抑制（如贪玩等），使直肠对粪便的压力刺激失去正常的敏感性，导致粪便在直肠中停留时间过长，水分被吸收，从而变得干硬，引起便秘；又或者肠道功能失常，生活不规律，缺乏按时大便的习惯；又或者环境、生活习惯突然改变，精神刺激等引起轻重不等的便秘。

三是患儿有肠道畸形疾病，如先天性巨结肠，易发生便秘；患儿有肛周炎症、肛裂、肛门狭窄等排便疼痛性疾病，可致便秘。

（六）咳嗽

咳嗽是一种防御性反射。学前儿童呼吸道血管丰富，气管、支气管黏膜较嫩，易发生炎症，咳嗽为其多见的症状。引起咳嗽的常见原因是急、慢性呼吸道感染，包括伴有呼吸道炎症的急性传染病，如麻疹、风疹、百日咳等；变态反应，如支气管哮喘；异物及其他刺激，如异物落入气管、支气管，牛奶、鱼肝油等油质吸入肺内，以及寒冷、干燥空气和异常气味的刺激等。

（七）多汗

生理性多汗多因天气炎热、室温过高、穿盖过多、剧烈运动等所致，出汗为机体调节体温的机制。疾病原因所致的多汗通常有：患儿有感染性疾病，如结核、麻疹、流脑等；患儿使用解热镇痛药之后产生药物作用；患儿有佝偻病，白天活动后、哺乳后、晚上入睡后均会大量出汗、浸湿衣被，深睡后汗渐消；患儿有低血糖疾病，可致头晕、脉快、出汗、晕厥等。

（八）头痛

头痛在学前期并不少见。婴儿期头痛不能自诉，往往表现为以手打自己的头，突然尖声哭叫或烦躁不安。年长儿一般能说明头痛症状。

患儿头痛最常见的原因是全身性疾病，任何原因引起的发热，都会有轻重不等的头痛表现。过度疲劳、睡眠不足、饥饿、低血糖、精神紧张也会引起头痛。鼻咽部疾病，如咽炎、咽喉脓肿，各型脑炎、脑膜炎等颅脑内感染也会引发头痛。

（九）腹泻

婴幼儿腹泻又称婴幼儿消化不良，是一种消化道综合征。婴幼儿胃肠道消化功能尚不健全，神经调节不完善，免疫功能不成熟，腹泻发病机会也比较高。饮食不当，食物摄入过多，食物中蛋白质含量少、糖类含量高、脂肪含量高，或突然改变食物性质，食入大量水果类食物等，都可引起。牛奶过敏也可引起肠功能异常，导致腹泻；腹部受凉，致肠道蠕动加剧，进而引起腹泻；消化道内、外感染病原微生物也会导致腹泻，如细菌性痢疾、秋季腹泻等。

【岗位应用】

【岗位任务导入】通过对学前儿童生病迹象及症状的观察，来判断和识别学前儿童是否存在身体不舒服和健康问题是一项非常重要的保教工作。这不仅关乎学前儿童的生命健康，还为接下来的妥善照顾与护理打下基础。

在一日生活组织的各环节中，幼儿教师应关注并及时察觉学前儿童生病的迹象和症状，能够实施初步护理，必要时还应立即送医，同时也需要及时上报保健医和园长，联系家长，与同班教师协调配合等。此外，幼儿家长在家中对幼儿的健康观察也不可少，为做好家园共育，请你以幼儿教师的身份在班级群中向家长发送一条关于幼儿生病迹象的信息，帮助家长了解幼儿生病时的具体表现，以便家长及时发现幼儿病情、及时采取措施。

【任务描述】请自主学习本项目内容，完成学习任务书，并以小组为单位合作完成班级群信息的编写。

一、岗位任务实施建议

实施建议	课前：学生自主学习本项目基础理论知识和微课资源，查阅相关资料，完成学习任务书，并以小组为单位讨论、合作完成关于幼儿生病迹象的班级群信息的编写
	课中：学生分享与展示本小组科普信息的编写思路和内容，教师组织头脑风暴、讨论和评价环节，最后由教师总评提升，并梳理本项目重点
	课后：学生复盘完善，完成习题，查漏补缺

二、学习任务书

任务1 幼儿生病迹象的班级群信息编写

任务目的	班级群是幼儿教师与家长沟通的桥梁，也是幼儿教师通知幼儿园消息和共享育儿资源的渠道。为做好家园共育，共同维护幼儿的健康，幼儿教师可以通过班级群向家长发送关于幼儿生病迹象的科普信息，以帮助家长了解幼儿生病时的具体表现，从而及早察觉，及早照护、治疗等，避免延误病情
任务内容	1. 自主学习幼儿生病的迹象及一般症状； 2. 以小组为单位讨论、合作完成班级群信息的编写
小组名称	
小组分工	
幼儿生病迹象的班级群科普信息：	

任务1附表　幼儿生病迹象的班级群信息编写考核评价标准

考核要点	分值	评价标准	得分
语言表达	10	语言表达规范、准确、完整，无错别字	
	10	简洁明了，语句连贯、通顺，通俗易懂	
	10	积极、正面、得体，用语礼貌	
	10	生动、活泼，符合幼儿园教师的表达风格	
	10	具有表达创意	
信息内容	20	幼儿生病迹象的知识准确、无误、全面	
	20	能够将相关知识，通过多种方式向家长传递，指导性强	
	10	条理清晰、逻辑严谨	
合计	100	总得分	
评价与建议： 评价人： 年　月　日			

【赛证对接】

一、考点聚焦

幼儿园教师资格考试“保教知识与能力”、学前教育专业技能竞赛“幼儿教师职业素养测评”中，本项目涉及的考点是学前儿童生病的迹象。需知道学前儿童有哪些生病迹象，并能及时觉察与识别。其中，学前儿童体温正常值、发热体温值范围、测量方法以及降温方法是常考知识点，多以单选题形式考查。

如何正确给儿童测量体温

幼儿发热的护理方法

二、考题回顾

（一）幼儿园教师资格考试“保教知识与能力”（略）

（二）学前教育专业技能竞赛“幼儿教师职业素养测评”

1. 给儿童测体温前要让体温计的水银线处于（　　）。

A. 37℃以下　　B. 36℃以下

C. 35℃以下　　D. 34℃以下

2. 安安发烧了，妈妈用头部冷敷的方法为她降温。请问这种方法换毛巾的时间一般为（　　）。

A. 3～5 min　　B. 5～10 min

C. 10～15 min　　D. 15～20 min

3. 正常小儿腋下测得的体温为（　　）。

A. 35℃以下　　B. 36～37.4℃

C. 37.5～38℃　　D. 39℃

4. 冷敷部位不正确的是（　　）。

A. 额头　　B. 腿部　　C. 腹部　　D. 颈部

三、模拟练习

请简述幼儿生病的迹象。

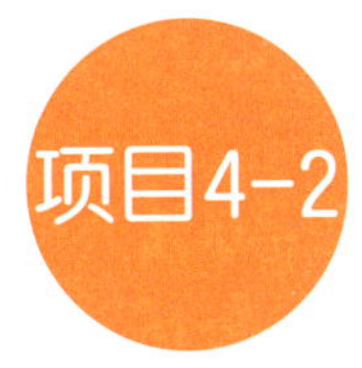

学前儿童常见传染病的预防与护理

【学习目标】

◆ 素养目标

1. 关爱幼儿，富有爱心、耐心和细心；
2. 养成仔细观察幼儿的习惯；
3. 具有发现和防止传染病传播的意识和责任感。

◆ 知识目标

1. 了解传染病的概念及特征；
2. 掌握传染病的流行规律和预防措施；
3. 掌握学前儿童常见传染病的流行特点、症状、预防和护理措施。

◆ 能力目标

1. 能够做好传染病的预防和宣传工作；
2. 能够及时发现学前儿童传染病的症状；
3. 发生传染病时能够做好隔离、消毒等应急处理，有效防止传染病的传播。

【情境导入】

换季了，托幼机构的工作人员格外忙碌。除了做好幼儿传染病预防的宣传教育，严格执行晨午检制度，认真做好开窗通风、校园清洁消毒外，全日观察记录也须写得非常详细。老师们告诉小朋友们："在传染病的高发季节，必须勤洗手、注意卫生，才能避免传染，保护健康。"同时，保教老师还会加强家园联系，提醒家长们配合做好传染病预防工作。

什么是传染病？传染病如何传播？学前儿童容易发生哪些传染病？这些传染病有什么症状？当托幼机构出现传染病患儿时，如何预防传染病进一步传播呢？

【基础理论】

学前儿童对疾病的抵抗力较差，在集体生活中接触密切，容易发生传染病。学前儿童常见传染病的预防和护理是学前教育工作者的一项重要保健工作。在传染病发生前，要做好预防工作，尽力避免传染病流行的可能；在传染病发生时，要做好学前儿童的安抚工作，减少学前儿童对传染病的恐惧感。在传染病流行结束后，可对学前儿童进行传染病知识的教育。常见的预防措施有：做好预防传染病常规工作，如开窗通风、预防性消毒，做好晨检和全日观察记录，帮助学前儿童养成良好的卫生习惯，定期健康检查，保持家园联系等。学前教育工作者也应有良好的个人卫生习惯，减少病原体传播机会。

一、传染病的概述

传染病是由病原体引起的，能在人与人、动物与动物或人与动物之间相互传染的疾病。传染病有以下四个特征：

（一）有病原体

外环境中一些能侵入人体引起疾病的微生物（病毒、细菌、衣原体、立克次体、真菌）和寄生虫（包括原虫和蠕虫）称为病原体，是传染病的致病因素。每种传染病都有其特殊的病原体，如水痘的病原体是水痘病毒，麻疹的病原体是麻疹病毒，结核病的病原体是结核杆菌。

（二）有传染性和流行性

传染性指病原体可以由人（或动物）经过一定的传播途径直接或间接地传染给另一个人（或动物）。个体是否染上某种传染病，与病原体的致病力及人体自身的抵抗力有关。当病原体的传染力超过了人群的免疫力时，就可以在一定时间内、一定地区引起流行，具有很大的危害。

（三）感染后有免疫性

正常人体感染病原体后，无论是隐性或显性感染，体内都能产生对该病原体不同程度的免疫力。针对不同的传染病，病原体的毒性不同，产生的免疫程度是不一样的：有的传染病在病愈后可获得终身免疫，如麻疹、水痘、流行性腮腺炎等；有的传染病免疫时间较短，在病愈后可再次感染，重新发病，如流感等；还有的传染病在感染未愈的同时如果再接触同样的病原体，可产生重复感染，加重病情，如血吸虫病等。

（四）病程的发展有一定的规律性

传染病的发生、发展和恢复大致要经历以下4个阶段：

1. 潜伏期

从病原体侵入人体到最初出现临床症状的这段时期称为潜伏期。病原体的种类、数量、毒性和人体免疫力不同，传染病的潜伏期长短不一，大多数传染病的潜伏期是几天、几十天，而有一些传染病的潜伏期为数月甚至数年。根据该种传染病的最长潜伏期可以确定其检疫期限。

2. 前驱期

从出现一些传染病所共有的发热、头痛、疲乏、食欲不振等症状到开始出现传染病所特有的明显症状，这段时期称为前驱期。患儿在前驱期的一般性症状容易被忽视或误诊，但已具有传染性。起病急速的传染病可不出现前驱期。

3. 症状明显期

随着病情的发展，患儿逐渐出现所患传染病的特有症状和体征。不同的传染病在发病症状和体征等方面各有不同。

4. 恢复期

传染病的主要症状逐渐消失，体内病理、生理变化和组织功能逐步恢复正常。有时会因为病原体的再度繁殖，传染病症状重新出现，病情恶化，甚至发生并发症。有些传染病还会留下后遗症，后遗症多发于中枢神经系统传染病，如乙型脑炎、脊髓灰质炎等。

传染病概述

二、传染病的流行规律与预防措施

传染病要在人群中流行，必须具备三个基本条件，即传染源、传播途径和易感人群。这三个条件相互依赖与联系，缺少任何一个都不会发生传染病的流行。

（一）传染病的流行规律

1. 传染源

传染源是指被病原体感染的人或动物。传染源分为以下3种：

（1）传染病患者。传染病患者是指感染了病原体，并表现出一定的症状和体征的人。就大多数传染病来说，传染病患者是最重要的传染源，患者排出病原体的整个时期称为传染期。据传染期可以确定患者的隔离期限。

（2）病原携带者。病原携带者是指无症状而能排出病原体的人。病原体携带者可以分为病后病原携带者（又称恢复期病原携带者）、潜伏期携带者和健康病原携带者。病后病原携带者是指患传染病后，症状虽已消失，但仍然能够排出病原体的患者。潜伏期病原携带者是指病原体侵入机体后至出现最初症状前，潜伏期末就能排出病原体的人。健康病原携带者是指病原体虽然已经侵入人体内，但并未表现出任何症状，却能排出病原体的人。携带者未表现出明显症状，人们对其没有戒备心，往往成为传染病流行过程的主要危险。

（3）受病原体感染的动物。由受感染的动物所传播的疾病为人畜共患病，如狂犬病、流行性乙型脑炎。

2. 传播途径

病原体从传染源体内排出，经过一定的传播方式又侵入他人体内，所经过的途径称为传播途径。一种传染病的传播途径可能是单一的，也可能是多途径的。病原体主要通过以下7种途径传播给易感人群：

（1）空气飞沫传播。空气飞沫传播是呼吸道传染病的主要传播方式。病原体随传染源的唾液、痰及鼻咽部的分泌物，以空气、飞沫、尘埃等为媒介，被易感人群吸入体内，如麻疹、猩红热、流感、结核病、百日咳等。

（2）饮食传播。饮食传播是消化道传染病的主要传播方式。食物在制作、储藏、运输和销售过程中被病原体污染，后经口进入易感人群的胃肠道使其受到感染，如伤寒、甲型肝炎、蛔虫病等；或因饮用被病原体污染的水，病原体经口侵入人体。

（3）土壤传播。人接触带有寄生虫虫卵和细菌等病原体的土壤后，病原体进入人体致病，如破伤风、钩虫病。

（4）接触传播。接触传播可以分为直接传播和间接传播。前者是病原体由传染源直接到达易感人群，如狂犬病、破伤风、性病等。后者是病原体随同患者或病原携带者的排泄物或分泌物污染周围的日常用品传播，如沙眼、白喉、痢疾、脓疱疮、红眼病等。

（5）虫媒传播。有些病原体在昆虫体内繁殖，可由昆虫叮咬、吸血，传播给易感人群，如蚊子传播疟疾、乙型脑炎、丝虫病，白蛉传播白蛉热、蚤传播鼠疫、虱传播斑疹伤寒、恙虫传播恙虫病等。

（6）医源性传播。医源性传播是指在检查、治疗和预防疾病时或在实验操作过程中，病原通过血液、器械、注射器（针筒或针头）、导管等传播，如因输入了带有乙型肝炎病毒的血液，与某种病原体携带者共用注射器等。

（7）母婴传播。母亲直接将疾病传染给婴儿，包括胎盘传播、分娩损伤传播、哺乳传播和产后接触传播。巨细胞病毒、乙型肝炎病毒等均可通过母乳传播。

3. 易感人群

易感人群指体内缺乏对某种传染病的免疫力或免疫力较弱，病原体侵入后可能发病的人群。易感性的高低主要取决于免疫水平的高低。易感人群的多少，对传染病的流行有很大影响。人群免疫来自自然感染后免疫和预防接种后免疫。学前儿童免疫水平低下，属于易感人群。如未出过水痘且未接种水痘疫苗的儿童就是水痘的易感人群。

（二）传染病的预防措施

预防传染病要针对传染源、传播途径、易感人群三个基本条件采取综合性措施。

1. 控制传染源

传染源是传染病流行的重要因素。传染病应早发现、早报告、早隔离、早诊断治疗。

托幼机构要大力宣传预防传染病的知识，建立健全各项健康检查制度，及早发现传染病患者或病原体携带者，并迅速报告当地卫生院或防疫站。

学前教育工作者应每年进行1次以上的体格检查，未通过健康检查的学前教育工作者不得参加工作。学前儿童在入托、入园前应做全面的体格检查，入园后也要定期体检；凡传染病患者、接触者暂不接收。

健全晨检制度，通过一摸（摸前额，粗知体温是否正常）、二问（询问学前儿童在园外的生活情况）、三看（看皮肤、五官和精神状况有否异常）、四查（学前儿童口袋、手中是否携带不安全品）。如果发现学前儿童有异常或可疑情况，必须进一步观察，及时诊断。

做好全日健康观察。注意全日观察学前儿童的食欲、大小便、体温、发声、睡眠和精神状态，随时注意异常情况。

托幼机构应根据条件设立隔离室，发现患儿尽早隔离，并及时送医院诊治。早期治疗可以减轻症状，减少并发症，有效促进康复。

对曾接触传染病患儿的学前儿童实行检疫、进行观察。在检疫期间，受检疫儿童应与健康儿童隔离，但每日活动照常进行。根据受检疫传染病的种类和特征，密切观察学前儿童是否出现异常情况。

2. 切断传播途径

严格执行卫生制度、消毒制度和隔离制度，是切断传播途径的重要保证。

（1）经常性的预防措施。托幼机构应加强卫生宣传，高度重视环境清洁，消灭蚊子、苍蝇、蟑螂、老鼠等，室内经常打扫，减少尘埃，按时通风、保持空气新鲜。

学前教育工作者应严格执行卫生制度，养成良好的个人卫生习惯，注意培养学前儿童良好的生活卫生习惯，餐前、便后一定要洗手，防止病从口入；做好经常性的消毒工作，消除或杀灭外界环境中的病原体。常用的消毒方法有煮沸法、日晒法和药品消毒法等。

（2）传染病发生后采取的措施。对传染病患儿所在的环境（班级、生活场所）、一切用品、物品和脏物（吐泻物、分泌物）应彻底消毒，并通风换气，对与患儿有接触的人进行检疫。

知识链接

预防性消毒记录表

日期	消毒场所	消毒物品	消毒方法	消毒剂名称及浓度	消毒起止时间	消毒人员	检验人

3. 保护易感人群

学前儿童属于易感人群，除提供合理的营养膳食，积极进行户外活动和体育锻炼，培养良好的个人卫生习惯和生活作息制度外，最有效的保护措施就是进行系统的、有计划的预防接种。

预防接种，又称人工自动免疫，是指运用特定的疫苗，通过适当的途径接种到人体内，使人体产生对某传染病的抵抗力，从而达到预防该传染病的目的。学前儿童是预防接种的重点对象。计划免疫包括基础免疫项目和加强免疫项目。婴儿从母体获得的抗体一般在6月龄后基本消失，而学前儿童自身合成抗体的能力仍很低下，故容易感染疾病。因此，应按照程序选择几种对学前儿童威胁较大的传染病的疫苗，在短期内有计划地进行预防接种，让学前儿童获得对这些传染病的特异性免疫力，并为以后的免疫打下基础。这种初次接种称为基础免疫，是控制和消灭相应传染病的基本免疫策略。疫苗种类的不同，基础免疫所需接种的次数也有区别。大部分疫苗的基础免疫需要接种多次才能达到满意的免疫效果。随着时间推移，免疫力会逐渐下降或者消失。免疫力下降到一定程度时需要再次接种，使机体免疫力再度提高，以巩固免疫效果，称为加强免疫。

传染病的流行规律和预防措施

三、学前儿童常见传染病的预防与护理

（一）水痘

水痘是由水痘–带状疱疹病毒引起的呼吸道传染病（图4–2–1），6月龄—3岁的学前儿童发病率最高。病毒存在于患者的鼻咽分泌物及水痘的浆液中，主要通过飞沫经呼吸道传播，也可通过直接接触患者破溃疱疹中的浆液而感染。从患儿水痘出疹前1～2天至皮疹干燥结痂时，均有传染性，且传染性极强。多在冬春季流行，易感儿发病率可达95%以上。学前儿童为好发年龄，普遍易感，故在托幼机构中易流行。病后可获得终身免疫力。

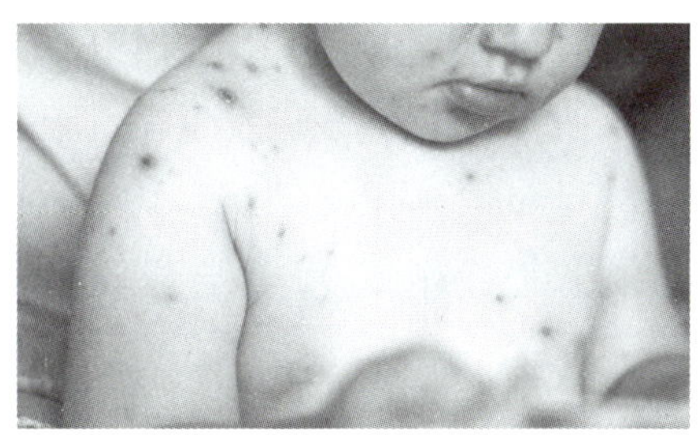

图4-2-1　水痘

1. 症状

染病1～2天，患儿表现为低热、食欲不振、全身不适。起病当日或次日出疹，呈向心性分布。最初为成批的细小的红色斑疹或斑丘疹，6～8 h后很快变成浅表的水痘疹，疱壁很薄易破裂，疱液初为透明，24 h内疱液变为混浊，数日后疱疹逐渐变干结成痂皮。皮疹依次出现于躯干、头皮、面部、四肢及全身，躯干最多，其次为头面部及四肢近端，数目由数个至数千个不等。皮疹分批出现，同一患儿身上，斑疹、丘疹、水疱、结痂等各期皮疹可同时存在，此起彼伏，参差不齐。口鼻等处的黏膜也可见到皮疹，黏膜皮疹通常破裂而不结痂。出疹期间，皮肤瘙痒。痂皮脱落后，皮肤上通常不留疤痕。

2. 预防与护理

患儿需隔离至全部皮疹结痂为止或出疹后7天。室内通风换气，要将患儿的衣物、用具等暴晒、煮沸消毒或经紫外线照射消毒。患儿发热时应卧床休息，并保持室内空气清新。宜进食高热量、易消化的食物，多喝温开水。修剪患儿指甲，以防抓破皮肤而造成化脓性皮肤病，落下疤痕。勤换洗内衣、床单，以免造成反复感染，迁延不愈。可外用炉甘石洗剂止痒，涂龙胆紫可使疱疹尽快干燥结痂。

易感人群应口服板蓝根冲剂。加强体育锻炼，合理营养，增强体质。避免接触患者，接种水痘减毒活疫苗。与患者有密切接触的儿童可在3日内注射疫苗，以减

少发病危险。接触过患者、免疫低下的儿童可注射水痘–带状疱疹免疫球蛋白。

（二）麻疹

麻疹是由麻疹病毒引起的急性出疹性传染病，多发于冬春季。麻疹病毒存在于患者的口、咽、鼻及眼的分泌物中，主要经空气飞沫传播，被污染的物品也会造成间接传播。麻疹患者是唯一的传染源，从潜伏期最后1～2天至出疹后5天内都具有传染性。麻疹病毒离开人体后的生存能力不强，在流通的空气中或日晒下半小时即被杀灭。人类对麻疹普遍易感，麻疹患者以婴幼儿居多。病后可获得终身免疫力。

1. 症状

病初症状与感冒相似，前3～4天可有发热、咳嗽、流涕、眼睛怕光、流泪等症状。体温日低夜高，逐日升高，可达39～40℃。发热后2～3天，出现麻疹黏膜斑（科氏斑），是早期诊断麻疹的重要依据。该斑发生在口腔两侧的颊黏膜，相当于下颌乳磨牙的外侧，直径为0.5～1 mm，周围有红晕、中心发白该斑最初只有几个，会迅速增多，可遍布两颊，扩散至整个颊黏膜，融合成较大白斑。出疹2～3天内，麻疹黏膜斑逐渐消退。

发热后3～4天开始出现皮疹。皮疹先出现于耳后发际，渐至额部、面部、颈部，然后自上而下，急速蔓延全身，最后四肢至手心、脚心。皮疹颜色鲜红，以玫瑰色斑丘疹为主，压之褪色，大小不等，直径2～5 mm，略高于皮面，皮疹之间可见正常皮肤，疹盛时可互相融合，颜色逐渐转暗。在出疹期间，全身症状加重，体温可高达40℃，伴有咳嗽、呕吐、腹泻、咽部红肿疼痛症状，患儿嗜睡、烦躁，颈部淋巴结和脾脏均出现轻度肿大。出疹一般持续3～5天。疹子出齐后，从面部起以出疹时的顺序逐渐消退，体温恢复正常，上呼吸道感染症状也很快消退。原出疹处略见麦麸状细微脱屑，并有褐色斑点，经1～3周斑点完全消失。

2. 预防与护理

积极进行麻疹知识的宣传，学前儿童应普遍接种麻疹疫苗，对尚未接种疫苗而接触患者的儿童，应在5天内进行人工被动免疫，但被动免疫的有效性只能维持3～8周。隔离麻疹患儿。对于患儿停留的房间，必须开窗通风3 h以上或用紫外线消毒，其衣物应在阳光下暴晒或用肥皂水清洗。

患儿宜卧床休息，居室应空气新鲜、温湿度适当。空气污浊会使患儿并发肺炎。保持口、眼、鼻及皮肤的清洁。出疹时，眼睛分泌物增多，可用温开水清洗，防止眼部感染；多饮水以清洁口腔；内衣、被单应勤换洗。饮食以有营养又容易消化的流质、半流质食物为主。热退后，饮食仍需清淡，可添加富含蛋白质和维生素的食物，不必素食。在出疹发热时多饮水，对高热持续不退的患儿应采取降低体温的措施。若高热退后出汗，要及时擦干汗以免受风着凉。若皮疹刚出就色泽发暗或突然消失，都称为疹子“内陷”，这可能是肺炎、心肌炎等并发症的表现。麻疹流行期间不带幼儿到人群密集的地方活动，出门应戴口罩。托幼机构在此期间严禁举行各类集体活动，以减少感染和传播的机会。

预防麻疹的最好办法是接种疫苗。基础免疫在出生后8个月接种。疫苗免疫期不长，一般为4～6年，因此在托幼机构中应复种一次。

（三）流行性感冒

流行性感冒简称流感，是由流行性感冒病毒引起的急性呼吸道传染病，多在冬春季流行。流感病毒传染性强，且易发生变异，主要传染源是流感患者和隐性感染病毒携带者。当人群对变异的病毒尚无免疫力时，会发生世界性大流行。病毒随患者呼吸道分泌物排出，经空气飞沫传播，飞沫污染的手、玩具、用具、衣物等也能发生间接传播。病后或接种后可获得免疫力，但免疫力维持时间不长，一般在1年左右，最长不超过2年。

1. 症状

学前儿童患流感时，临床症状常因年龄不同而不同，有的突发高热伴全身中毒症状，有的嗜睡、惊厥等，有的轻微流涕。年长儿童症状与成人相似，起病急，全身症状明显，有高热、寒战、头痛、咽痛、乏力、眼结膜充血、流涕流泪、四肢肌肉痛等症状。以胃肠症状为主者，可有恶心、呕吐、腹痛、腹泻等症状。以肺炎症状为主者，发病1～2天后即可出现咳嗽、气促、气喘、发绀等症状。也常并发中耳炎。如无其他并发症，可在3～4天后退热，症状也会随之减轻。

2. 预防与护理

流感患儿应尽早隔离，隔离至治疗1周或热退后2天。居室要有阳光，冬、春季应尽量保持室内温度恒定，开窗通风，出门戴口罩。注重身体锻炼，加强营养，增强抵抗力。避免去人群密集的公共场所，外出归来、饭前便后用肥皂洗手。对患儿的玩具及其他用品进行消毒处理，被褥不能交叉使用。

患儿高热时应卧床休息，适当物理降温。咳嗽时给予止咳药。应吃易消化、有营养的食物，同时注意多饮水。患儿可选择服用板蓝根、紫草、柴胡、桉树叶、贯众、鹅不食草、金银花、黄连、连翘、黄芩等药物进行防护。

护理患儿后要洗手。加强观察与患者密切接触者，并采取相应措施。有条件者可接种流感减毒活疫苗。接种后2周左右才会产生免疫保护，有效时间只能维持1年。

（四）流行性腮腺炎

流行性腮腺炎（图4-2-2）简称“流腮”，俗称“大嘴巴”“痄腮”，是由腮腺炎病毒引起的急性呼吸道传染病。当腮腺肿大时，患儿唾液或其他分泌物中含有病毒的飞沫，经咽喉部侵入易感人群体内；也可通过唾液污染食具和玩具等途径传播。病毒存在于患者唾液中的时间较长，腮腺肿胀前6天至腮腺肿胀后9天均可分离出病毒，具有传染性。该病冬春季为流行高峰，多见于2岁以上学前儿童，易感性随年龄的增加而下降。病后可获得终身免疫力。

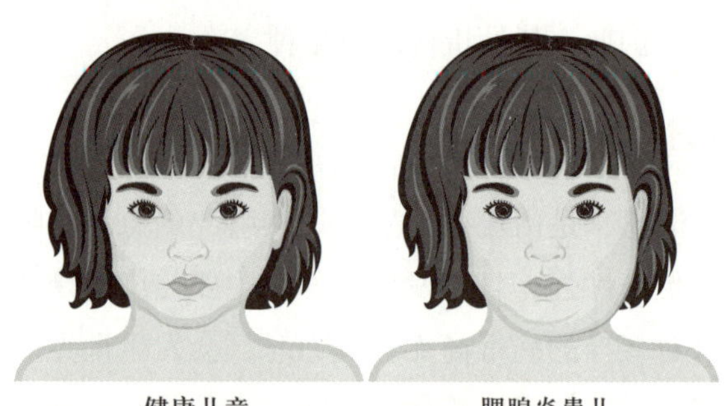

图4-2-2　流行性腮腺炎

1. 症状

以腮腺的非化脓性肿胀和疼痛为特征，起病急，伴有发热、畏寒、头痛、咽痛、肌肉酸痛、食欲不振、恶心呕吐等全身症状。发病1～2天后腮腺肿大。肿胀以耳垂为中心向周围蔓延，向前、后、下发展，边缘不清，局部皮肤紧张；不红，触之坚韧有弹性，有轻度压痛，感觉灵敏。张口或咀嚼时感到腮腺部位胀痛，吃硬或酸的食物时疼痛加剧。通常一侧腮腺肿胀后1～4天，累及对侧。腮腺肿胀1～3天内达到高峰，持续4～5天，以后逐渐消退。整个过程为6～10天，最长达2周。

2. 预防与护理

患儿需隔离至腮肿完全消退，并注意口腔清洁。接触患者的儿童可服用板蓝根冲剂预防。加强晨检及日常观察，发现发热、耳痛肿胀者应及时进行进一步检查。接触过患者的儿童应逐日进行检查，如有可疑症状，应隔离观察，隔离直至腮腺肿胀完全消退。流行期间不到人群密集的地方活动。可接种腮腺炎减毒活疫苗及腮腺炎-麻疹-风疹三联疫苗，预防效果较为理想。患儿注意口腔清洁，常用淡盐水漱口。腮腺肿痛可用湿毛巾冷敷或者热敷，也可外敷清热解毒的中药，如青黛调醋局部外敷。腮腺肿胀期间饮食以流质、半流质食物为主，避免吃酸、辣食物。注意观察有无并发症。

（五）流行性乙型脑炎

流行性乙型脑炎，简称乙脑，是由乙脑病毒引起的急性中枢神经系统传染病。该病的主要传染源是猪、马、牛、羊、狗、鸭等家畜、家禽。人血中病毒持续时间短暂（一般在5天以内），且数量少，所以患者并不是主要传染源。乙脑病毒通过蚊虫传播（蚊虫叮咬家禽、家畜，吸血携带乙脑病毒，再叮咬健康人时，就会把乙脑病毒注入人体），流行于夏秋季，人群普遍易感，成人多数呈隐性感染，发病多见于学前儿童。

1. 症状

大多数感染者症状较轻或无症状。病毒先在单核巨噬细胞内繁殖，再释放入血液，血液中抗体可升高。极少数患者，病毒通过血脑屏障造成中枢神经系统病变，表现为高热，体温可达40℃以上，头痛、嗜睡、喷射性呕吐、精神萎靡、食欲不振、昏迷惊厥等。多数患儿在7～10天内热度渐退，逐渐清醒。严重者可因高热不退、脑水肿、呼吸或循环衰竭而死亡。少数严重病例脑部病变较重，恢复较慢，发病半年后，仍留有痴呆、失语、瘫痪等后遗症。

2. 预防与护理

灭蚊、防蚊是预防乙型脑炎的关键。在流行季节应充分利用蚊帐、避蚊油、蚊香及各种烟熏剂（除虫菊、青蒿、苦艾等）灭蚊、防蚊。易感人群应在流行期前1～2个月接种乙脑疫苗。在疾病流行期间，可用大青叶、板蓝根、金银花，水煎服预防。加强对家畜、家禽的卫生管理，并对猪、马进行人工免疫。应早发现、早隔离、早治疗患儿。患儿应多饮水降低体温，吃有营养、易消化的食物。昏迷时可鼻饲或静脉注射葡萄糖盐水。注意患儿鼻腔和皮肤卫生。经常给患儿翻身避免背部生压疮，对瘫痪者做肢体被动运动。

（六）传染性肝炎

传染性肝炎即病毒性肝炎，是指由五种嗜肝病毒导致的，包括甲型肝炎病毒（简称甲肝）、乙型肝炎病毒（简称乙肝）、丙型肝炎病毒、丁型肝炎病毒和戊型肝炎病毒，以肝脏受损为主的疾病。以甲型病毒性肝炎和乙型病毒性肝炎最为多见。

甲型肝炎病毒污染了食物、水源，可经口传播。如果水源受到污染，泥蚶或牡蛎等水产品有浓缩并储存甲型肝炎病毒的能力，食用后可引起甲型肝炎爆发流行。在托幼机构中易流行，有季节性，多数预后良好，感染后能产生持久免疫力。儿童感染了甲型肝炎病毒之后，临床表现较为典型，多为黄疸型肝炎。通常不存在慢性病毒携带者。

乙型肝炎主要通过母婴传播和血液传播，患者的唾液、粪便、鼻涕、乳汁等体液也带有乙肝病毒，无季节性。乙肝常为隐性发病、具有典型症状者少，发病无明显年龄特点，多呈散发，多为无黄疸型，并且常呈家族集聚现象。大部分可以痊愈，一部分患者转变为慢性肝炎，另一部分患者成为病毒携带者。

1. 症状

病初似感冒，伴有食欲减退、恶心呕吐、腹泻、厌油腻等症状，精神不好、乏力。发病1周左右，巩膜、皮肤出现黄疸，尿色加深，肝脾肿大。2～6周后黄疸逐渐消退，精神、食欲好转。肝功能恢复正常。

感染乙型肝炎病毒以后，多为无黄疸型肝炎，并容易迁延。乙肝患者多有发热、乏力、恶心呕吐、头晕等症状，伴有关节酸痛现象。

2. 预防与护理

培养幼儿良好的个人卫生习惯，饭前、便后要洗手，食具、水杯、毛巾、牙刷等专人专用。做好饮食卫生，提倡分餐制。早发现，早隔离患儿。做好日常消毒，衣物、食具、用具、玩具及便盆等均应彻底消毒。在护理患儿之后，应用肥皂洗手。严格控制医源性传播，提倡使用一次性注射用品，严格筛查供血源和血制品，注意医疗器械的严格消毒。接种甲肝、乙肝疫苗，保护易感人群。急性肝炎患儿生活要有规律，必须卧床休息，好转后可适量活动。饮食以低脂、高糖类为宜，忌油腻和刺激性食物；保证足够热量、蛋白质、维生素B和维生素C，多吃水果、蔬菜，每日定时排便，预防便秘。保持皮肤清洁、干燥。此外，托幼机构的工作人员应定期进行健康检查。

（七）细菌性痢疾

细菌性痢疾简称菌痢，是由痢疾杆菌引起的肠道传染病。病菌存在于患儿的粪便中，经口传染。可分为普通型、中毒型和慢性痢疾。该病常年散发，夏秋最为常见。人群对痢疾杆菌普遍易感，学前儿童发病率较高，感染后有一定免疫力。

1. 症状

（1）普通型。起病急、高热、畏寒、头晕、头痛；大便每天数次到十余次不等，大便带黏液脓血，有里急后重感（有总排不净大便的感觉）；伴全身乏力、食欲减退、恶心、呕吐、阵发性中下腹痛。

（2）中毒型。多见于2—7岁儿童。发病急骤，出现高热、畏寒、惊厥、昏迷、休克、呼吸衰竭等症状，全身中毒症状明显，肠道症状常见于发病后24～36 h。此型病情较重，死亡率高。

（3）慢性痢疾。病程超过两个月者，即为慢性痢疾。常见于营养不良、佝偻病、贫血患儿；或急性痢疾不典型，未经正规治疗，久而不愈所致。多数为轻型，体温正常或低热，大便性质不定，每天三四次，有黏液、少量脓血或交替出现，无明显全身症状。重型痢疾，每天大便数十次，内有脓血，有里急后重感，腹部剧痛，伴呕吐、脱水、酸中毒、全身症状不重。

2. 预防与护理

发现患者应立即隔离治疗，隔离至症状消失后7天。加强环境、水源和饮食卫生管理，对患者的排泄物以及患者所用的各种物品进行消毒。培养学前儿童的良好卫生习惯，如不喝生水、饭前便后洗手、不随便用口含咬杂物、生吃果蔬要洗净等，把住“病从口入”关。夏、秋季可采用集体服药预防，如服用马齿苋煎剂有一定的预防效果。处理好患者排泄物以及被污染的衣物。

患儿发热时应卧床休息，饮食以流质、半流质为主，忌食多渣、油腻或有刺激性的食物。病情转好可改软饭，加强营养。遵医嘱按疗程用药，治疗彻底，不能见好就停药，急性细菌性痢疾治疗不彻底容易转成慢性痢疾。每次排便后用温水洗净。为防止臀红，肛门及臀部皮肤可涂5%的鞣酸软膏。拉痢疾使肛门松弛，易诱发脱肛，不能让患儿久坐便盆。

（八）风疹

风疹是由风疹病毒引起的急性出疹性传染病，多见于5月—5岁的儿童，成人也偶有感染，高发于冬春季节。病原体由口、鼻及眼部的分泌物直接传给他人，或通过呼吸道飞沫传播，风疹病毒易被干燥或高热灭活，故密切接触才能感染。母亲在妊娠期间感染风疹，病毒可经胎盘传给胎儿。

1. 症状

患儿病初有低热、咳嗽、打喷嚏、流涕等症状，同时表现为厌食、倦怠或出现结膜炎症状。上述症状大多不明显，易被忽略。发热当日或次日开始出疹，疹子为玫瑰红色或出血性红点，先见于面部，然后迅速遍及颈部、躯干和四肢，手心、脚心没有，极少融合成片。部分患儿可不出现皮疹。部分患儿表现为耳后、枕部和两侧颈部淋巴结肿大。皮疹一般2～3天即消退，4～5天消失，且不留痕迹。

2. 预防与护理

患儿隔离至出疹后5天，护理患儿应戴口罩。易感人群应注射风疹减毒活疫苗。孕妇在妊娠期，尤其是妊娠早期应避免与风疹患者接触。发热时卧床，居室内应安静舒适、空气新鲜。多饮水，多吃清淡、易消化、有营养的食物。保持口、眼、皮肤清洁。可外用炉甘石洗剂止痒。

（九）幼儿急疹

幼儿急疹是一种急性出疹性传染病，病因尚不明确，一般认为是由病毒引起，空气飞沫传播，多发于6—18月龄的学前儿童，冬春季常见。

1. 症状

起病急，体温突然升高，可达到39～41℃，高热初期可伴有惊厥。大多数患儿仅有咽部轻度充血和头颈部、枕后浅表淋巴结轻度肿大，常有烦躁、咳嗽、呕吐、腹泻及咽红等症状，食欲差，但精神尚好。高热持续3～5天后骤然下降，同时出现玫瑰红色斑疹或斑丘疹，多呈分散性，最初见于颈部及躯干，很快波及全身，以腰部、臀部较多，面部、四肢末端较少。1～3天后全部消失，不留色斑，也无脱屑。

2. 预防与护理

接触过患者的儿童注意观察10天，如有高热立即隔离。患儿高热期间应多饮水，可适当服用退热药并配合物理降温，注意避免风寒，加强饮食与营养。

（十）猩红热

猩红热是由A族乙型溶血性链球菌引起的急性呼吸道传染病。带菌的空气飞沫经呼吸道传播给易感人群，2—8岁学前儿童好发。细菌也可通过污染食物、物品和玩具等，经口传播，或通过皮肤伤口及产道入侵。该病多见于温带地区的冬、春季节，与天气寒冷时的生活方式有关。

1. 症状

起病急，初有发热、寒战等症状，体温一般为38～39℃，重症者可达40℃以上。咽及扁桃体显著充血，也可见脓性渗出物，舌乳头红肿突出，似“杨梅舌”。患儿伴有头痛、恶心、呕吐症状。发病1～2天后出现皮疹。皮疹从耳后、颈部、腋下出现，迅速波及躯干、四肢。皮疹为猩红色、针尖大小，压之红晕暂退，皮肤瘙痒；在皮肤皱褶处十分密集；面部潮红，口唇周围及鼻尖明显苍白，称为“口周苍白圈”。皮疹经3～5天消退，舌苔脱落，皮肤呈米糠样脱屑或大片脱皮。

2. 预防与护理

隔离患儿，至咽拭子培养链球菌阴性时结束隔离。与患儿有接触者可预防性注射青霉素或服用复方新诺明。患儿的分泌物及其用品应消毒处理；患儿停留过的房间可用食醋熏蒸消毒。传染病流行期间不去公共场所。

患儿应卧床休息、减少消耗。要多饮水，常用盐水漱口。饮食应稀软、清淡，有营养、易消化。患儿高热时可服用适量退热药物。疹退后有皮肤脱屑，不要用手撕剥，以免撕破皮肤引起感染。患儿应于病后2～3周进行尿检，少数患儿可在患猩红热后并发急性肾炎。

（十一）流行性脑脊髓膜炎

流行性脑脊髓膜炎简称流脑，是由脑膜炎双球菌引起的化脓性脑膜炎，为呼吸道急性传染病，冬春季常见。病菌存在于患者及带菌者的鼻咽分泌物中，主要经空气，以飞沫形式传播。人口稠密、居室拥挤、阳光缺乏、通风不畅、密切接触等均是该病发生和流行的有利条件。多见于6月—5岁儿童。

1. 症状

病初似上呼吸道感染，伴有发热、寒战，但流涕、打喷嚏、咳嗽症状不明显。部分患儿有咽痛、鼻咽黏膜充血及分泌物增多症状。患儿常感到剧烈头痛、肌肉酸痛、关节痛。皮肤及黏膜有瘀点、出血性皮疹，用手指压迫后红色不退。患儿可频繁出现喷射状呕吐，颈项强直，神志恍惚，怕强光，进一步发展可出现嗜睡、昏迷状态，甚至是呼吸或循环系统衰竭。少数患儿有脾肿大症状。

2. 预防与护理

早发现、早隔离、早治疗患儿。易感人群应接种流行性脑脊髓膜炎菌苗。隔离患儿至症状消失后3天，但不能少于病后7天。接触过患者的儿童可服用磺胺嘧啶预防。注意室内卫生和个人卫生，经常开窗通风，保持空气新鲜。传染病流行期间少去公共场所。如果患儿出现头部剧烈疼痛、喷射状呕吐或精神异常，请尽快就医。

（十二）手足口病

手足口病是由肠道病毒感染引起的，以手、足、口腔等部位发生丘疱疹为主要特征的常见儿童急性传染病。引发手足口病的肠道病毒有20多种，其中以柯萨奇病毒A16型（Cox A16）和肠道病毒71型（EV71）为常见。少数患儿可引起心肌炎、肺水肿等并发症，个别重症患儿由肠道病毒71型引起，病情较重，如治疗不及时，可导致死亡。该病传染性强，传播途径复杂，流行强度大，传播快，日常生活接触即可传播，在短时间内即可造成大流行。患者是主要的传染源。患儿的水疱液、咽喉分泌物及粪便中均可带有病毒。多发生在5岁以下儿童，3岁前发病率最高，常发生在春夏季。

1. 症状

多数患者突然起病，没有明显的前驱症状。该病主要侵犯手、足、口、臀四个部位，临床上出现不痛、不痒、不结痂、不留疤的皮疹。发病初期先有发热、咳嗽、流涕、咽痛等轻度上呼吸道感染症状。之后手指及脚趾背部出现椭圆形或梭形的水疱。水疱的周围有红晕，水疱的液体清亮，然后水疱的中心凹陷、变黄、干燥、脱屑（图4-2-3）。口腔黏膜疹出现比较早，起初为粟米样斑丘疹或水疱，周围有红晕，主要位于患儿口腔内颊部、舌、软硬腭、颊黏膜、口唇内侧、齿龈。由于口腔溃疡疼痛，患儿常流涎拒食。偶有扩散到臀部、躯干、四肢的红色斑丘疹。手足口病属于自限性疾病，不需要特殊治疗。只要护理得当，且不出现严重的并发症，水疱及皮疹通常会在一周内消退。

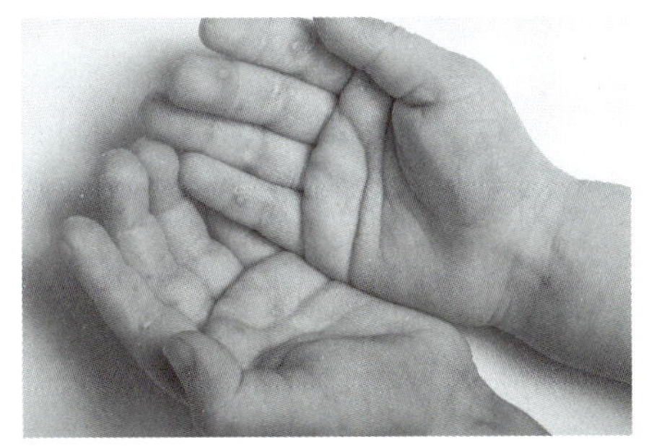

图4-2-3　手足口病

2. 预防与护理

保持皮肤局部清洁，避免细菌继发感染；对高热患儿给予降温处理，对口腔糜烂、进食困难者，给予有营养、易消化的流食，饭后漱口，保持口腔清洁。及时发现病情变化，一旦怀疑有并发症存在，应及时就诊治疗。患儿食具、玩具、便具、用具应专人专用，用后定期消毒。尤其是患儿的分泌物、污染物，要随时进行消毒。手足口病患儿的隔离时间从发病开始算起，一共两周左右。注意室内开窗通风，在日常生活中预防。“常洗手、勤开窗、喝开水、食熟食、晒衣被”为预防手足口病的15字方针。

（十三）急性结膜炎

急性结膜炎俗称红眼病，是由病毒或细菌引起的传染性眼病。病原体存在于患者的眼泪或眼分泌物中，主要通过日常生活接触感染。患者用过的毛巾、洗脸用具、水龙头、门把手、游泳池的水、公用玩具等都可能带有病原体，具有很强的传染性。该病多发于夏秋两季，流行快，一人患病后1～2周内可传染全家、托幼机构、工厂等。治愈后免疫力低，可重复感染。

1. 症状

细菌性结膜炎一般常有脓性或黏性分泌物，双眼先后发烫、灼烧、眼红。早上醒来时上下眼睑被粘住，不易睁开，怕光，流泪，眼部像进入沙子般疼痛难忍，有异物感。病毒性结膜炎的常见症状为结膜充血水肿，眼内有异物感，眼痛，畏光，流泪，有水样或黏性分泌物，伴有耳淋巴结肿大和压痛症状，累及角膜会影响视力。

2. 预防与护理

可用生理盐水或硼酸溶液清洗眼睛。要重视预防和隔离消毒。叮嘱学前儿童不要用手揉眼睛。手绢、毛巾、脸盆等要专用，用后及时消毒。最好用流动水洗脸。成人为患儿滴、涂过眼药后，须认真用肥皂洗手，防止交叉感染。遵医嘱使用眼药治疗，白天点眼药水，晚上涂眼药膏，忌包扎眼睛，以免分泌物无法排出；如治疗不及时会转为慢性结膜炎。

（十四）狂犬病

狂犬病又称恐水症，是由狂犬病毒感染引起的急性传染病。病毒存在于家犬、猫等的唾液中。学前儿童的自卫能力差，被狂犬咬伤的机会多。接种过狂犬病疫苗的人或动物，血清中有特异性抗体，对感染有免疫力。狂犬病发病后死亡率极高，几乎为100%。人被病犬咬伤后的发病率为10% ～70%。发病率的高低与伤口的情况及咬伤后的处理有关，伤口距离头部越近，发病率越高；伤口越深越大，或多处被咬，发病率越高。如对伤口的处理及时而彻底、及早接受狂犬病疫苗注射者，发病率可以降到接近于0%。

1. 症状

患者低热、咽痛、头痛、焦虑、恶心、乏力、易激惹、易怒、忧郁、失眠，甚至出现濒死感，皮肤发凉发麻、感觉过敏。看到水或饮水时可诱发强烈的咽喉肌反射性痉挛、全身抽搐。愈合的伤口及其神经支配区有痒、痛、麻等症状。随后大量流涎、大汗淋漓、心率加快、血压升高，可有精神失常及幻觉出现，但多数患儿神志清楚。最终患儿出现循环系统衰竭、呼吸肌窒息、麻痹并深度昏迷而致命。

2. 预防与护理

一旦被犬、猫等咬伤，首先在咬伤部位的近心端缚上止血带，让血流出；然后用20%肥皂水彻底冲洗伤口（不少于30 min）；再用清水洗净，用75%的酒精擦拭，伤口不必缝合及包扎；然后立即就医，全程、足量接种狂犬疫苗。如有皮肤破损，护理时应戴乳胶手套。患儿应单间隔离，室内保持安静，避免强光及大声、水、风刺激。护理时，严防患儿伤人或伤己，被患者唾液沾染的用品均应消毒，防止被患儿在痉挛发作中抓伤、咬伤。患儿的食物应为流食或半流食。发病后，无特殊有效的治疗药物。加强对家畜和宠物的饲养管理，家养宠物应及时接种疫苗。及时杀灭野犬、狂犬，予以焚毁或深埋。

【岗位应用】

【岗位任务导入】新冠肺炎疫情是百年来全球发生的最严重的传染病大流行，对世界各国人民的安全带来威胁，也给全球公共卫生安全带来新的挑战。学前儿童身体发育不完善，对疾病抵抗力较差，在托幼机构中相互间接触密切，因此对传染病的预防尤为重要。作为幼儿教师，在日常的保教工作中应做好传染病的宣传和预防工作，在传染病高发期应密切观察幼儿有无传染病症状，当出现传染病时应做好应急处理，从而有效防止传染病的传播。

【任务描述】请自主学习本项目内容，完成学习任务书，以小组为单位设计幼儿园传染病防控应急预案，并以流感为例绘制预防传染病宣传海报。

一、岗位任务实施建议

实施建议	课前：学生自主学习本项目基础理论知识和微课资源，查阅相关资料，完成学习任务书。以小组为单位设计幼儿园传染病防控应急预案，并以流感为例绘制预防传染病的宣传海报
	课中：学生展示和宣讲设计的幼儿园传染病防控应急预案和预防流感宣传海报，教师组织互评、头脑风暴等讨论、评价活动，最后总结梳理本项目重点
	课后：复习巩固，完成习题，查漏补缺

二、学习任务书

任务1　幼儿园传染病防控应急预案

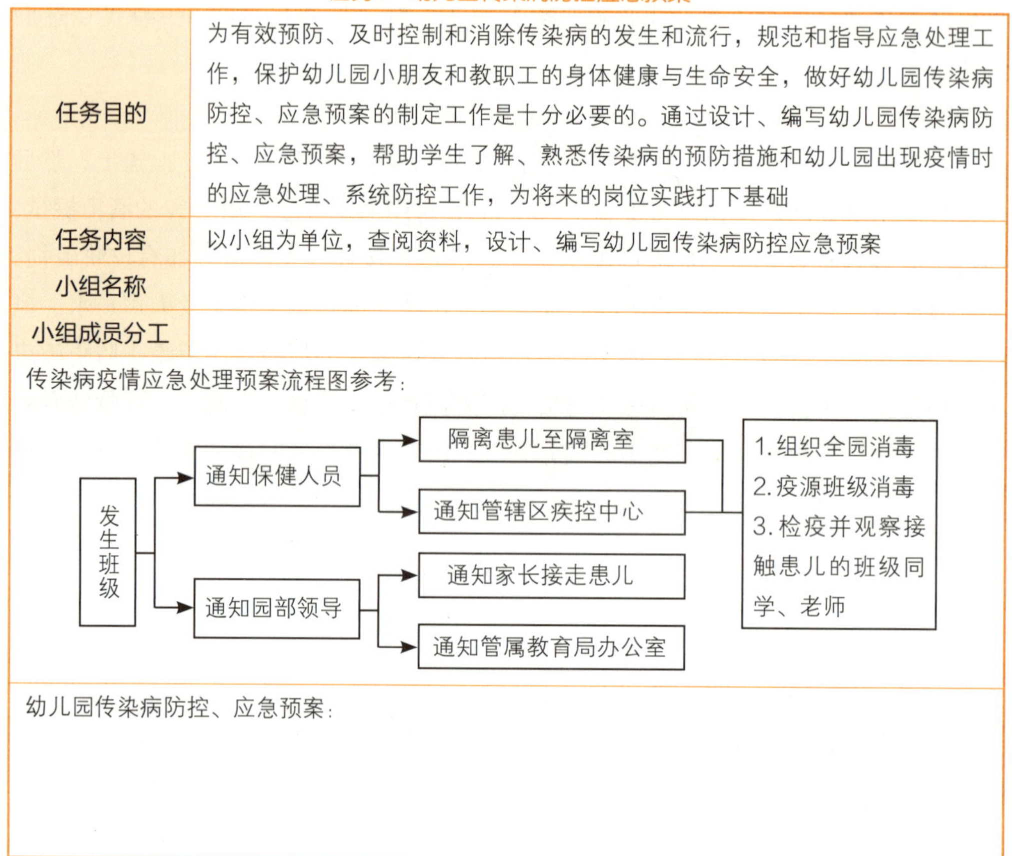

任务目的	为有效预防、及时控制和消除传染病的发生和流行，规范和指导应急处理工作，保护幼儿园小朋友和教职工的身体健康与生命安全，做好幼儿园传染病防控、应急预案的制定工作是十分必要的。通过设计、编写幼儿园传染病防控、应急预案，帮助学生了解、熟悉传染病的预防措施和幼儿园出现疫情时的应急处理、系统防控工作，为将来的岗位实践打下基础
任务内容	以小组为单位，查阅资料，设计、编写幼儿园传染病防控应急预案
小组名称	
小组成员分工	

传染病疫情应急处理预案流程图参考：

幼儿园传染病防控、应急预案：

任务2　绘制“预防流感”宣传海报

任务目的	在传染病高发期，幼儿园的宣传栏应面向幼儿和家长绘制传染病的预防宣传海报。这是一项常见的传染病预防宣传工作。学前教育工作者应掌握常见传染病的流行特点、症状、预防和护理措施，并能将这些知识融入宣传海报的绘制中，同时也需要符合幼儿园环境创设的风格，符合幼儿的认知特点。宣传海报不但要使学前儿童易于理解，也要尽可能帮助和指导家长做好家庭传染病预防工作
任务内容	绘制“预防流感”宣传海报，并在课堂上对海报内容和设计特色进行展示、宣讲
小组名称	
小组成员分工	

预防流感宣传海报设计内容和特色：

任务2附表　预防流感宣传海报考核评价标准

考核要点	分值	评价标准	得分
海报内容	15	传染病流行特点、症状、预防和护理措施，内容全面	
	15	传染病流行特点、症状、预防和护理措施，内容准确	
海报设计	6	版面图画和文字排版结构合理	
	6	设计新颖、有创意	
	6	生动形象、儿童化，适合儿童欣赏	
	12	符合幼儿年龄特点，能将传染病的流行特点、症状、预防和护理措施等知识转化成幼儿可理解的、直观形象的形式	
宣讲展示	10	仪表、仪态自然大方，衣着得体，面带微笑	
	10	普通话标准，声音洪亮，语速适中	
	10	语言流畅、简洁，有亲和力和感染力	
	10	宣讲内容易于理解，突出传染病流行特点、症状、预防和护理措施、知识中的重点	
合计	100	（不适用）	
评价与建议： 评价人： 年　月　日			

【赛证对接】

一、考点聚焦

（一）理论知识考点

幼儿园教师资格考试“保教知识与能力”、学前教育专业技能竞赛“幼儿教师职业素养测评”中，本项目的考点是传染病的概念、流行的基本环节、预防措施，以及幼儿常见传染病的知识。其中，传染病的预防措施尤为重要，常以单选题和案例分析题的形式考查。幼儿常见传染病的传播途径、高发季节等也是常考重点，多以单选题的形式出现。

（二）核心技能考点

能叙述传染病的特点、流行的基本环节和预防措施；能对家长和幼儿进行传染病预防的科普教育；能对手足口病进行预防、识别和初步处理；能对疱疹性咽喉炎进行预防、识别和初步处理；能对水痘患儿进行预防、识别和初步处理。

二、考题回顾

（一）幼儿园教师资格考试"保教知识与能力"

1.（2017年下半年）以下属向心性分布（躯干多，面部、四肢较少，手掌、脚掌更少）的疾病是（　　）。

A. 麻疹　　B. 水痘

C. 手足口　　D. 猩红热

2.（2016年下半年）风疹病毒传播途径是（　　）。

A. 肢体接触　　B. 空气飞沫

C. 虫媒传播　　D. 食物传播

3.（2023年下半年）免疫时间较短，可多次感染的传染病是（　　）。

A. 流感　　B. 水痘

C. 麻疹　　D. 腮腺炎

（二）学前教育专业技能竞赛"幼儿教师职业素养测评"

1. 班里幼儿出了水痘，老师不正确的做法是（　　）。

A. 建议家长让幼儿保持衣被清洁，勤换内衣，保持皮肤清洁、干燥

B. 建议家长给幼儿使用阿司匹林

C. 建议家长给予营养丰富的饮食，多饮水

D. 保持室内空气清新，进行空气消毒

2. 班里的美美得了手足口病，老师的做法不可取的是（　　）。

A. 对美美的被褥进行清洁消毒

B. 对盥洗室大小便池进行清洁消毒

C. 鼓励美美正常参加各项活动

D. 开窗通风，保持班内环境清洁

3. 最近婷婷不爱吃饭有些厌食。晨检时，陈老师发现婷婷手、足、口腔等部位出现小疱疹，并伴有低热，经询问、观察婷婷还有口痛、口腔溃疡症状。可以判断婷婷可能是得了什么病？（　　）

A. 流行性感冒　　B. 手足口病

C. 痄腮　　D. 流行性腮腺炎

4. 关于麻疹，以下说法错误的是（　　）。
A. 麻疹一年四季都可发生，但以夏秋季多见
B. 科氏斑是早期诊断麻疹的重要依据
C. 皮疹与皮疹之间可以见到正常皮肤
D. 麻疹主要经飞沫传播

5. 风疹病毒传播的途径是（　　）。
A. 肢体接触　　B. 空气飞沫
C. 虫媒传播　　D. 实物传播

6. 下列传染病中不会出现皮疹的是（　　）。
A. 猩红热　　B. 麻疹　　C. 腮腺炎　　D. 水痘

7. 下列疾病中不属于传染病的是（　　）。
A. 细菌性痢疾　　B. 急性结膜炎　　C. 沙眼　　D. 痱子

8. 预防传染病的措施包括（　　）。
A. 管理传染源、切断传播途径
B. 保护易感者、管理传染源
C. 保护感染源、管理易感者、切断传播途径
D. 管理传染源、切断传播途径、保护易感者

9. 属于虫媒传播的疾病是（　　）。
A. 百日咳　　B. 乙型肝炎
C. 麻疹　　D. 流行性乙型脑炎

10. “吃熟食、喝开水、勤洗手、晒衣被”主要是为了预防（　　）。
A. 泌尿道感染　　B. 麻疹
C. 手足口病　　D. 龋齿

11. 下列关于幼儿流行性腮腺炎的护理做法，不正确的是（　　）。
A. 对腮腺肿胀局部冷敷，亦可用中药湿敷
B. 保证休息，防止过劳，减少并发症的发生
C. 食后漱口，保持口腔清洁
D. 吃酸辣的食物

三、模拟练习

（一）单选题

1. 麻疹的传播途径是（　　）。
A. 接触传播　　B. 飞沫传播　　C. 虫媒传播　　D. 饮食传播

2. 在传染病预防中，保护易感者最主要的措施是（　　）。

A. 预防接种　　B. 经常性的体育锻炼

C. 体育锻炼和合理营养　　D. 进行彻底的消毒

3. 细菌性痢疾的传播途径是（　　）。

A. 虫媒传播　　B. 飞沫传播

C. 饮食传播　　D. 接触传播

4. 属于空气飞沫传播的疾病是（　　）。

A. 麻疹　　B. 甲型肝炎

C. 蛔虫病　　D. 细菌性痢疾

5. 预防呼吸道传染病，简便有效的措施是（　　）。

A. 用具消毒　　B. 保持空气流通

C. 保护水源　　D. 管理好粪便

6. 流行性乙型脑炎的高发季节是（　　）。

A. 冬春季　　B. 夏秋季

C. 春夏季　　D. 一年四季

7. 流行性感冒的传播途径是（　　）。

A. 接触传播　　B. 飞沫传播

C. 虫媒传播　　D. 饮食传播

（二）论述题

1. 试述传染病的预防措施。

2. 幼儿园发现传染病的应急措施有哪些？

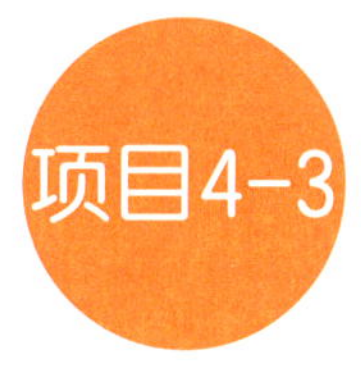

学前儿童常见病的预防与护理

【学习目标】

◆ 素养目标

1. 重视常见病的预防与护理；
2. 具有预防学前儿童常见病的意识；
3. 在护理生病患儿时富有爱心、责任心、耐心和细心。

◆ 知识目标

掌握学前儿童常见病的病因、症状和防治措施。

◆ 能力目标

1. 能够在日常保教工作中做好学前儿童常见病的预防；
2. 能够对患有常见病的学前儿童进行正确护理；
3. 能够及时发现学前儿童的常见病症状，并与家长沟通，实现家园共育。

【情境导入】

《中国儿童肥胖报告》指出：中国儿童超重和肥胖率不断攀升，我国主要大城市0—7岁肥胖儿童估计有476万。7岁以上学龄儿童超重、肥胖达3 496万，加起来近4 000万。如果不采取有效干预措施，到2030年，0—7岁肥胖儿童数将增至664万；7岁及以上超重肥胖儿童将增至4 948万。有的家长认为孩子胖嘟嘟是有福气和健康的表现，可事实却并非如此，儿童肥胖是一种疾病，国际上已经将儿童肥胖进行了疾病编码。8.2%的超重及肥胖青少年，患上了高血压、高血脂、脂肪肝、胃病、肌肉疼痛等疾病，儿童长期处于超重、肥胖状态，会产生各种危害。

为什么儿童青少年肥胖问题这么严重？对于学前儿童来说，如何防治肥胖症呢？除此之外，学前儿童还有哪些常见病？如何预防和护理呢？（根据网络资料整理）

【基础理论】

学前儿童常见病的种类与成人有很大不同。了解学前儿童常见病的病因、症状以及预防和护理相关知识，是保教人员必备的素质。对于有慢性疾病，或和同龄人相比，某些体检值不在标准数值内的学前儿童，要重点关注。

一、呼吸系统常见疾病与护理

由病毒、细菌引起的呼吸系统感染性疾病，在学前儿童中发病率很高，以病毒感染为多见。每人每年可发病数次，一年四季均可发生。常见的呼吸道疾病有上呼吸道感染（简称上感，如普通感冒、急性咽炎、急性喉炎、急性扁桃体炎）、哮喘、肺炎及急性支气管炎等。

（一）上呼吸道感染

1. 病因

气候突变，受凉、受热，空气污浊，过于疲倦，贪食油腻厚味等，都可使抵抗力下降，诱发该病。病毒为主的病原体侵犯，营养不良、缺乏锻炼或过敏体质等造成的机体防御能力的下降，容易诱发上呼吸道感染。另外，居住拥挤、被动吸烟等因素也会导致该病的发生。

2. 症状

轻症潜伏期1～3天，有时可延长至5～7天，主要为流水样鼻涕、鼻塞、打喷嚏、微咳、咽部不适，患儿多于5～7日内自愈。若病变范围较广（鼻咽部或咽部的症状更明显），并伴有发热，时间可延长至1周以上，患儿会烦躁不安、呕吐、腹泻、腹痛，有时颈部淋巴结肿大。重症者在发病时即有高热，可达40℃，甚至更高，高热初期患儿可发生惊厥、全身无力、食欲不振、睡眠不安、鼻涕量多、咳嗽频繁、咽部充血、吞咽困难、声音嘶哑、颈部或耳后淋巴结肿大。

3. 预防与护理

增强体质是预防上呼吸道感染的关键。平时应注意体育锻炼，经常到户外活动，加强耐寒锻炼，如经常用凉水洗脸，提高对外界环境变化的适应能力。家庭成员患感冒时，应与儿童隔离。冬春季不到人多的公共场所，出门戴口罩。注意根据气温变化及时增减衣服、被子。患病后要注意休息，居室要保持清新空气，温湿度适宜。多饮水，吃清淡、易消化并富有营养的饮食，多吃蔬菜、水果、五谷类食物，不吃油腻食物；饭前、饭后可用温盐水漱口。患儿高热可在医生的指导下给予退热药，也可用物理降温法。定时测量体温。根据病情轻重，给予相应治疗，如预防用药、一般治疗、对症治疗、抗病毒治疗、抗感染治疗等。

（二）肺炎

肺炎是学前儿童的常见病、多发病。一年四季均有发生，但以冬、春季节及气温骤变时多见。各种年龄都会患肺炎，2岁以下儿童多见。

1. 病因

细菌或者病毒自上呼吸道、气管、支气管向下蔓延，侵入肺泡，引发肺炎。肺炎常发生在上呼吸道感染或气管炎之后，也可以直接发生。最常见的是细菌感染，如肺炎链球菌、金黄色葡萄球菌、溶血性链球菌等。患有营养不良、佝偻病、先天性心脏病、肺发育不全、麻疹及百日咳等疾病的学前儿童，免疫力低下，更易得肺炎。

2. 症状

临床表现有轻有重，开始时类似上呼吸道感染，鼻塞、打喷嚏、流鼻涕、咽痛，可有发热，高达39～40℃，咳嗽伴咳痰、气急。严重者可见鼻翼扇动，鼻、唇周围出现青紫。少数患儿因缺氧而胸痛，口唇青紫，面色青灰，胸部出现吸气性凹陷。肺炎还可伴有呕吐、腹泻、烦躁不安、精神萎靡。

3. 预防与护理

学前儿童应注意体格锻炼，增强体质，预防感冒、麻疹、百日咳、佝偻病等疾病，加强营养。卧室应通风，保持空气新鲜、温湿度适宜。衣着要宽松，以免加重呼吸困难。高热时及时物理降温、多饮水。患儿休息时需经常变换卧姿，勤拍背以减少肺部瘀血和痰液积存。患病期间及恢复期，食物应易消化且富有营养，保证有充足的维生素。肺炎是一种较为严重的疾病，发现后应及早住院治疗。

二、消化系统常见疾病与护理

腹泻是学前儿童常见的消化道疾病，可由不同病因引起，多见于5岁以下儿童。腹泻对学前儿童健康和生命的威胁仅次于肺炎，被我国列为儿童保健重点防治的“小儿四病（维生素D缺乏性佝偻病、营养性缺铁性贫血、肺炎、腹泻）”。

1. 病因

（1）非感染性腹泻。喂养不当是引起腹泻的原因之一，如喂养不定时、食物过多或过少、新添加某种食物成分不适宜等。腹部受凉或吃冷食过多，致肠道蠕动加快，可致腹泻；天气过热使消化液分泌减少，消化道负担增加，也易诱发腹泻。此外，少数婴幼儿对牛奶蛋白不耐受，会引发腹泻。

（2）感染性腹泻。在学前儿童腹泻疾病中最为常见。食物或食具等被细菌、病毒、霉菌、原虫等病原体污染，可引起急性胃肠炎，多发在夏秋季。

2. 症状

大便次数增多，轻者每日10次以下，一日泻数次。粪便黄色或黄绿色，呈稀糊状或蛋花样。体温正常或低热，一般情况尚好，不影响食欲。重者每日大便10～40次，腹泻导致水分或者无机盐流失较多，少尿或无尿。食欲减退，并频繁呕吐，可引起患儿不同程度的脱水。轻度脱水时，体液丢失占体重的5%以下，患儿精神稍差，面色略苍白，皮肤稍干但弹性尚好，眼窝稍陷，小便较平时略少。中度脱水时，体液丢失占体重的5% ～10%，患儿萎靡、烦躁，皮肤苍白发灰、干燥、松弛、弹性差，捏起后不能立即展平，口唇发青，前囟和眼窝明显下陷，小便明显减少。重度脱水时，体液丢失占体重的10% ～15%，患儿萎靡、淡漠，对周围环境无反应，皮肤苍白，弹性极差，捏起后不易平复，前囟与眼窝深陷，哭而无泪，角膜无光，黏膜干燥，口唇干裂，舌苔干厚，尿极少或无尿。

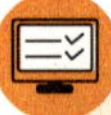

知识链接　不同病原体引起的急性感染性腹泻

轮状病毒引起的肠炎，起病急，多伴有上呼吸道感染症状，大便为淡色稀水样，量多，无黏液，无腥臭；大肠杆菌引起的肠炎，起病较慢，粪便呈水样，量多，黄色或黄绿色，有少许黏液，有腥臭；沙门氏菌引起的感染多以急性胃肠炎发病，起病后出现水样泻，粪便为黄绿色，有恶臭，或为黏液便。

3. 预防与护理

一是注意气候变化。检查学前儿童如厕后穿裤子情况，防止受凉，做好腹部保暖；也要防止过热。

二是注意调节饮食。症状轻者仍可定时进食，但要少食多餐，食物宜软、碎、烂，易消化。症状较重者，可适当减少进餐次数。患儿要多喂水，像白开水、自制的糖盐水。严重脱水者应及时口服补盐液。6个月以上的患儿可喂些菜汤、米汤，直到腹泻停止。

三是注意卫生习惯，饭前便后要洗手。排便次数增多会加大对臀部皮肤刺激，因此每次便后要用温水洗臀部和会阴。特别是皮肤褶皱处要保持干燥、清洁，洗后用柔软干毛巾吸净水，涂上少许油脂以防皮肤溃烂。

四是提倡合理喂养。给婴幼儿添加辅食时要由少到多，每次限1种。鼓励母乳喂养，严寒、酷暑季节不宜为婴儿断奶，添加辅食要采取逐渐过渡的形式，不暴饮暴食，注意喂养方式和饮食卫生。

五是注意饮食卫生管理。保证食品的新鲜，生熟食品要分开，瓜果蔬菜要洗干净；食具、毛巾、玩具、便盆等要经常消毒；学前教育工作者要做好清洁卫生，严格执行消毒常规，注意观察学前儿童大便情况，做好隔离。此外，患儿所用的毛巾、尿布、便盆等要彻底消毒，以免交叉感染。

知识链接　肠套叠

肠套叠是一部分肠管套入相邻的肠管中，并导致肠内容物通过障碍，婴幼儿多见。表现为：阵发性哭闹，屈腿、腹痛、面色苍白、拒食，腹痛发作后不久即频频呕吐。每次发作数分钟，发作过后即全身放松，数十分钟后再发作。发作8～12 h出现红果酱样大便。应注意喂养方式和饮食卫生，不喝生水，不吃腐败变质食物，不暴饮暴食；注意季节及气候变化，防止儿童受凉或受热；为婴儿添加辅食时，要逐步进行，并随时观察其大小便情况；发现患儿肠套叠，应及时到医院就诊治疗。

三、五官常见疾病与护理

（一）龋齿

龋齿，俗称虫牙、蛀牙，是牙齿硬组织逐渐被破坏的一种疾病（图4-3-1）。龋齿病变过程比较缓慢，患儿有疼痛感，而且食欲、咀嚼功能均会受到影响，从而影响生长发育。世界卫生组织将龋齿列为世界范围内的重点防治疾病。我国儿童龋齿发病率呈逐年递增趋势，因此普及口腔卫生及龋齿预防知识刻不容缓。

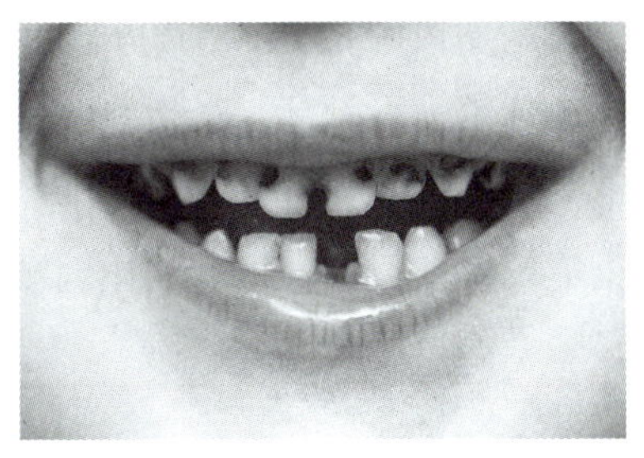

图4-3-1　龋齿

1. 病因

细菌和菌斑是产生龋齿的根源。细菌使牙齿组织中的有机物质溶解，在牙菌斑（由黏附在牙面上的细菌和糖类食物残屑形成）深处产酸，酸腐蚀牙齿，将牙齿内的磷灰石破坏，从而使牙组织脱钙、软化，造成组织缺损而形成龋洞。牙齿的点、隙、裂、沟等薄弱处，发育不良、钙化不良和位置不正的牙齿处，乳牙牙釉质、牙本质较薄处，均易患龋齿。

食物残渣是产生龋齿的物质基础。食物中含有大量糖分，这些物质既供给细菌生活和活动的能量，又通过细菌的代谢作用发酵产生有机酸。致龋的糖类有很多，最主要的是蔗糖。

机体的抗龋能力降低是龋齿发生的重要条件。牙釉质的发育与钙、磷、氟等矿物质的供给量有关。氟是增强牙齿抗龋能力的主要微量元素。

2. 症状

乳牙的牙釉质、牙本质较薄。龋蚀破坏如果只在牙釉质内，出现褐色斑点或斑块。牙表面粗糙，患儿无自觉症状。龋洞达到牙本质深层，遇冷、热、酸、甜等刺激有酸痛不适感。龋洞深入牙髓，冷热等刺激或食物嵌入均会引起疼痛，可致牙髓炎。脓液积聚在髓腔内压迫神经末梢，可引起剧烈牙痛。

3. 预防与护理

注意口腔卫生。要培养学前儿童饭后漱口、睡前刷牙的卫生习惯，以使口腔中不停留食物残渣。在第一颗乳牙萌出后，家长就应该用消毒好的湿纱布为婴儿清洁牙齿；1—2岁时，家长可以用指套式牙刷或儿童保健牙刷帮助刷牙。教给学前儿童正确的刷牙方法，即要顺着牙缝竖直刷，要面面俱到，尤其是乳磨牙的咬合面。选择含氟牙膏。

注意营养，多晒太阳，补充维生素D。乳牙钙化开始于胎儿第5个月，萌出后仍继续钙化。为怀孕母亲及学前儿童提供的膳食中要有蛋白质、维生素以及钙、磷、氟、锶等微量元素，以便牙齿能得到正常发育。多晒太阳，可保证学前儿童牙齿的正常钙化，加强牙齿的抗酸能力。

注意控制甜食量，不要在睡前吃食物。

定期口腔检查，至少每半年检查一次。早发现龋齿，早进行治疗。如龋洞尚未穿通牙髓，可补牙。若乳牙患了龋齿应早治疗。未能及时修补，可使牙周组织发炎，影响恒牙的正常萌出。要预防牙齿排列不齐，不吮吸橡皮奶头，纠正吸吮手指、咬铅笔等不良习惯。恒牙萌出时要及时拔去滞留的乳牙。

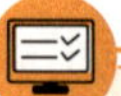

知识链接　儿童保健牙刷：牙刷头小，刷毛较柔软，便于直刷，同时又能将里外牙面都刷到。

（二）弱视

弱视是指眼球无近视、远视、散光等器质性病变，但其矫正视力仍不能达到正常值的一种眼疾。弱视仅发生在视觉尚未发育成熟的学前期。8岁以上儿童的视觉发育已近成熟，能抵制诱发弱视的因素，因此一般不会发生弱视。弱视是常见的危害性较大的儿童眼病。

1. 病因

（1）斜视性弱视。斜视引起的复视（视物成双）和视觉紊乱会使患儿感到极不舒服。为了消除这种不适感，视中枢会主动抑制由斜视眼传入的视觉冲动及刺激，日久偏斜眼就形成弱视。

（2）屈光参差性弱视。两眼的屈光状态在性质和（或）程度上有显著差异，造成物像的清晰度和大小不等，称为屈光参差。就屈光性质而言，可以一眼为近视，另一眼为远视或散光。就屈光不正的程度而言，两眼有显著差别，即一只眼屈光不正的度数高，另一只眼屈光不正的度数低。这样，双眼所形成物像的大小和清晰度差别较大，不能融合为单一的物像，视中枢就抑制屈光不正较严重的那只眼传入的视觉冲动，日久该眼会发生弱视。

（3）视觉剥夺性弱视。学前儿童时期正是视功能发育的阶段，若患儿角膜浑浊，有先天性白内障、上睑下垂或角膜白斑，遮挡了瞳孔，致使光线不能充分进入眼内，视网膜得不到足够的刺激，发育速度减慢或者停顿，便会导致弱视。

（4）先天性弱视。目前医学对发病机制尚不清楚，矫正视力效果不佳。

2. 症状

弱视患儿视力低下，缺乏良好的双眼视觉功能，没有完善的立体视觉，故不能很好地分辨物体的距离远近、颜色深浅等，难以完成许多精细工作，给生活、学习带来不良影响，今后也难以胜任需要正常立体视觉的工作，如外科医生、精密仪器制造者、运动员等。

3. 预防与护理

定期检查视力和眼位，以便早发现、早治疗。儿童弱视，年龄越小，治愈率越高。4岁以下弱视儿童若能及时发现，实施治疗，大多能取得良好的效果。如发现学前儿童经常用歪头偏脸的姿势视物，或有斜视，应及时去医院检查诊治。年龄大于7岁，治愈率明显下降；而到了青春期，治愈基本无望。凡弱视者均应散瞳验光，戴合适的矫正眼镜，或遵医嘱采取其他矫治措施。“常规遮盖法”被公认是一种简便易行的有效方法，即平日遮盖健眼，以提高弱视眼的视力。同时，配合一些精细目力的作业（穿小珠、剪纸等），定期复查，以决定遮盖时间的长短。家长和学前教育工作者对弱视患儿应给予广泛的关注和重视。

（三）急性化脓性中耳炎

急性化脓性中耳炎多见于学前儿童（图4-3-2）。学前儿童耳咽管（即咽鼓管）较短、宽，且接近水平位，特别细小，很容易积存体液。

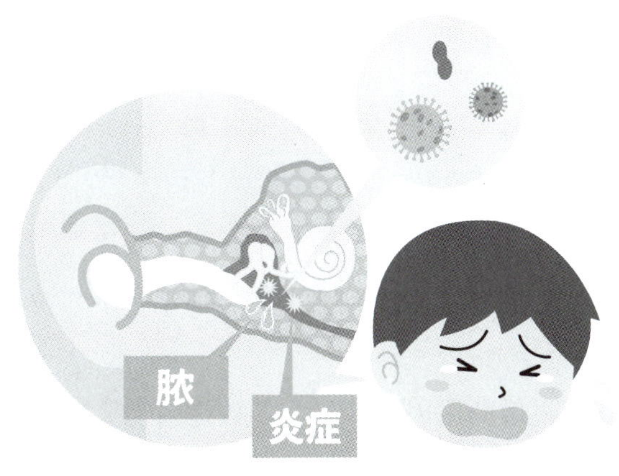

图4-3-2 急性中耳炎

鼻咽部的病菌易循耳咽管侵入中耳，发病率高。

1. 病因

急性上呼吸道感染易诱发该病。用力擤鼻涕，病菌自鼻咽部经耳咽管进入中耳；患儿患有猩红热等急性传染病时或卧位时呛奶，致病菌经血液循环进入中耳；鼓膜外伤穿孔，细菌直接侵入中耳等。

2. 症状

一些症状和感冒很相似，如鼻塞、低热、情绪不稳定等，在检查中常常被忽视而当作感冒。个别儿童鼻涕很多、很稠，而且发黄。早期有耳堵塞感，继而出现剧烈搏动性耳痛、耳鸣。婴儿年龄小，不会诉说，常表现为惊哭、烦躁、摇头、抓耳、拒绝吃奶、睡眠不安、以手击头等。该病还有一些典型表现：耳鼓（鼓膜）呈现出红肿外观；有持续性的低热，并且一躺下就哭闹；如患儿起病急，体温可高达40℃，伴有惊厥；鼓膜穿孔，耳朵中有黄色的脓液流出，耳痛骤减，痊愈后鼓膜小穿孔可愈合，听力不受影响；夜里容易惊醒而且很频繁；眼睛有青眼圈等症状；化脓期有时伴有腹泻、呕吐、脱水等。

3. 预防与护理

中耳炎通常由细菌感染引起，所以一般用抗生素来治疗，同时用一些缓解疼痛的药物，如对乙酰氨基酚。尽早治疗上呼吸道感染，避免外力引起外耳道、鼓膜损伤。注意使用正确的擤鼻涕方法，压住一侧鼻翼，用力不要过大，擤完一侧，再擤另一侧。急性化脓性中耳炎延误未治、处理不当或疗效不好、病程超过两个月，可转变为慢性化脓性中耳炎，不仅使听力减退，还可能引发危及生命的并发症（化脓性脑膜炎、脑脓肿等），故必须及时治愈。中耳邻近的器官，如鼻、咽、喉等，要做好保护。鼻窦炎、扁桃体炎、上呼吸道感染等，往往会引发中耳炎。急性传染病包括脑膜炎、中毒性菌痢、流感等，也会引起中耳炎。因此一旦出现这些疾病，也需要及时治疗，以减少引起中耳炎的概率。游泳或洗澡时要做好耳朵的防护措施。

四、皮肤常见疾病与护理

（一）湿疹

湿疹是一种常见的过敏性疾病。

1. 病因

过敏的原因很多，大多数是因为婴幼儿乃先天敏感体质，经敏感物质刺激诱发而成。容易引起过敏的刺激物大多是食物，如牛奶、羊奶、鱼、虾、蛋等，也可为灰尘或化学物，如羊毛、化纤等，但往往很难找出准确的原因。母乳可以帮助预防湿疹。

2. 症状

湿疹多发生于2—6月龄的婴儿，随着年龄的增长和免疫力的增强将逐渐好转。湿疹的主要表现是瘙痒，睡眠哭闹、烦躁不安。湿疹的形态有多种，如红肿、脱皮、破损，也有细小的疹子，或有液体渗出，干燥后形成黄色痂皮，发疹部位常见于面部和关节凹陷处。

3. 预防与护理

积极找到过敏原，并及时排除。乳母少吃鱼虾及刺激性食物，多吃富含维生素的食物。小儿出现湿疹时，应避免食用海鲜类食物。若怀疑对牛奶过敏，可试用其他乳类或乳制品，或将牛奶的煮沸时间延长。禁用碱性肥皂给学前儿童洗脸，可用中性硼酸软皂；最好使用儿童专用洗衣液清洗衣服。用肥皂或洗衣粉洗过的衣服、尿布，要用清水漂洗干净，以免刺激皮肤。衣服宜选用纯棉面料，禁用化纤、羊毛织品做贴身衣服、帽子等。可用炉甘石洗剂、湿疹膏等药物止痒，还要勤剪指甲，以免抓伤皮肤引起感染。

（二）痱子、痱毒

痱子是皮肤上汗腺开口部位的轻度炎症。

1. 病因

夏季炎热出汗多，使表皮浸软，加之皮肤上堆积的污垢堵塞汗腺口，汗液排出不畅，渗透到周围组织就会产生痱子。痱子感染就会形成痱毒。

2. 症状

痱子多发生在多汗或容易摩擦的部位，如头皮、前额、颈部、胸部、腋窝、腹股沟等处。初起时，皮肤出现红斑，后形成针尖大小的小疹或水疱，呈片状分布，自觉刺痒或有灼痛感。气候凉爽时自行消退。痱毒初起为小米粒大小的脓疱，可扩大成豆粒大、玉米粒大或杏核大，渐变软、破溃，流出黄稠的脓液。脓疱可反复发生。

3. 预防与护理

夏季注意室内通风、降温。学前儿童的衣服应宽大、柔软、舒适、吸水性强。勤洗澡，勤换衣服，注意皮肤卫生。先用温水洗净身体，再扑上痱子粉，或擦药水。切忌搔抓，以免造成皮肤溃破感染。叮嘱学前儿童，不在烈日下玩耍，及时擦汗。若反复发生痱毒，可外敷药膏促使脓疱软化，内服清热解毒药物。长在面部三角区内的疖肿，严禁挤脓，以免出现某些并发症。

五、常见营养性疾病与护理

（一）维生素D缺乏性佝偻病

佝偻病是一种常见的学前儿童全身性疾病，因发病缓慢，易被忽视，而一旦出现明显症状，机体的免疫力就会下降，易并发肺炎、腹泻、贫血等疾病，故应引起足够重视。3岁以下儿童常见。维生素D缺乏性佝偻病占佝偻病的95%以上，主要是由于维生素D不足引起全身性钙、磷代谢失常，以致钙盐不能正常沉着在骨骼的生长部分，从而影响骨骼的生长发育，严重者可导致骨骼畸形。

1. 病因

（1）日光照射不足。人体所需的维生素D除小部分从食物中摄取外，主要由皮肤在接受紫外线照射后产生。儿童或因缺乏户外运动，或因冬、春季紫外线较弱，白昼较短，玻璃窗密闭，衣着较厚，或因所居住地区纬度高、白昼较短，或因大气中尘埃、烟雾过多，阻止紫外线通过，致使学前儿童接受日照不足，从而减少了体内维生素D的合成，导致佝偻病的发生。

（2）钙的吸收利用障碍。乳类中维生素D含量很少，如不晒太阳或未及时补充鱼肝油、蛋黄等含维生素D丰富的食物，则极易患佝偻病。人乳、牛乳中维生素D含量均较低，但人乳中钙、磷比例（2∶1）适宜，易于吸收；牛乳中钙、磷含量虽然较高，但钙、磷比例（1.2∶1）不适宜。故母乳喂养的婴幼儿患佝偻病者较牛乳喂养者少。另外，过多食用谷类食物，谷类中的植酸与小肠中的钙结合就会形成不溶性植酸钙，从而影响人体对钙的吸收。

（3）生长过快。维生素D和钙的需要量与骨骼的生长速度成正比。婴幼儿生长速度快，维生素D的需要量就大，佝偻病的发病率也高，早产儿及双（多）胎儿体内钙的含量少，出生后生长速度快，最易发生佝偻病。2岁后儿童生长速度逐渐减慢，维生素D的需要量也相应减少，佝偻病的发病率降低。

（4）其他疾病、药学的影响。长期患有慢性消耗性疾病，如慢性呼吸道感染、胃肠和肝胆疾病，都会影响维生素D和钙、磷的吸收和利用，从而导致佝偻病的发生。长期服用抗惊厥药物，如苯妥英钠或苯巴比妥，可导致维生素D加速分解为无活性的代谢物。服用此类药物的学前儿童，如未能接受足够的紫外线照射，则极易患佝偻病。

2. 症状

（1）一般症状。一般症状包括神经精神症状、动作和语言发育迟缓、出牙迟等3个方面。

神经精神症状：患儿易怒、烦躁、不活泼，对周围环境缺乏兴趣，食欲差；睡眠不安，夜间常惊醒哭闹；血钙降低，致交感神经兴奋提高，患儿摇头，明显头部多汗，常于睡眠时汗液浸湿枕头；患儿头皮痒，在枕头上来回蹭，致枕部秃发，称为枕秃。

动作和语言发育迟缓：儿童大脑皮质兴奋性较低，条件反射形成缓慢，因此动作、语言发育迟缓，对周围事物缺乏兴趣。

出牙迟：牙齿的钙化因缺乏维生素D而受影响，牙釉质发育不全，乳牙萌出较晚且不整齐。

（2）骨骼改变。骨骼改变包括头部、胸部、四肢及其他部位的改变。

头部的改变：早期可见囟门加大，颅缝加宽，边缘软，囟门闭合延迟，出牙迟。6月龄以内佝偻病以颅骨改变为主，颅骨薄，轻按头部有压“乒乓球”样的感觉。7—8月龄可出现方颅，头围也相对增大。

胸部的改变：婴儿期可出现肋软骨区膨大，以第5—8肋软骨部位为主。几根相连的肋骨都有隆起，呈自上而下一串珠子样凸起，俗称“串珠肋”。若隆起向胸内扩大，可使肺脏受压造成局部肺不张。肋骨软化后，因受膈肌附着点长期牵引收缩，造成肋缘上部内陷、肋缘外翻，形成肋软沟。第6—8肋骨与胸骨柄相连处内陷时，可使胸骨向前突出，形成“鸡胸”。以剑突为中心内陷的漏斗胸亦可见到。

四肢的改变：七八月龄后，佝偻病患儿的四肢各骺部均显膨大，在腕关节的尺骨、桡骨远端常可见钝圆形环状隆起，即佝偻病“手镯”。儿童开始行走以后，由于骨质软化缺乏支撑力及肌肉关节韧带松弛，下肢常因负重而弯曲形成“O形腿”或“X形腿”。O形腿患儿两足跟靠拢时，两膝关节间距在3 cm以下者为轻度，3～6 cm者为中度，6 cm以上者为重度。

其他部位的改变：患儿久坐后可引起脊柱后弯，偶有侧弯者。重症者的骨盆前后径变短形成扁平骨盆。

3. 预防与护理

患儿不宜久坐、久站、多走，防止骨骼畸形。多晒太阳，接受阳光中紫外线的照射。托幼机构儿童每天户外活动时间不少于2 h。夏季户外活动时间尽量安排在早9点前，下午4点后，避免阳光直射，注意适当减少活动量；冬季户外活动可安排在早9点后，下午4点前，适当增加活动量。因患儿体弱多汗，要注意适时增减衣物。提倡母乳喂养，及时添加蛋黄、动物肝脏等富含维生素D的辅食，让婴幼儿多食用富含维生素D和钙质的食物。注意不能过度补充，以免造成维生素D中毒。如果婴幼儿食物中含钙不足或婴幼儿为早产儿、体弱儿，应按医嘱服用钙和维生素D制剂，如鱼肝油等。及时治疗某些疾病，如影响维生素D和钙吸收的胃肠道疾病及影响维生素D转化的肝、肾疾病。

（二）肥胖症

肥胖症是一种热能代谢障碍性疾病。体重超过同性别、同身高正常婴幼儿体重均值的20%以上称为肥胖，超过20%～30%为轻度肥胖，超过30%～50%为中度肥胖，超过50%为重度肥胖。目前，托幼机构幼儿肥胖的发病率有增加趋势。研究表明，80%的肥胖学前儿童成年后仍然肥胖，而且肥胖与糖尿病、高血压及冠心病、代谢综合征的发病有关系。肥胖会对儿童的身体产生危害，对儿童的心理健康也有影响。

肥胖因病因不同分为继发性肥胖和单纯性肥胖。继发性肥胖较少见，大多是由神经-内分泌系统（垂体、性腺等）的器质性病变引起的，如脑炎后遗症肥胖、肾上腺皮质功能亢进、甲状腺功能减退、皮质醇增多症等疾病。继发性肥胖儿童的脂肪分布不均匀，与疾病特点有关，常伴有其他方面病变的临床表现，治疗应针对原发病进行。长期大量服用激素类药物，也可引起肥胖且体脂分布发生变化，如满月脸、水牛背等。

单纯性肥胖最为多见，约占95%，皮下脂肪分布比较均匀。以下主要介绍单纯性肥胖：

1. 病因

（1）多食少动。摄入能量过多，体力活动较少，摄入热量超过消耗量，体内脂肪积累过多，是单纯性肥胖的主要原因。例如，人工喂养的婴幼儿，家长常认为越胖越好，易喂哺过量，还可能过早添加固体食物。这类肥胖的预防应该从婴儿期开始，定时到儿保门诊做生长发育监测，提倡母乳喂养。4月龄内不添加任何固体食物。6—8月龄的肥胖婴儿，限制奶量，增加蔬菜、水果，控制能量的摄入。对于托幼机构的肥胖儿童来说，应从改变生活习惯入手，即少食油腻、肉类及含糖高的食物，改变进食过量、常吃零食和甜食的不良习惯。

（2）遗传因素。双亲均肥胖，子女发生肥胖的概率为70% ～80%；父母均不肥胖的，其子女发生肥胖的概率仅为10%。孕妇进食过多，也易发生胎儿过重并导致肥胖。

（3）心理因素。受到精神创伤或心理异常的学前儿童可能有异常的食欲，从而导致肥胖症。

2. 症状

食欲旺盛，食量超过一般儿童甚多，喜淀粉、油脂类食品，偏食。体格发育较正常儿童迅速，智力、性发育正常。体重明显超过同年龄、同身高者；体脂聚集呈全身性分布，以面颊、乳房、腹部、臀部、肩部尤为明显。行动不便，不喜活动，怕热，多汗，喜卧，易疲劳，呼吸浅、快。心肺负荷过重。

3. 预防与护理

单纯性肥胖对学前儿童的心血管、呼吸功能将产生长期、慢性的损伤，影响有氧能力发育；提前动用心脏储备功能，降低体质和健康水平；造成难以克服的心理行为损伤，对儿童性格塑造、气质培养、习惯养成造成破坏性负面影响。学前教育工作者应多多引导、积极援助，帮助其走出困境。

单纯性肥胖，要定期测量体重。若超重应采取预防措施，如调整饮食和进行适当的运动。调整饮食的原则是既要防止热量过高又要做到营养均衡。

要避免过多进食糖类，尤其是控制糖果、饼干、甜饮料、油炸食品等高热量食物的摄入量。多吃粗粮、蔬菜、水果，保证蛋白质（包括瘦肉、鱼、鸡蛋、豆类、豆腐等）充足。

三餐两点按规律进行，饭前不吃零食，不边玩边吃，也不边看电视边吃饭，做到细嚼慢咽、不偏食挑食等。

经常参加体育活动，坚持体格锻炼，保证每日运动时间，提高对运动的兴趣。家长需积极配合，从精神上予以鼓励和协调，否则难以奏效。同时，还要避免因运动量过大造成儿童食欲大增。

单纯性肥胖一般不需要药物治疗或饥饿疗法，应循序渐进，不急于求成。

知识链接　营养不良

营养不良是一种慢性营养缺乏病。长期营养不良可使儿童体重下降，生长停滞，各组织器官功能紊乱，易合并感染，严重危害儿童健康。营养不良可分为中度和重度。常见病因：① 喂养不当，饮食安排不合理，如数量不足、品种单调或质量不高。② 疾病影响。③ 未养成良好饮食习惯，饮食时间不规律，过多吃零食，偏食，挑食等。

预防和护理：根据儿童年龄和饮食特点进行有针对性调整，保证供给足够热量和营养。培养良好的生活习惯，保证儿童充足的睡眠，合理安排，加强户外活动。按时定量进餐，增加食欲，注意纠正偏食、挑食的不良饮食习惯。积极治疗原发疾病，及时治疗消化道疾病和各种慢性疾病，矫治先天性畸形等。定期体格检查，以便早发现体重不增等产生营养不良的潜在危险因素。

（三）缺铁性贫血

缺铁性贫血为一种学前儿童常见疾病，主要发生于6月—3岁婴幼儿，在我国发病率达40%左右，被列为我国儿童保健重点防治的“小儿四病”。

1. 病因

（1）先天储铁不足。早产儿、双（多）胎儿先天储铁量少，出生后发育迅速，会较早因将储存的铁用尽而发生贫血。

（2）生长发育过快。婴幼儿生长迅速，血容量增加很快。生长发育越快，铁的需求量越大，越容易缺铁。正常足月新生儿体内储铁量可达250～300 mg，这些铁及出生后红细胞破坏所释放的铁，足够新生儿在3—4月龄造血之需。若储存的铁不足，在婴幼儿期易出现贫血。

（3）铁摄入量不足。这是缺铁性贫血的主要原因。婴儿以乳类为主食，人乳和牛乳中含铁量均较少，若不及时为婴幼儿添加富含铁的辅食，可致贫血。学前儿童偏食、挑食，导致铁摄入量不足。植物性食物中铁不易吸收，若缺少动物性食物，或是患有慢性胃肠道疾病，都会影响铁的吸收。

（4）其他疾病所致。长期腹泻可引发铁吸收障碍；长期、反复患感染性疾病，如肺炎、气管炎，可因消耗增多而致贫血；胃肠畸形、溃疡病、钩虫病、鼻衄等引起长期慢性失血，可致贫血。

2. 症状

红细胞及血红蛋白含量较低，皮肤（面、口唇、耳轮、手掌）、黏膜（眼睑膜、口腔黏膜）及指甲床会苍白或苍黄，毛发干燥，呼吸、脉搏加快，活动后出现心慌、气短、头晕。

脑组织缺氧，患儿常烦躁不安、精神不振、对周围环境的刺激不感兴趣、易疲倦、嗜睡、易激动、注意力不集中、神经发育迟缓、理解力降低、反应迟钝等，严重者可影响小儿智力的发展和生长发育。少数可有异食癖现象。胃肠蠕动及消化酶的分泌功能均受影响，因而出现食欲减退、恶心、腹胀等症状。发生骨髓外造血，肝、脾和淋巴结常轻度肿大。年龄越小，贫血越严重、病程越长，则肝、脾肿大越明显，免疫功能下降。

3. 预防与护理

在妊娠后期，孕妇需增加含铁的食物或服用补血药物。坚持母乳喂养；若不能母乳喂养，可选用强化铁配方奶喂养；4月龄后可逐渐添加含铁丰富的辅食，如动物肝泥、菜泥、豆腐、肉糜等。不饮用茶水。及时治疗各种感染性疾病或钩虫病（及时驱虫）。合理搭配膳食，纠正偏食、挑食的不良习惯，注意含铁食物如动物血、肝脏等的摄取，注意富含维生素C食物的提供。提倡用铁制炊具烹调。定期进行贫血检查，及早发现轻症患儿。

幼儿常见的疾病

【岗位应用】

【岗位任务导入】在托幼机构的工作岗位中，保教老师应通过入园体检、全日健康观察和幼儿定期体检，了解幼儿的疾病状况，预防常见病的发生，并及时察觉幼儿出现常见病的症状，尽早与家长沟通，做好治疗和护理。保教老师应掌握学前儿童常见病的症状、病因、危害、护理和防治措施，能在日常的保教工作中，向家长和孩子宣传相关的知识，实现家园共育，共同维护学前儿童的健康。

【任务描述】请自主学习本项目内容，完成学习任务书，并以“学前儿童常见疾病与预防”为主题内容，在公众号平台制作科普文章，向家长宣传学前儿童常见病的预防、护理等相关知识。

一、岗位任务实施建议

实施建议	课前：学生自主学习本项目基础理论知识和微课资源，查阅相关资料，完成学习任务书，并以小组为单位制作可以在公众号平台分享的、以“学前儿童常见疾病及预防”为主题的科普文章
	课中：学生展示制作好的公众号文章，教师组织自评、互评和讨论等环节，最后通过师评、教师总结，梳理本项目重点
	课后：复习巩固，完成习题，查漏补缺

二、学习任务

制作“学前儿童常见疾病与预防”公众号主题文章

任务目的	学前儿童常见疾病的预防和护理是学前教育工作者的一项重要卫生保健工作，对家长进行学前儿童常见疾病知识的预防宣传时，可通过在公众号平台分享科普文章的形式进行
任务内容	在学前儿童常见病如呼吸系统疾病（上呼吸道感染、肺炎等）、消化系统疾病（腹泻、肠套叠等）、五官常见疾病（龋齿、急性中耳炎、弱视等）、常见营养性疾病（肥胖症、佝偻病、缺铁性贫血等）、常见皮肤病（湿疹、痱子等）中，以小组为单位选择一项常见疾病，各小组不重复选择，并以小组为单位设计和制作该常见疾病的公众号主题文章
小组名称	
小组成员分工	
学前儿童常见疾病与预防的公众号主题文章：	

附表　学前儿童常见疾病与预防的公众号主题文章考核评价标准

考核要点	分值	评价标准	得分
标题	10	符合新媒体语言风格，生动、简洁、有正能量	
	10	标题制作灵动、有吸引力	
整体构架	10	思路清晰、全面，体现了“因势而新”的工作方法	
内容	10	文字表述清楚、流畅，通俗易懂	
	10	学前儿童常见疾病与预防的知识准确、全面、科学	
	10	具有可读性和引领性	
设计特色	10	符合幼儿园风格，直观、形象、生动	
	10	板块设计感突出，互动感强	
	10	运用大量图片，文图相得益彰	
小组合作	10	小组全员参与，分工明确，团队合作	
合计	100	（不适用）	
评价与建议： 评价人： 年　月　日			

【赛证对接】

一、考点聚焦

幼儿园教师资格考试“保教知识与能力”、学前教育专业技能竞赛“幼儿教师职业素养测评”中，涉及本项目的考点是幼儿常见疾病的原因、症状及其预防措施。其中有关肥胖症的相关知识，可以结合学前儿童体格发育评价和健康指导的内容综合考查。

二、考题回顾

（一）幼儿园教师资格考试“保教知识与能力”（略）

（二）学前教育专业技能竞赛“幼儿教师职业素养测评”

1. 肥胖症病因中不包括（　　）。

A. 多食少动　　B. 心理因素　　C. 内分泌疾病　　D. 母乳喂养

2. 肥胖症是指脂肪储存使体重超过正常人的（　　）。

A. 10%　　B. 20%

C. 30%　　D. 40%

3. 幼儿龋齿的病因是（　　）。

A. 缺钙不注意清洁牙齿　　B. 牙齿上的残留食物导致

C. 天生的　　D. 整天磨牙

4. 乐乐最近未流鼻血，但大便呈柏油样，则表示发生了下列哪一部位的出血？（　　）

A. 呼吸道　　B. 泌尿系统

C. 消化道　　D. 运动系统

三、模拟练习

（一）单选题

1. 学前儿童上呼吸道感染易并发中耳炎的主要原因是（　　）。

A. 鼻泪管短　　B. 耳咽管宽、短、平直

C. 外耳道狭窄　　D. 喉腔狭窄

2. 下列有利于血红蛋白合成的营养素是（　　）。

A. 红细胞　　B. 血豆腐

C. 铁　　D. 钙

3. 肥胖症属于（　　）。

A. 身心疾病　　B. 营养性疾病

C. 消化道疾病　　D. 遗传性疾病

4. 幼儿最主要的口腔问题是（　　）。

A. 掉牙　　B. 龋齿　　C. 换牙　　D. 智齿

（二）论述题

请论述学前儿童肥胖的病因和防治措施。

模块测验

模块四测验　学前儿童常见疾病的预防与护理

资源拓展

口服喂药的方法及注意事项

眼药、耳药、鼻药的滴涂方法

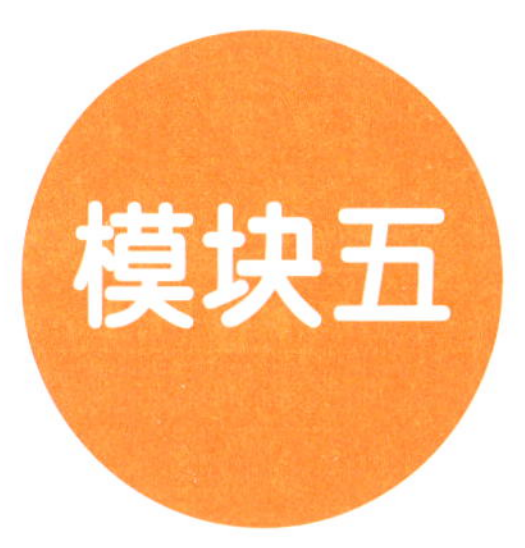

托幼机构保教活动的卫生保健

【导入语】

□ 托幼机构是学前儿童家庭生活的延续，是他们接触到的第一个小型社会，肩负着保育、教育学前儿童的重大责任。《托儿所幼儿园卫生保健管理办法》明确规定，托幼机构应当严格开展卫生保健工作。教师应科学合理地安排和组织学前儿童的一日生活，在各个保教活动环节中落实学前儿童卫生与保健的要求，保障学前儿童身心健康，从而为学前儿童全面发展奠定良好基础。

□ 本模块对托幼机构保教活动中的卫生保健工作进行了阐述。学习时需要理解和掌握托幼机构的一日生活制度和保教活动的卫生保健工作要求，清楚托幼机构的其他卫生保健制度内容，树立保教结合、预防为主的理念，以期在未来岗位实践中提高卫生保健工作水平。

【学习导览】

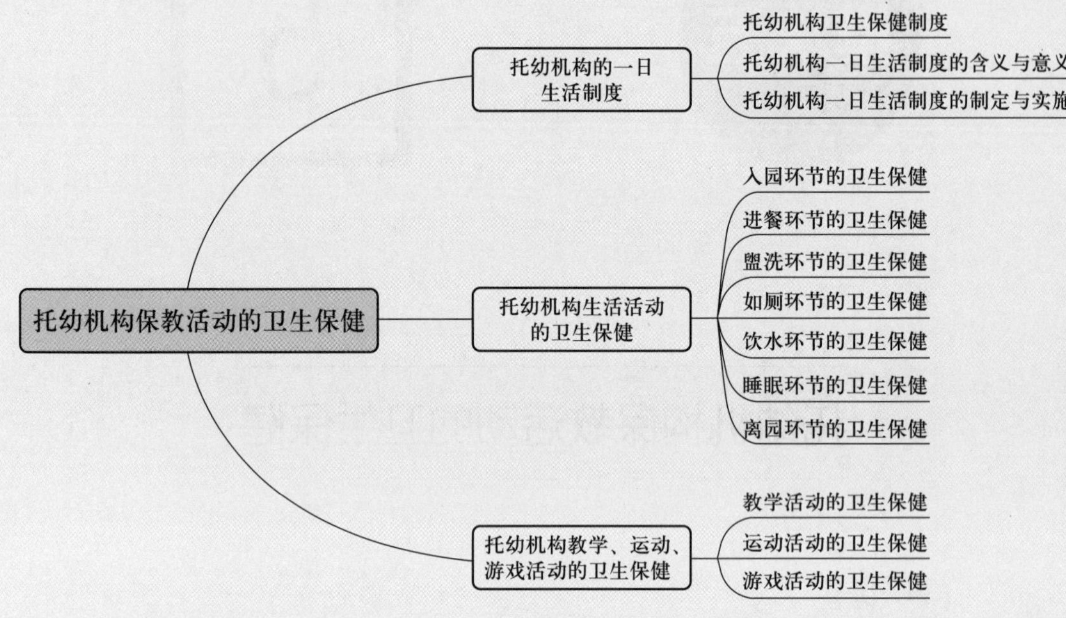
托幼机构保教活动的卫生保健
托幼机构的一日生活制度
托幼机构卫生保健制度
托幼机构一日生活制度的含义与意义
托幼机构一日生活制度的制定与实施
托幼机构生活活动的卫生保健
入园环节的卫生保健
进餐环节的卫生保健
盥洗环节的卫生保健
如厕环节的卫生保健
饮水环节的卫生保健
睡眠环节的卫生保健
离园环节的卫生保健
托幼机构教学、运动、游戏活动的卫生保健
教学活动的卫生保健
运动活动的卫生保健
游戏活动的卫生保健

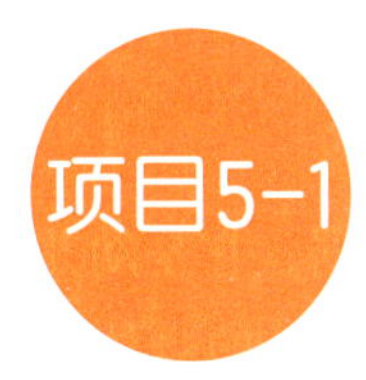

项目5-1 托幼机构的一日生活制度

【学习目标】

◆ 素养目标

1. 树立贯彻托幼机构卫生保健制度的意识；
2. 养成良好卫生习惯；
3. 树立学前儿童生活保健与心理保健并重的观念。

◆ 知识目标

1. 了解托幼机构卫生保健制度的具体内容；
2. 了解托幼机构一日生活制度的含义与意义；
3. 掌握托幼机构一日生活制度的制定依据和实施要求。

◆ 能力目标

1. 能够在一日生活组织中遵循一日生活制度；
2. 能够根据托幼机构卫生保健制度合理安排保教工作；
3. 能够恰当地向家长解释一日生活安排的依据与遵循制度的重要性。

【情境导入】

某幼儿园班级多，幼儿人数也较多，户外活动场地较小。幼儿园对户外活动时间进行了分配，每个班幼儿每天都可以有1 h的户外活动时间，剩余时间老师会组织幼儿在室内开展活动。同时，由于户外场地小，午饭后老师就不带幼儿散步了，直接安排幼儿进行午休。

上述幼儿园的做法合理吗？在组织幼儿一日生活的过程中，幼儿教师开展保教工作有依据吗？依据的是什么？为什么要依据卫生保健制度组织幼儿的各项活动呢？什么是一日生活制度，制定一日生活制度的意义是什么呢？

【基础理论】

托幼机构的卫生保健制度是衡量和评价其卫生保健工作的重要依据，它是幼儿园工作的重要组成部分，也是保障幼儿身心健康成长的必要条件。幼儿的身体和免疫系统尚未发育完善，容易感染疾病。托幼机构作为幼儿除家庭外接触最多的生活场所，应重视卫生保健工作，防止疾病传播，以完善的制度保障幼儿安全和健康。

一、托幼机构卫生保健制度

托幼机构的卫生保健制度是为了保障幼儿健康而制定的一系列规章制度，包括生活制度、膳食制度、体格锻炼制度、健康检查制度、预防疾病制度、消毒制度、卫生保健登记统计制度等。生活制度在卫生保健制度中占有极其重要的地位，它是幼儿在园所能够健康安全生活的保证，对幼儿的身心发展具有重要意义。

知识链接　托幼机构常见的卫生保健制度

1. 生活制度	2. 膳食制度	3. 体格锻炼制度
4. 健康检查制度	5. 预防疾病制度	6. 消毒制度
7. 隔离制度	8. 安全制度	9. 环境卫生制度
10. 家长联系制度	11. 卫生保健登记、统计制度	

托幼机构的生活制度是托幼机构出于规范化管理的需要，对学前儿童在托幼机构内的生活和活动在内容和时间上的规定，包括一日生活制度、一周生活制度、一学期和一学年的生活制度。其中一日生活制度是重中之重，是教师在幼儿园工作必须遵守的制度规范，也是幼儿在园生活的基本制度保障。

托幼机构的卫生保健制度

幼儿园健康检查制度

幼儿园消毒制度

二、托幼机构一日生活制度的含义与意义

(一)托幼机构一日生活制度的含义

托幼机构的一日生活包括幼儿日常生活活动、教学活动、游戏活动、运动活动等要素。一日生活制度就是将这些要素每天以一定的程序和时间固定下来(表5-1-1)。保教人员应严格执行生活制度，组织好各个生活环节，引导幼儿自己学会处理生活的各项技能，真正做到保教结合，全面完成保教任务。为保障幼儿一日生活的安全健康，按照《托幼机构卫生保健工作规范》要求，妇幼保健机构应对取得办园资格的托幼机构每3年进行1次卫生保健工作综合评估，确保一日生活制度的有效实施。

表5-1-1 某幼儿园各年龄班一日生活时间表

	时间段	大班	中班	小班
上午	8：00-8：45	入园、早餐	入园、早餐	入园、早餐
	8：45-9：05	早操活动	早操活动	早操活动
	9：05-9：30	盥洗、餐点	盥洗、餐点	盥洗、餐点
	9：30-9：55	集中教育活动	集中教学活动	游戏活动
	9：55-10：05	盥洗、饮水	盥洗、饮水	集中教学活动
	10：05-10：35	户外体育活动	户外活动	盥洗、饮水
	10：35-11：05	集中教学活动	盥洗、如厕	游戏
	11：05-11：25	盥洗、如厕	集中教育活动	盥洗、如厕
	11：25-11：55	午餐	午餐	午餐
	11：55-12：05	餐后散步	餐后散步	餐后
下午	12：05-2：30	午睡 2：15起床	午睡 2：30起床	午睡 2：45起床
	2：30-2：50	起床、餐点	起床、餐点	起床、餐点
	2：50-3：15	集中教育活动	户外体育活动	区域活动
	3：15-3：45	户外体育活动	游戏活动	喝水、盥洗、如厕
	3：45-4：15	游戏活动		户外活动
	4：15-4：30	喝水、盥洗、如厕	喝水、盥洗、如厕	喝水、盥洗、如厕
	4：30-5：10	晚餐	晚餐	晚餐
	5：10-5：30	离园	离园	离园

（二）托幼机构一日生活制度制定的意义

1. 合理的生活制度有利于促进学前儿童生长发育

合理的生活制度是保证每个学前儿童具有充足睡眠、按时进食和游戏以及健康成长的重要条件。合理的生活制度有助于幼儿中枢神经系统的正常发育，避免大脑的过度疲劳；合理的生活制度能够对幼儿的消化系统起到保护作用；合理的生活制度能使幼儿建立科学的生物钟规律，劳逸结合，促进身体各系统、各器官的发育与生理机能的完善。

2. 合理的生活制度有助于学前儿童养成良好习惯

合理的生活制度旨在帮助幼儿形成最初的自理能力和良好的生活卫生习惯，使幼儿在共同生活中能够愉快、安全、健康地成长。主要内容有生活自理、交往交流、生活常识、自我保护、爱护环境卫生等。

3. 合理的生活制度能够实现对学前儿童的教育

著名教育家陶行知先生曾提出：“一切生活都是课程，一切课程都是生活。”这说明对于学前儿童来说，一日生活具有重要的教育意义。一日生活制度可最大限度支持和满足学前儿童通过直接感知、实际操作和亲身体验获取经验的需要，让他们在生活中认识客观世界、学习生活技能、练习语言交流、学习社会交往、锻炼身体素质等。

4. 合理的生活制度是保教人员做好工作的依据

托幼机构是集体生活的场所，学前儿童人数多，年龄不同，身心发展的特点也有所不同，合理的生活制度就成为保教工作人员对不同年龄段儿童进行不同教育和照护的工作依据。

三、托幼机构一日生活制度的制定与实施

（一）制定托幼机构一日生活制度的依据

1. 依据学前儿童的年龄特点

不同年龄的幼儿生长发育情况，身体各器官系统机能、成熟程度有所不同，需要照顾的程度也不同，因此各年龄班一日生活制度的安排应有所区别。年龄越小的幼儿，身体和神经系统的耐力越弱，有意注意的时间也越短，容易疲劳，不能长时间地坚持一种活动。幼儿活动时间应与年龄相适应。根据幼儿的生理、心理特点，作息时间安排力求更加科学、合理。如小班幼儿生活自理能力差，进餐、睡觉、起床的时间要比大班稍长。小班上午只安排一次教学活动，中、大班可安排两次。

2. 依据大脑皮层机能的活动特点

托幼机构在制订生活制度时，应遵循动力定型原则，使幼儿的生活有规律地按时进行，反复多次，以养成到什么时间做什么事的良好习惯，增强幼儿对生活的适应能力，并形成健康的生活方式。

在安排幼儿活动时，要根据镶嵌式活动原则，做到动静交替、劳逸结合，使大脑皮质保持较长时间的工作能力，减少疲劳的发生。例如，在集体教育活动后，可安排自选游戏活动；在安静活动后，可进行户外自由活动或体育活动等。这样，大脑皮质各机能区域和身体的各器官系统既能充分调动，又能充分休息，从而促进幼儿身心健康发展。同时，要及时注意到儿童疲劳的早期表现，使其得到休息和恢复。

3. 依据地区特点和季节变化

我国地域辽阔，具有较大的南北气候差异和东西时间差异。托幼机构应根据本地区的地理特征和本园的具体情况来制定一日生活制度；同时，还应考虑不同季节的特点，对生活制度的部分环节进行调整。例如，冬季昼短夜长，早晚的气温偏低，可适当推迟幼儿入园时间，延长幼儿夜间睡眠时间，并相应缩短其午睡时间；而夏季昼长夜短，早晚较为凉爽，可将幼儿入园时间适当提前，午睡时间适当延长。托幼机构可以根据当地的具体情况和需要，制定出不同季节的生活制度。

4. 依据家长的需要

学前儿童的年龄特点决定了入园以及离园都必须由家长亲自接送，因此，托幼机构在制定生活制度时，还应该考虑幼儿家长的实际情况和需要，更好地为家长服务。例如，入园的时间，可以根据家长的需要适当地提前，而离园的时间也可以适当地推迟。

（二）实施托幼机构一日生活制度的要求

1. 实施一日生活制度的原则

（1）规则性与灵活性相结合

托幼机构一日生活的每一个环节应有具体内容和明确要求，具有一定的规则性，这是根据大多数幼儿的生长发育情况确定的。但是幼儿是独立的个体，过分统一的要求不仅会限制他们的主动性，还会因忽视幼儿的个体差异而损害其健康。因此，在实施一日生活制度时，应遵循规则性与灵活性相结合的原则。例如，在午睡环节，不能强求统一时间起床，可以让体弱幼儿多睡一会儿，而让精力充沛、睡眠少的幼儿在不影响其他幼儿午睡的情况下安静地活动。

（2）活动间的交替平衡

一日生活作息制度的合理性及活动的有效性，取决于各类活动交替安排的科学性。在安排幼儿一日生活时，应该遵循动态活动与静态活动的交替、室内活动与户外活动的交替、集体活动与个别活动交替平衡的原则，满足其身心发展的需要。如上午教学活动有一堂较为安静的语言活动，那么可以穿插安排体育活动和音乐游戏，让幼儿肢体得到活动；如果上午的活动运动量大，幼儿一直保持紧张、兴奋的状态，下午可以安排幼儿做一些较为安静的活动，以避免神经细胞或肌肉过度疲劳。除了安排主要的集体活动环节外，应给幼儿创造小组活动、个别活动的机会，多种形式相融合的生活活动才能满足幼儿多层次的发展需要。

思维碰撞　请举例说明如何在幼儿园一日活动中实施“动静交替”的原则？

（3）生活保健与心理保健并重

《幼儿园教育指导纲要（试行）》明确指出，“我们要树立正确的健康观念，在重视幼儿身体健康的同时，要高度重视幼儿的心理健康。”实践证明，日常生活是幼儿人际交往相对频繁和心理品质自然显露的时刻。因此，主动与幼儿沟通、交流，创设“尊重、信任、理解、关爱、激励、愉快”的心理氛围，利用幼儿的生活活动进行随机心理保健，让幼儿每天从各种必不可少的日常活动中潜移默化地掌握很多最基本的生活经验；对于幼儿不良情绪的及时疏通、品行障碍的及时纠正，培养他们积极、乐观、向上的精神状态，养成良好的行为习惯、形成正确的健康意识与观念是生活保健的重要内容。

2. 实施一日生活制度的注意事项

避免简单化、机械化。除了严格执行生活制度外，教师应注意避免简单、粗浅、不够全面和系统等问题。对幼儿生活自理能力培养的方法不能过于单一，只停留在常规要求的层面，还要在实践中进行深入细致的研究。例如，进餐时，不再简单地以定时、定量吃完为标准，而是关注幼儿怎么吃、吃得怎么样，并尽可能地满足幼儿的一些实际需要。

关注幼儿差异。幼儿之间存在着较大的差异性，例如，有的幼儿精力十分旺盛、睡眠的需要较少；有的幼儿体质较弱，往往需要比其他人更多的睡眠时间。再如，有的幼儿吃饭较慢，吃饭需要较长的时间等。对此，生活制度在具体实施的过程中，还应该兼顾幼儿的个别差异，进行随机教育，以适应不同幼儿的特点，满足幼儿的不同需要。

家园协同配合。学前儿童良好的生活习惯养成需要借助成人的引导与要求，家园之间需统一协调。在托幼机构中，教师、保健医生、门卫、保洁人员等共同协作，保证教育观念与方法一致，贯彻落实一日生活制度；在家中，家长需根据学前儿童一日生活规律，做到饮食起居时间合理，以免打乱生活规律，引起其心理和生理上的不适。

【岗位应用】

【岗位任务导入】幼儿刚进入幼儿园时，许多家长都表示幼儿园的午睡时间过于长，他们希望可以缩短午睡时间或者取消午睡。家长小西说："我家的孩子精力充沛，在家基本没有睡过午觉，但上幼儿园之后，学校每天都要求午睡，孩子只能躺在床上假装睡着了，一躺在床上就是两个半小时，实在太难受了"。家长小玲说："孩子在家虽然有午睡的习惯，但通常都是睡一小时左右，可幼儿园强烈要求睡两个半小时，孩子中午睡足了，晚上就不困，常到十二点多才睡，可自己第二天还要早起上班。"还有其他家长对幼儿园的午餐、户外活动等提出了很多不同的意见。如果你是小班幼儿教师，面对这一情况，如何做好家长工作呢?

【任务描述】请自主完成学习任务书，并以小组为单位，自行分配角色，对组织家长会活动的情景进行模拟，介绍幼儿园一日生活安排的合理性与遵循一日生活制度的重要性。

一、岗位任务实施建议

实施建议	课前：学生自主学习本项目基础知识和微课资源，查阅相关资料，完成学习任务书，并以小组为单位，讨论幼儿园一日生活安排的合理性与遵循一日生活制度的重要性。自行分配角色，对组织家长会活动的情景进行模拟演练
	课中：小组学生进行情景模拟展示；教师组织讨论、头脑风暴和多方评价等环节，最后总结梳理本项目涉及的岗位知识、技能和素养
	课后：学生修改家长会活动方案，完成练习题，查漏补缺

二、学习任务书

小班家长会活动的情景模拟

任务目的	通过家长会，教师和家长可以沟通教育理念、相互协作配合，实现家园共育，最终形成教育合力。家长会的组织工作是幼儿教师的必要工作。进行家长会活动情景模拟，不仅能够帮助学生理解幼儿园一日生活制度的含义与意义，体会制定和遵循一日生活制度的重要性，也为今后的工作实践打下基础
任务内容	1. 了解托幼机构一日生活制度的含义与意义； 2. 掌握托幼机构一日生活制度的制定依据和实施要点； 3. 以小组为单位讨论、分析幼儿园一日生活安排的合理性与遵循一日生活制度的重要性； 4. 以小组为单位合作设计小班家长会活动方案，并自行分配角色，对家长会活动的情景进行模拟演练

续表

小组名称	
任务分配	
分析幼儿园一日生活安排的合理性与遵循一日生活制度的重要性：	
小班家长会活动方案：	

附表　小班家长会活动情景模拟考核评价标准

考核要点	分值	评价标准	得分
准备工作	15	准备家长会活动所需要的材料，如报告、图片、PPt 等	
	15	编写家长会活动方案，包括活动时间、活动地点、签到方式、人员分工、具体流程等	
	5	做好会前的通知工作，能够用适宜的语言在班级群里发布家长会通知，包括时间、地点等内容	
活动组织	10	掌握幼儿身心发展的特点，清楚班内儿童的个体差异性，能够结合理论知识分析幼儿园一日生活安排的合理性与遵循一日生活制度的重要性	
	5	语言表述清楚，逻辑清晰	
	10	与家长良好互动，能够及时、清楚地回答家长所提出的疑问	
	10	能够按照活动方案完成家长会活动流程，过程流畅，脱稿完成	
教师素养	5	尊重家长，讲解时态度诚恳、有自信	
	5	仪表大方，举止文雅，表情自然，面带微笑，有亲和力	
	10	普通话标准，表达流畅，有感染力，抑扬顿挫，音量适中	
团队合作	5	角色分配合理，分工明确，协调配合组织活动	
	5	小组成员配合默契，具有团队合作意识	
合计	100	(不适用)	
评价与建议： 评价人： 年　月　日			

【赛证对接】

一、考点聚焦

幼儿园教师资格考试“保教知识与能力”、学前教育专业技能竞赛“幼儿教师职业素养测评”中，涉及本项目的考点是幼儿一日生活制度的含义、意义、制定依据和实施要点，主要以选择题的形式出现。

二、考题回顾

（一）幼儿园教师资格考试“保教知识与能力”

1.（2023年上半年）《托儿所幼儿园卫生保健工作规定》1—3岁儿童每年健康检查的次数是（　　）。

A. 1次　　B. 2次　　C. 3次　　D. 4次

2.（2022年下半年）制定一日活动计划主要是依据（　　）。

A. 社会发展和幼儿身心发展的规律

B. 当地文化特点和本班幼儿身心发展状况

C. 本周计划和本班幼儿兴趣与需要

D. 幼儿园和班级的学期计划

3.（2019年下半年）论述题：试述科学安排幼儿园一日生活的原则。

4.（2019年上半年）论述题：什么是幼儿园一日生活常规？试述培养幼儿一日生活常规的意义和方法。

（二）学前教育专业技能竞赛“幼儿教师职业素养测评”

1. 下列关于个人卫生消毒制度的表述，不正确的是（　　）。

A. 幼儿一人一杯、一巾，每天消毒一次

B. 饭前、便后用肥皂、流动水洗手

C. 每月为幼儿剪指甲一次

D. 被褥做到专人专用，两周换洗床单、枕巾一次

2. 幼儿的户外活动时间在夏、秋季可安排多一些，冬季可适当缩短。一般每天（　　）。

A. 1～2 h　　B. 2～3 h　　C. 3～4 h　　D. 4～5 h

3.《托儿所幼儿园卫生保健工作规范》规定，托幼园所工作人员接受健康检查的频率是（　　）。

A. 每月一次　　B. 半年一次　　C. 每年一次　　D. 三年一次

三、模拟练习

1. 安排幼儿生活作息制度要（　　），不同类型的活动要交替进行。

A. 动静结合　　B. 循序渐进　　C. 合理　　D. 科学

2. 幼儿园日常生活组织，要从实际出发，建立必要的、合理的常规，坚持（　　）。

A. 一贯性和启蒙性　　B. 科学性和综合性

C. 科学性和全面性　　D. 一贯性和灵活性

3. 下列关于幼儿园一日生活的教育意义不正确的说法是（　　）。

A. 可以保证幼儿身体的健康发育

B. 有利于幼儿心理的健康发展

C. 可以培养幼儿良好的生活习惯

D. 安排过多游戏活动，不利于幼儿的学习

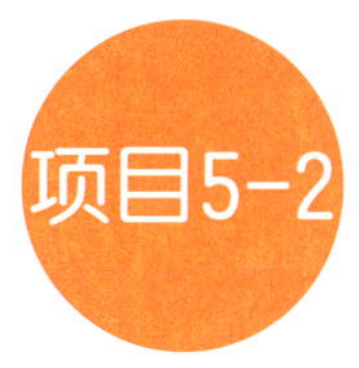

项目5-2　托幼机构生活活动的卫生保健

【学习目标】

◆ 素养目标

1. 养成个人良好的行为和卫生习惯；
2. 重视培养学前儿童的行为和卫生习惯；
3. 树立维护学前儿童安全的意识。

◆ 知识目标

掌握一日生活各个环节的卫生保健工作要求。

◆ 能力目标

1. 能够与同班教师协调配合，合理组织一日生活活动；
2. 能够科学指导学前儿童提高生活自理能力，养成良好的行为和卫生习惯；
3. 能够及时发现并妥善处理一日生活中出现的特殊情况；
4. 能够根据学前儿童个体差异进行随机指导。

【情境导入】

早上入园前，妈妈给5岁的小万准备了糯米鸡和牛奶当作早餐。到了午餐时间，小万还是没感觉到饿，但林老师不允许他们浪费食物。小万是个乖巧听话的孩子，硬撑着把剩下的饭菜都吃光了。午睡时，小万一直不能入睡，他告诉老师自己刚才吃得太饱了，肚子撑得睡不着。但林老师对小万说：小孩子一定要午睡。小万只能躺着勉强入睡。14:30，午睡时间已过，其他小朋友陆续醒来，但是小万一直没有醒。林老师打算上前叫醒小万，却发现小万已经停止了呼吸，嘴唇发黑还带有异物。老师马上抱起小万送往医院抢救，但小万还是没有醒过来。医生诊断，小万因为食物还未消化就睡觉，导致食物倒流堵塞气管，造成窒息死亡。

小万死亡的原因是否与幼儿教师有关？为什么会发生这样的惨剧？在组织幼儿一日生活时如何保护学前儿童的健康和生命安全？

【基础理论】

托幼机构的生活活动是指学前儿童在园所的全部生活实践，主要包括入园、晨检、进餐、盥洗、喝水、如厕、睡眠、散步、日常劳动、离园等环节。它是满足儿童基本需要的活动，也是一日活动的重要组成部分，贯穿于一日生活的始终，对幼儿的健康与安全都具有重要意义。

一、入园环节的卫生保健

入园是幼儿一日生活的第一环节。入园时教师的情绪、态度对幼儿有很大的感染作用，要使幼儿感到亲切、温暖，感到老师喜欢他、等待他、欢迎他，由此他也会喜欢教师，喜欢上幼儿园。具体工作要求如下：

（一）准备工作

1. 开窗通风并检查卫生情况

幼儿教师要在开园前到岗，提前将活动室开窗通风，调节室内的温度。一般来说，夏季需持续开窗通风，室温不高于28℃；冬季开窗通风10～15 min，室温不低于18℃。一般各房间的清洁卫生应在前一天离园前做好，早晨主要是检查有无遗漏处，如卫生间地面是否有积水，垃圾桶是否干净、摆放到位等。

2. 准备饮用水和水杯

若使用水壶或水桶，教师应为幼儿准备温度适宜的开水；若使用饮水机，应检查机器工作是否正常、出水温度是否适宜。将已消毒的杯子按编号放在杯柜上。拿杯子时，注意手握杯柄，手指不能伸入杯内；摆放时杯口朝上、杯柄朝外，以方便幼儿拿取。

3. 准备洗漱用品

从消毒间取回已消毒的毛巾，并按编号挂在毛巾架上；准备好肥皂、漱口水、卫生纸等。寄宿制托幼机构还需准备好牙具等。

4. 其他准备工作

做好其他准备工作，如幼儿健康牌，晨间活动的玩具、器械等。

（二）晨间接待

1. 亲切问好接待

教师要面带笑容地接待幼儿，主动向幼儿问好，还可以适当地摸摸他们的头或拥抱一下他们，或说几句夸奖和鼓励的话，以让幼儿和家长感到亲切、温暖、愉悦。

此外，还要向家长简单了解幼儿的在家情况，听取家长的意见和要求，并做好个别幼儿的衣物、药物交接工作。幼儿药物一定要在规定表格填写详细，并妥善保管，避免出现丢失或混淆的情况。

2. 细心晨检

晨检是托幼机构卫生保健工作的一个重要环节，既能预防传染性疾病的传播，又消除了可能发生的意外事故隐患，是维护幼儿健康、保障其安全的一项不可缺少的保健措施。

晨检的具体方法是：一看，二摸，三问，四查。

一看：看脸色，看皮肤，看眼神，看咽喉是否正常；

二摸：摸幼儿是否发烧，或测量体温，摸腮腺是否肿大；

三问：问幼儿在家吃饭情况，问睡眠是否正常，问大小便有无异常；

四查：查幼儿手指甲和双手是否卫生，查幼儿衣着是否整洁，有无携带不安全物品，如曲别针、图钉等，身上是否有伤痕。

在晨检过程中如发现幼儿身体不适或疑似传染病患者，要及时请家长将幼儿带回就医。如无异常情况，教师应组织幼儿有礼貌地和家长告别。

（三）组织晨间活动

晨检完成入班后，组织学前儿童挑选自己喜欢的玩具等进行活动。教师可观察幼儿活动情况，并进行交流或提供适当帮助。

二、进餐环节的卫生保健

一般情况下，托幼机构要做到一日三次正餐，上、下午各加一次点心。严格按照规定的时间和地点进行，与一日生活制度安排中的时间相差不应超过10 min，两餐间隔应在3.5～4 h。在幼儿进餐时，环境应是安静、愉快、轻松的，而不是紧张、压抑的。教师应认真细致观察幼儿进餐情况，如餐具的使用，进餐时的坐姿，幼儿嚼、咽食物的方法及进餐时的情绪状态等。对于进餐情况不佳的幼儿，教师应先弄清楚原因，然后针对幼儿的实际情况给予照顾或指导、帮助，切勿大声呵斥幼儿。做好进餐环节的组织与指导，对保证幼儿营养的均衡摄入，养成良好的餐饮习惯有重要意义。具体工作要求如下：

（一）准备工作

进餐前教师应布置好就餐环境，擦净餐桌（第一遍清水，第二遍消毒水，第三遍清水）。准备餐具，每张餐桌上放一个消毒好的餐盘，里面放上本桌就餐幼儿的勺子。

进餐前半小时安排幼儿安静地活动，避免过度兴奋，影响食欲。进餐前15 min提醒幼儿收拾玩具，放好椅子，组织洗手，准备进餐。

保育教师做好相关准备工作，取食物后，需注意热汤饭等要放到安全地方，以免烫伤幼儿；之后向幼儿简单介绍当日菜肴，激发幼儿食欲。

（二）餐中组织

教师分发饭菜时，要站在餐桌前，面对幼儿，禁止从幼儿头顶、身体上方传饭，添饭不能过满，避免烫伤幼儿；提醒幼儿排队取餐不拥挤，吃饭时不玩餐具。

进餐过程中，教师要精力集中，注意观察，精心照顾幼儿，轻声地、和蔼地指导和帮助幼儿掌握进餐的技能，鼓励幼儿独立进餐，提醒幼儿安静、慢慢进餐，避免出现异物因入喉而窒息的情况，同时纠正偏食，培养幼儿不挑食的好习惯。关注幼儿去除鱼刺等，防止扎伤咽部；多关注食物过敏幼儿，是否有过敏现象，出现过敏现象及时处理。幼儿进餐时教师应不拖地、不扫地，保证进餐环境的卫生。

（三）餐后整理

教师提醒幼儿将食物残渣放入残渣盘，并将餐具放到指定地点。之后组织幼儿饭后漱口、排队洗手、上厕所。

幼儿全部进餐结束后，保育教师要收拾餐桌，清扫地面，送回碗筷。

餐后要带领幼儿进行10～15 min自由散步，便于食物消化吸收。

幼儿进餐的卫生与安全

岗位案例分析　案例描述：很多家长问："我家宝宝自从上幼儿园后，放学回家就喊饿，回家第一件事情就是找水果、零食吃。每天问老师孩子在幼儿园的吃饭情况，老师都说吃得很好，那为什么孩子回家还会喊饿呢？"

案例分析：结合幼儿的身心特点，可能有以下原因：① 幼儿刚入园，不安的情绪导致食欲变差；② 幼儿在家可能是父母喂饭，来幼儿园需要时间来适应自主进餐；③ 幼儿胆小，不敢找老师加饭；④ 幼儿园伙食没有家里精细，无法引起幼儿食欲；⑤ 幼儿在幼儿园活动量较大，但是胃容量小，能量消耗快，少吃多餐符合幼儿的身体发育特点。

指导策略：首先，教师应创造和谐、友爱的心理氛围，关心爱护幼儿，帮助幼儿尽早适应幼儿园环境。其次，应引导和培养幼儿的自主进餐习惯，并逐步锻炼生活自理能力，在幼儿不能独立进餐时，应照顾幼儿进餐。再次，进餐时主动询问幼儿是否需要添饭，了解幼儿的食量，能及时、主动为幼儿添饭。最后，与家长沟通交流，通过家园合作，共同促进幼儿的发展。

三、盥洗环节的卫生保健

盥洗可以使毛发、皮肤保持清洁，减少皮肤被汗液、皮脂、灰尘污染的机会，提高皮肤的抵抗力，维护身体的健康。同时，还可以培养学前儿童爱清洁、讲卫生的良好习惯，提高生活自理能力。一般来说，幼儿在园盥洗内容主要包括洗手、洗脸、漱口等。

（一）准备工作

1. 摆好毛巾，放好所需洗漱用品（香皂、洗手液等）。
2. 检查地面是否干燥，防止幼儿滑倒摔伤。
3. 检查水池是否有损坏，避免缺口划伤幼儿。
4. 检查洗洁精、消毒液等是否放置在幼儿站立时伸手够不到的地方，以防损伤幼儿皮肤或误食中毒。

（二）盥洗中组织

1. 组织幼儿盥洗时，要根据用具、设备情况，排队分批进行。提醒幼儿不要拥挤、争抢、打闹，避免摔倒，发现异常情况立即处理。

2. 幼儿盥洗时，教师需全程站在盥洗室门口，监督并提醒幼儿遵守盥洗方法，同时指导并帮助有困难的幼儿，认真地洗净手脸（图5-2-1）。

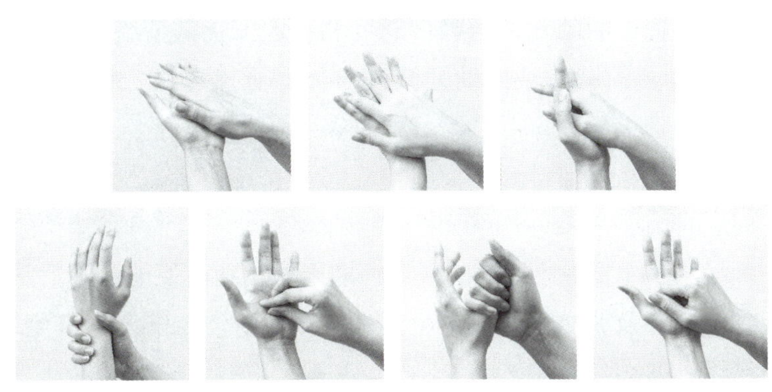

图5-2-1　七步洗手法

（三）盥洗后整理

幼儿洗完后，教师逐一检查方可离开盥洗室。

幼儿离开盥洗室后，教师要及时清理地面水渍、污渍。

四、如厕环节的卫生保健

教师应引导幼儿及时如厕，不憋屎尿，逐步养成定时大小便的习惯。教师要仔细观察幼儿排尿、排便情况，发现尿频、尿痛、血尿以及便秘、腹泻等问题，及时通知家长带孩子去医院检查。不强制幼儿大小便，不应让幼儿蹲或坐的时间过长，严禁以坐便盆惩罚幼儿。具体工作要求如下：

（一）准备工作

保持厕所地面干燥，防止幼儿滑倒摔伤。

保持便池安全洁净、无异味，检查厕所冲水管道是否损坏，看有无滴水，防止幼儿滑倒。

将洗洁精、消毒液等放置在幼儿站立时伸手够不到的地方，以防损伤幼儿皮肤或误食中毒。

提供数量充足、大小适宜的手纸。

（二）如厕中组织

组织幼儿分别进入男、女厕所，有序如厕，条件受限的幼儿园可以安排男女幼儿错时如厕，培养幼儿认知性别。

教师应全程关注幼儿如厕过程。帮助或指导幼儿学习脱裤子、提裤子，从前往后擦屁股，教幼儿学会使用坐式、蹲式便池。提醒幼儿排便时间不要过长；如厕完后冲厕所，洗手并安静离开；不在厕所逗留、玩耍，避免出现意外事故。

对拉裤子、尿裤子的幼儿，教师应态度和蔼地安抚其情绪，消除幼儿的紧张和不安，同时用轻柔的动作帮助幼儿擦洗身体，更换衣服，快速清理有便迹的衣物。

（三）如厕后整理

幼儿如厕后，教师要将便池内的尿液冲刷干净，观察便池台阶上是否有尿液、地面上是否有水迹，及时清理厕所卫生，保持厕所清洁与安全，避免幼儿滑倒或摔伤。

五、饮水环节的卫生保健

教师应培养幼儿主动饮水的习惯，确保幼儿每天饮用足够的水。幼儿剧烈活动后，应等身体恢复平静后再喝水。饮水时要提醒幼儿注意安全，避免呛水。具体工作要求如下：

（一）准备工作

幼儿喝水前，水杯、杯柜、水桶要消毒完毕，杯柜应遮挡好，保持清洁；每个幼儿的水杯应放在水杯柜中的固定地方，杯把朝外。

测试水温，以滴在成人手背上不烫为好，避免烫伤幼儿。

检查地面是否有水渍，防止幼儿滑倒。

（二）饮水中组织

组织幼儿排队接水，提醒幼儿手抓水杯把，打水不要太满，半杯或三分之二杯即可，以免洒水，打好水后到喝水区安静喝水，不玩笑打闹，以防呛水、浪费水。

提醒幼儿喝完将杯子放回原处。

（三）饮水后整理

幼儿喝水后，教师要及时清理地面或水桶下面的水渍，以免幼儿滑倒。

幼儿喝水、盥洗、如厕的卫生与安全

六、睡眠环节的卫生保健

充足的睡眠可以保证高级神经系统的正常机能，促进幼儿生长激素的分泌。幼儿睡眠时间应因年龄和健康状况而异。年龄小、体质弱的幼儿睡眠时间需相应延长，每天要睡11～12 h。午睡一般安排在饭后30 min，睡眠时间不少于2 h。在整个睡眠过程中教师要注意观察所有幼儿，发现问题及时解决，避免出现意外情况。

（一）准备工作

就寝前半小时，教师要开窗通风，保证室内空气畅通。但是在冬季，为避免幼儿睡眠时感觉寒冷，幼儿入室就寝前应关闭窗户。

睡前对寝室地面、床面和幼儿身上进行安全检查，确保无安全隐患。需注意女孩要摘发卡，避免扎伤。

组织幼儿有序如厕，安静进入寝室，睡前不做剧烈运动，注意保持幼儿轻松、愉快的情绪，不批评、恐吓幼儿。

组织幼儿上床，提醒幼儿脱鞋子、衣服，并叠放好；提醒幼儿不在床上打闹，以防从床上摔下受伤。

创造安静入睡氛围，避免新异刺激导致幼儿兴奋，影响入睡；禁止高声谈笑、喧闹现象；睡房内光线应较暗，以保证幼儿高质量的睡眠。

（二）睡眠中组织

加强巡视，及时、细致地为每一位幼儿盖好被（毯）。

纠正幼儿不良睡姿，培养幼儿右侧卧或仰卧的好习惯，不蒙头睡觉，避免发生窒息。

发现幼儿神色异常应及时报告与处理。及时检查幼儿健康状况，测量体温、观察脸色等，发现问题及时联系保健医进行处理。

提醒未睡幼儿安静，避免吵醒其他幼儿。

利用幼儿睡眠时间，检查幼儿服装及鞋袜，缝补脱落纽扣及破洞，做好值班相关工作。不能以任何借口离开寝室，或做自己的私活，如看书、睡觉等。午睡过程中，教师都应保持安静，避免吵醒幼儿。

（三）睡醒后整理

教师可轻声温柔叫起，并播放轻柔音乐，唤醒幼儿。

组织幼儿穿衣服、鞋子，教师应帮助有问题的幼儿进行穿衣，并检查是否穿戴正确。接着要组织幼儿整理床铺，小中班由老师帮助、指导，如叠被，整理床单。大班幼儿要独立整理好。

组织幼儿如厕、洗手、喝水，并给小女生梳头。

在幼儿离开寝室后，教师要给寝室开窗通风，清洁整理，保持寝室安全卫生。

七、离园环节的卫生保健

幼儿离园前，应引导、帮助幼儿做好清洁和整理工作。幼儿离园时，应根据需要向家长介绍幼儿在园的情况及听取家长意见。对暂时不能回家的幼儿要个别照顾、妥善安排，适当组织活动，消除幼儿因等待家长而产生的焦躁不安情绪。

（一）准备工作

组织安静的活动，稳定幼儿情绪，做好离园准备。可与幼儿进行简短谈话，同他们一起回顾一天的生活，表扬好人好事；或进行安全教育和礼貌教育，并提醒他们回家时的注意事项，如交通安全。

提醒幼儿洗手、洗脸，检查幼儿衣服鞋袜，仪表是否整洁，提醒幼儿带好随身物品，等候家长来接。

（二）离园中组织

离园过程中至少需要两位教师配合进行，一位教师接待家长，同时另一位教师继续组织幼儿活动，密切关注每一个幼儿，防止幼儿出现意外或自行离园、走失的情况。

向家长介绍幼儿在园情况，做好物品交接工作，如有身体不适或特殊情况要及时告知，并与离园幼儿互道“再见”。如果是其他人员来接孩子，必须征得幼儿父母同意方可放行。长期他人代接，要有幼儿家长的书面授权。

对未及时接走的幼儿，应组织安静活动，等待家长来接，不得随意交给其他人员，避免出现走失的情况。

（三）离园后整理

所有幼儿离园后，教师须做好活动室及物品的清洁、消毒、整理工作，关好门窗、切断电源。

思维碰撞　幼儿园保教工作离园环节，教师可以跟家长交流哪些内容？

【岗位应用】

【岗位任务导入】王晓是一名学前教育专业的学生，她很喜欢小朋友。暑假期间，她来到一所幼儿园实习。进入到班级后，她感到一切都很陌生，有些不知所措，参与组织活动总是容易出问题，比如给小朋友盛饭太满，小朋友吃不完；给小朋友们接水忘记试水温；不会教小朋友们如何正确洗手等等。为此她非常苦恼。幼儿园一日生活的组织工作都有哪些呢？如何组织好幼儿的一日生活各环节呢？有哪些工作要求和注意事项？

【任务描述】请自主完成学习任务书，并以小组为单位自行分配角色，模拟演练幼儿园一日生活各环节的组织。

一、岗位任务实施建议

实施建议	课前：学生自主学习本项目基础知识和微课资源，查阅相关资料，完成学习任务书，并以小组为单位讨论幼儿园一日生活环节和各环节的组织要点，自行分配角色，进行情景模拟练习
	课中：小组学生进行一日生活各环节组织的情景模拟展示；教师组织讨论、头脑风暴和多方评价等。最后总结梳理本项目内容涉及的岗位知识、技能和素质要求
	课后：学生总结遗漏要点，并完成练习题，查漏补缺

二、学习任务书

任务1　托幼机构一日生活各环节组织要点的知识整理

任务目的	托幼机构一日生活各环节组织要点是重要的理论知识考点，也是岗位工作的必备专业知识。以表格形式进行知识梳理，帮助学生掌握重点知识
任务内容	自主学习，整理托幼机构一日生活各环节的组织要点

一日生活环节		组织要点	遗漏的要点（可在课中或课后整理）
入园	晨检		
	晨间活动		
进餐			
盥洗			
如厕			
饮水			
睡眠			
离园			

任务2　托幼机构一日生活各环节组织的情景模拟

任务目的	在岗位工作中，教师仅仅具备理论知识，对于有序、合理地组织幼儿一日生活是远远不够的。教师还需将理论知识用于实际工作中，能够正确、熟练地操作，与同班教师协调好工作，组织好全体幼儿的活动。因此，要通过情景模拟练习实践岗位工作任务，从知识、技能、素质三方面培养学生综合素质
任务内容	1. 掌握托幼机构一日生活各环节的组织要点； 2. 以小组为单位，自行分配角色，进行模拟情景练习和展示
小组名称	
角色分配	
情景模拟思路：	

任务2附表　托幼机构一日生活各环节组织的情景模拟考核评价标准

考核要点	分值	评价标准	得分
准备工作	5	准备所需要的活动材料	
	5	查阅相关资料，明晰幼儿园一日生活环节的组织要点	
教师素养	5	仪表、仪态自然大方，面带微笑，有亲和力	
	5	普通话标准，表达流畅，音量适中	
	5	语言具有儿童化风格，有感染力	
活动组织	5	尊重、关爱幼儿，能够及时关注每位幼儿的反应，并做出适宜的回应	
	5	注重对幼儿卫生和行为习惯的培养	
	15	组织要点体现全面，无遗漏	
	15	操作准确、恰当	
	10	能做好一日生活安全防范工作	
	5	自然流畅，能够脱稿完成	
	10	重视对幼儿随机指导，培养幼儿自理能力	
团队合作	5	角色分配合理、恰当	
	5	小组成员灵活、机动，配合默契，各司其职，具有团队意识	
合计	100	（不适用）	
评价与建议： 评价人： 年　月　日			

【赛证对接】

一、考点聚焦

幼儿园教师资格考试“保教知识与能力”、学前教育专业技能竞赛“幼儿教师职业素养测评”中，涉及本项目的考点是幼儿在园一日生活中各个环节的实施要点。主要以选择题的形式出现。

二、考题回顾

（一）幼儿园教师资格考试“保教知识与能力”

1.（2014年上半年）《幼儿园工作规程》指出，幼儿园应制定合理的幼儿一日生活作息制度，两餐间隔时间不少于（　　）。

A. 2. 5 h　　B. 3 h　　C. 2 h　　D. 3. 5 h

2.（2017下半年）对幼儿如厕，教师最合理的做法是（　　）。

A. 允许幼儿按需自由如厕　　B. 要求排队如厕

C. 控制幼儿如厕次数　　D. 控制幼儿如厕的间隔时间

（二）学前教育专业技能竞赛“幼儿教师职业素养测评”

1. 教师组织幼儿睡眠时不能做的是（　　）。

A. 睡眠前要组织幼儿盥洗、如厕

B. 逐步教会幼儿能独立地穿脱衣服、鞋袜

C. 注意纠正幼儿不良的睡眠习惯

D. 遇到不睡觉的幼儿要进行批评教育

2. 豆豆在幼儿园经常尿床，老师恰当的做法是（　　）。

A. 了解豆豆尿床的原因，和家长共同商量办法

B. 提醒其他小朋友，不要像豆豆一样

C. 适当批评豆豆，帮助她养成好习惯

D. 要求家长带豆豆去治疗，治好了再回幼儿园

3. 为了让幼儿少生病，提高幼儿园的出勤率，园所给幼儿喂抗病毒的药品，下列说法正确的是（　　）。

A. 属于幼儿园的卫生保健常规工作

B. 随意喂药损害了幼儿的身心健康

C. 教师应承担喂药事件的全部责任

D. 体现了幼儿园对幼儿健康的关心

4. 老师不喜欢吃胡萝卜就冲饭菜里的胡萝卜皱眉，幼儿发现后也不会想吃胡萝卜了。对于这种现象，老师最好的做法是（　　）。

A. 说服教育，告诉幼儿胡萝卜十分有营养

B. 指责幼儿，不应该浪费粮食

C. 不喜欢吃胡萝卜还可以吃其他蔬菜

D. 教育幼儿吃饭不挑食时，老师首先自己做到不挑食

5. 幼儿教师晨间接待幼儿入园工作的重点是（　　）。

A. 提醒幼儿尽早进入学习状态　　B. 与家长交流，沟通情感

C. 检查孩子的身心状况　　D. 督促孩子完成家庭作业

6. 幼儿园进行晨间检查时，摸幼儿颈部、手心是否发烫，摸腮腺及淋巴结是否肿大，这属于检查步骤中的（　　）。

A. 一问　　B. 二摸

C. 三看　　D. 四查

7. 幼儿每天睡眠应保证11～12h，其中，午睡一般（　　）左右。

A. 1.5h　　B. 2h

C. 2.5h　　D. 3 h

8.（　　）不属于婴幼儿良好的盥洗习惯。

A. 男孩经常理发　　B. 经常洗头、洗澡和换衣

C. 每天洗脸、洗脚、洗屁股　　D. 留长指甲

三、模拟练习

1. 在幼儿园的一日活动中，第一项活动是（　　）。

A. 早操　　B. 进餐

C. 接待幼儿入园　　D. 自由游戏活动

2. 幼儿就寝前（　　）h，开窗通气（冬季，幼儿入室就寝时应关闭窗户）。

A. 0.5　　B. 1

C. 2　　D. 1.5

3. 保教人员要保证幼儿每天游戏活动的时间不少于（　　）。

A. 3 h　　B. 4 h

C. 2 h　　D. 1 h

4. 最适合婴幼儿的睡眠姿势是（　　）。

A. 双腿弯曲，向右侧卧睡　　B. 双腿弯曲，向左侧卧睡

C. 仰面向上，臂放胸前　　D. 面朝下，趴着睡

5. 小班幼儿在教师（　　）下脱掉外套并叠放整齐，并与自带衣物整齐地叠放在一起；中班幼儿在教师（　　）下脱掉外套并叠放整齐，并与自带衣物整齐地叠放在一起；大班幼儿（　　）脱掉外套并叠放整齐，并与自带衣物整齐地叠放在一起。

A. 独立、帮助、指导　　B. 帮助、指导、独立

C. 帮助、独立、指导　　D. 指导、帮助、独立

6. 进入早操场地时带队的站位，一般是（　　）在前，（　　）在中间，（　　）跟在队伍的后面。要求幼儿上下楼梯时排好队，靠右边、按顺序一个跟着一个走。

A. 保育员、带班教师、辅班教师

B. 辅班教师、带班教师、保育员

C. 带班教师、辅班教师、保育员

D. 带班教师、保育员、辅班教师

7. 摆放桌椅时，将餐桌之间保留不少于（　　）宽的距离，保证幼儿有足够的进餐空间。幼儿在进餐中如有如厕等情况，可以方便幼儿进出。

A. 30 cm　　B. 60 cm

C. 90 cm　　D. 120 cm

8. 以下说法不正确的是（　　）。

A. 清洁和消毒餐桌的顺序是：用清水擦拭餐桌、用84消毒液消毒餐桌、用清水擦净桌面

B. 对活动室、睡眠室、盥洗室开窗通风，冬季一般开窗通风10～15 min

C. 使用餐桌抹布，自下而上，从左到右，再擦拭餐桌四角边缘，抹布湿度适中，以不滴水为宜

D. 擦拭一张桌子后搓洗一次抹布，再擦拭下一张餐桌

9. 以下说法正确的是（　　）。

A. 离园时，幼儿教师应热情接待家长，与家长保持零距离

B. 根据幼儿日常的食量，及时为幼儿加饭菜，多盛少添

C. 洗净、消毒好的口杯根据对照标志放入对应的位置，杯把朝内

D. 幼儿床要摆放整齐，注意间隔距离（40～50 cm）

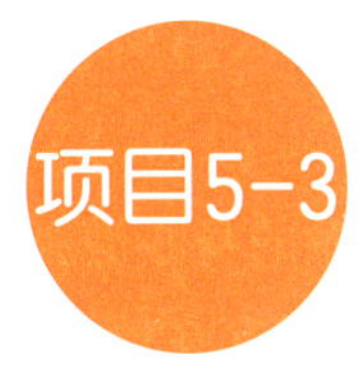

项目5-3 托幼机构教学、运动、游戏活动的卫生保健

【学习目标】

◆ 素养目标

1. 树立在各项活动中培养学前儿童的卫生保健意识；
2. 树立维护学前儿童的安全意识；
3. 尊重学前儿童的身心发展特点、个体差异和兴趣。

◆ 知识目标

掌握教学、运动和游戏活动中的卫生保健工作要求。

◆ 能力目标

1. 能够根据卫生保健工作要求组织教学、运动和游戏活动；
2. 能够及时发现并妥善处理教学、运动、游戏活动中的特殊情况；
3. 能够根据学前儿童个体差异进行随机指导。

【情境导入】

某幼儿园的小朋友在老师的带领下来到户外一个组合式大型玩具器械前游戏。两名老师分别站在器械的两侧，其中一位老师在与其他班的老师说话。这时几个孩子慌慌张张地跑过来，叫着："老师，轩轩被挂住了！"老师急忙赶过去，发现轩轩挂在滑梯上端。老师连忙爬上去把他抱了下来。幸亏发现得及时，轩轩没有受伤。原来轩轩从滑梯滑下来的一瞬间，帽子两边垂下的绳子缠在了滑梯边的柱子上。虽然老师在场，但险些发生重大事故。

组织户外游戏活动时，上述情境中有哪些不当的地方？如果你是其中的幼儿教师，你会如何落实卫生保健工作要求？在教学、运动和游戏活动中都有哪些卫生保健工作呢？

【基础理论】

学前儿童阶段是一个人成长中的黄金时期，如何更好促进学前儿童的身心健康是一个永恒的话题。学前儿童的卫生保健工作，不仅限于生活中，还要贯穿在教学、运动、游戏等各项活动中。

一、教学活动的卫生保健

（一）托幼机构教学活动中的身体保健

1. 提醒学前儿童保持正确身体姿势

幼儿脊柱还没发育定型，容易驼背、脊柱侧弯等。教师要经常提醒幼儿保持正确的坐姿。

（1）做到“一直一正二平”。即身体直、头正、肩平、腿平。脊柱正直，头不过于前倾，不歪头，不耸肩，将大腿放平，足着地，使身体的重心稳妥地落在坐骨和椅靠背的支撑点范围内，以减轻维持坐姿的肌肉疲劳。

（2）做到“三个一”。眼离书本一尺，胸离桌子一拳，手离笔尖一寸。即书与眼距1/3 m左右，最好使视线与书本的夹角接近直角，避免颈部肌肉疲劳；前胸距桌缘约一拳。

2. 教学时间不宜太长

年龄越小的幼儿，身体和神经系统的耐力越弱，有意注意的时间也越短，容易疲劳，不能长时间地持续同一种活动。一般来说，托幼机构集体教学活动时长应根据幼儿有意注意的时间长短来安排，如表5-3-1所示。

表5-3-1 不同年龄段幼儿的有意注意时长

班级	年龄段	有意注意时长
小班	3—4岁	3～5 min
中班	4—5岁	10 min左右
大班	5—6岁	15 min左右

3. 选择适宜的教学内容和方法

教学内容应能引起学前儿童的兴趣和好奇、引导学前儿童适应社会生活，发展自身潜能、为以后的发展打下基础，例如安全知识、卫生知识、生活常识等。幼儿无意注意占优势，知识经验缺乏，教师应尽量采用直观、形象的教学方法，如视频、图片、实物等。

知识链接　托幼机构常用的教学方法

1. 直观法：这是幼儿园教学的主要方法，包括：观察（物体和现象）、演示、示范、使用直观教具、采用电化教育手段等。

2. 提问法：是教育、教学常用的方法，是指导幼儿观察、学习的主要方法。

3. 谈话法：又称“问答法”，通过教师提问、幼儿回答方式进行教学，即引导幼儿运用已有的知识经验回答提出的问题，借以获得新知识，或检查知识、巩固知识。

4. 讲授法：教师口头向幼儿描绘情景、叙述事实、解释概念、说明道理，包括讲解法、讲述法、描述法。

5. 讨论法：在教师指导下幼儿对提出的问题进行讨论，表达自己的认识和看法。

6. 操作法：教幼儿按照一定的要求和程序通过自身的实践活动进行学习。

4. 创设安全、卫生、丰富的教学环境

创设良好的物质环境。教师应注意活动室的光线、色彩、温度、湿度、通风、防尘等，同时要注意一些潜在的危险，尽量避免事故的发生。

提供安全、丰富的教具材料。首先，教师务必保证提供的教具材料是无毒、无害的。其次，为了丰富幼儿的教育教学环境，可以利用活动室、睡眠室、走廊及室外场地，提供相应的设施和材料，为幼儿创设分区活动的场所。

（二）托幼机构教学活动中的心理保健

1. 正确运用表扬和批评

正确运用表扬、奖励手段。表扬、奖励要有正确的指导思想；让每个学前儿童都有受到表扬和奖励的机会；注意表扬、奖励的灵活性；对学前儿童的表扬、奖励要及时，并且让其了解受到表扬、奖励的具体原因；不要事先许诺物质奖励；不宜对学前儿童有直接兴趣的行为进行奖励。

正确运用批评、惩罚手段。批评、惩罚要及时；要让学前儿童知道受批评、惩罚的原因；要尊重学前儿童，不伤及他们的自尊心；要对事不对人，不翻旧账；不要威胁、吓唬学前儿童；批评、惩罚不宜过多、过滥，要因人而异；使用坚定的语气，使他们知道令出必行，没有例外。

2. 营造积极、健康的精神环境

营造积极、健康的精神环境，核心是建立融洽、和谐、健康向上的人际关系，使学前儿童乐于和善于表达或交流思想与情感。在幼儿园人际关系中，良好的师幼关系是最重要的。教师对学前儿童多支持、多肯定、多接纳、多表扬、多鼓励、多

关注、多信任以及多给他们自由、多让他们自主，是形成融洽、和谐、健康师幼关系的必要条件。教师以自身对待学前儿童的情感、态度，为其树立良好榜样，让他们体会到教师的关怀、信任和鼓励，为培养学前儿童健康的情绪、情感起到了积极的作用。

二、运动活动的卫生保健

运动能促进学前儿童的生长发育，增强学前儿童体质，提高学前儿童对疾病的抵抗能力，培养勇敢、坚强的心理品质。

（一）注意活动量和强度

学前儿童在做运动时，要承担一定的生理负担，负荷过小效果差，达不到锻炼的目的；负荷过大则超过身体所承受的限度，因此必须有计划、有步骤逐步增加运动量，做到由易到难、由慢到快、由简单到复杂，使其有一个逐步适应的过程。其活动量安排，从开始至结束应当是由小到中等再到小，绝对不能过大。判断运动量是否适宜，可以从活动强度、密度和时间三个因素综合考虑。学前儿童进行体育活动时，一般要求低强度，时间不要太长。体育活动中与活动后，教师可以从学前儿童面色、出汗量、心率、呼吸状态、动作质量、精神状态等方面判断活动量是否合适。

思维碰撞　学前儿童户外活动时，从哪些方面可以看出活动量是否适宜？

（二）选择适宜的运动活动

为学前儿童选择活动项目、内容、方式和方法时，应从增强体质、促进身体全面协调发展的目标出发，排除可能造成危害的运动，选择学前儿童感兴趣，符合其年龄特点的活动。在运动过程中让他们获得成功，增强其自信心，促进其情感发展。

（三）注意活动场地的卫生条件

运动场地的选择，运动器械的尺寸、重量应符合学前儿童的身体发育特点。对运动器材、器械要经常检查、修理、保养；对室内活动场地和软垫等要定期清洁、消毒，让学前儿童有一个安全、卫生的运动环境。这样，学前儿童便可以根据自己的兴趣、爱好和能力去自由选择活动项目和活动器材，发展各自的动作及身体素质，能轻松、愉快、自由地活动。室内体育活动场最好是在木地板或软垫上，放置一些幼儿活动器械，如蹦床、平衡木、攀登架、硬纸盒、太空球、充气小城堡、垫子等。垫子上运动时，可赤足，能对幼儿的脚部起按摩的作用，有利于幼儿触觉的发展。

（四）注意季节、天气的变化

运动活动要根据季节、天气的变化进行适时调整。如炎热的夏天气温高，要适当降低运动量，早晨或上午运动比下午适宜；寒冷的冬天，可以适当增加学前儿童的练习密度和运动量。活动过程中出汗，可先用毛巾抹去汗水再减衣服；活动后，抹去学前儿童身上的汗，再增加衣服。春季，南方常下雨，空气湿度大，适宜多开展室内活动。

三、游戏活动的卫生保健

游戏符合学前儿童身心发展的特点，具有其他活动不能替代的教育价值，因此托幼机构应以游戏为基本活动。

（一）保证场地、材料的安全卫生

注意游戏或户外活动场地应保持通风良好、空气新鲜、采光或照明充足。一些活动量大的游戏，应尽量安排在户外进行，使学前儿童在游戏时得到充足的阳光和新鲜的空气。所使用的玩具和材料要定期检查、维修和消毒，以预防意外伤害和疾病的传播。活动场地应平整，周围无危险物，附近也不存在危险物品。

（二）选择适宜的游戏类型

游戏活动应生动多样，以免单一的刺激造成学前儿童疲劳，但时间不要过长，以防过度兴奋。在玩泥、沙游戏时，提醒学前儿童注意不要弄到眼、鼻、耳、口中，若不慎有沙土入眼时，要教育幼儿不可用手揉擦，以免因眼结膜等受伤而引起感染。

（三）活动中时刻观察

在游戏过程中，保教人员要全神贯注地观察全体学前儿童。观察其情绪、衣着等，不得随意离开。如有特殊情况离开，要交代给其他在岗人员，切忌不辞而别。保教人员不能聚在一起聊天，出现特殊情况要及时处理，保证学前儿童的安全及游戏效果。

岗位案例分析　案例描述：民间游戏“炒黄豆”活动开始了。小朋友们自由探索和交流后，老师结合“好朋友手拉手面对面，升高一小手，头儿朝里钻，再伸一小手，头儿往外钻”儿歌化指导语言进行示范，使小朋友们对“炒黄豆”的动作要领有了一个比较清晰形象的感知，他们迫不及待地和好朋友尝试起来。俊俊和浩浩是一组，他们也尝试着一起翻过去，但俊俊的动作协调性不是很好，总也跟不上。开始浩浩还在耐心提醒他，但看到旁边的小朋友们成功后，浩浩开始忍不住指责起了俊俊：“你怎么翻不过来啦！”俊俊听了，难过地低下了头，小脸上满是失望的表情。

案例分析：幼儿之间存在个体差异性，在组织幼儿游戏时，教师应时刻关注幼儿，随时给予专业指导，促使幼儿掌握动作要领。

指导策略：1. 俊俊和浩浩的动作发展有差距，老师可以安慰俊俊翻不过来没有关系，并给他们重新分组，根据各组小朋友的能力提出适宜的要求。2.《幼儿园教育指导纲要（试行）》中指出，尊重幼儿在发展水平、能力、经验、学习方式等方面的个体差异，因人施教，努力使每个幼儿都能获得满足和成功。因此作为幼儿教师应创设一个丰富多样的、多功能多层次的、具有选择自由度的环境，让每个孩子有机会找到符合自身特点的活动环境，以此获得成功，增强自信心。3. 教师要了解孩子，敏锐地发现孩子之间的个体差异，做到个别化的教育。可将能力相近的幼儿分到一组，既考虑了幼儿当前的水平，又照顾到了个体差异性。4. 对幼儿的评价也应体现出个体差异性，避免用统一的标准来评价不同的幼儿。教师要多使用鼓励语言。只要幼儿尽了努力，就及时给予鼓励，让幼儿体会成功的快乐，充分体现组织活动时尊重个体差异的现代教学理念。

【赛证对接】

一、考点聚焦

幼儿园教师资格考试“保教知识与能力”、学前教育专业技能竞赛“幼儿教师职业素养测评”中，涉及本项目的考点是教学、运动和游戏活动中的卫生保健工作要点。主要以选择题的形式出现。

二、考题回顾

（一）幼儿园教师资格考试"保教知识与能力"

1.（2021年下半年）从生活中选择幼儿感兴趣的事物和问题作为教学内容的主要是因为（　　）。

A. 教师容易制作教具

B. 便于教师教学

C. 符合家长的希望

D. 符合幼儿的学习特点

2.（2021年上半年）体育活动中、活动后，教师分别可以从哪些方面判断幼儿的活动量是否适宜？

3.（2023年下半年）简述教师在幼儿户外活动时注意哪些方面？

（二）学前教育专业技能竞赛"幼儿教师职业素养测评"（略）

三、模拟练习

1. 有组织的（　　）是教师从幼儿的兴趣和实际水平出发，有计划、循序渐进地组织实施全面发展教育的活动。

A. 学习活动　　B. 教育活动

C. 德育活动　　D. 体育活动

2. 增强幼儿体质最有效的途径是（　　）。

A. 课堂教学　　B. 家庭环境

C. 体育活动　　D. 生活活动

3. 幼儿最重要的学习方式是（　　）。

A. 听课　　B. 读书

C. 做作业　　D. 游戏

4. 下列选项中不属于幼儿园保教任务的是（　　）。

A. 培养幼儿的生活习惯

B. 对幼儿进行适宜的艺术陶冶

C. 教幼儿认识简单的字

D. 发展幼儿的语言能力

模块测验

模块五测验　托幼机构保教活动的卫生保健

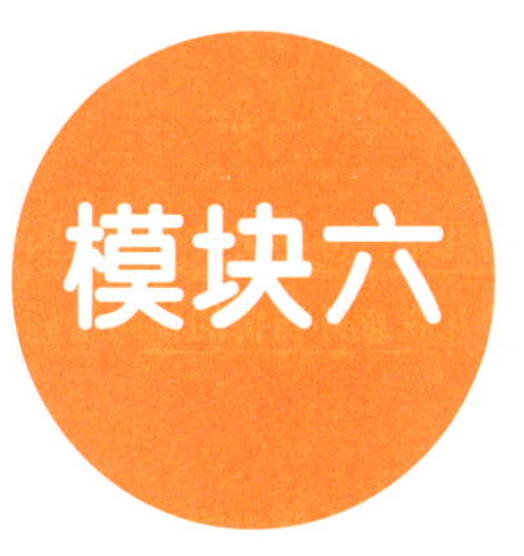

模块六 6

学前儿童常见意外伤害的预防与处理

【导入语】

□ 学前儿童身心发展不完善，活泼好动，缺乏安全和自我保护意识，因此容易受到一些意外伤害，如跌落伤、烧烫伤、骨折、窒息等。意外伤害一旦发生，轻则会损伤学前儿童的身体，重则导致残疾，甚至危及生命。了解学前儿童意外伤害的原因，做好预防工作，可有效减少其意外伤害的发生。若在学前儿童发生意外伤害时学前教育工作者和家长具有救护的知识和技能，冷静、沉着、迅速地采取急救措施，可在很大程度上争取时间，减轻学前儿童的痛苦、降低伤残率、挽救生命。

【学习导览】

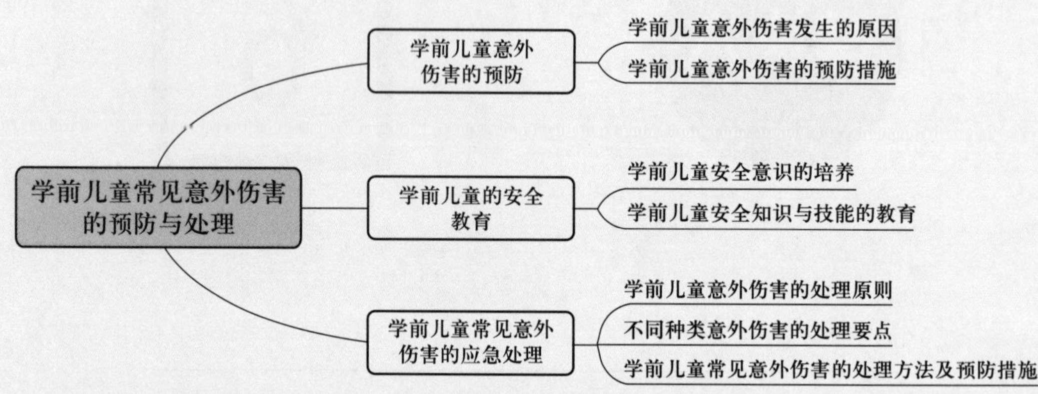

学前儿童常见意外伤害的预防与处理
学前儿童意外伤害的预防
学前儿童意外伤害发生的原因
学前儿童意外伤害的预防措施
学前儿童的安全教育
学前儿童安全意识的培养
学前儿童安全知识与技能的教育
学前儿童常见意外伤害的应急处理
学前儿童意外伤害的处理原则
不同种类意外伤害的处理要点
学前儿童常见意外伤害的处理方法及预防措施

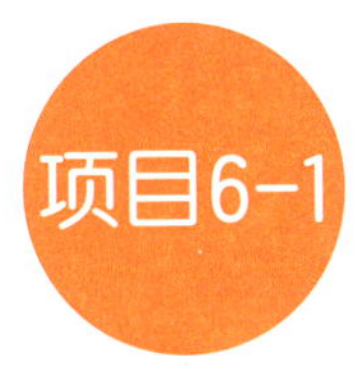

学前儿童意外伤害的预防

【学习目标】

◆ 素养目标

1. 树立维护学前儿童安全的意识；
2. 具有发现和防范意外伤害的敏锐性；
3. 具有高度责任心和责任意识，关爱学前儿童生命健康；
4. 具有严格执行安全制度的职业素养。

◆ 知识目标

1. 了解学前儿童意外伤害发生的原因；
2. 掌握学前儿童意外伤害的预防措施。

◆ 能力目标

1. 能够落实托幼机构安全管理制度，确保学前儿童一日生活安全；
2. 能够在保教工作中预判和排除安全隐患，预防和避免意外事故的发生。

【情境导入】

萌萌和飞飞是某幼儿园大班小朋友。一日，幼儿教师王某带领幼儿到户外活动。在排队时，王老师一再交代：“小朋友们排好队下楼梯，不要拥挤、打闹。”下楼梯时，飞飞走在萌萌的后面，两人在队尾嬉闹。趁队伍行走拉开距离时，飞飞跳起来想要趴在萌萌的背上。萌萌一下没站稳，导致飞飞摔了下来。经检查，飞飞的左股骨中段发生斜形闭合性骨折。

此次意外伤害出现的原因是什么？除此之外，幼儿出现意外伤害的原因还有哪些？如何预防幼儿发生意外伤害呢？

【基础理论】

一、学前儿童意外伤害发生的原因

学前儿童安全意识差，缺乏自我保护能力，生活中需要环境的安全保障和成人的照护，稍有疏忽就可能导致意外伤害事故的发生。导致学前儿童发生意外伤害的因素一般有以下四种：

（一）环境因素

学前儿童生活环境中的一些不安全因素，如社会公共设施不完善，所在小区或托幼机构安全保障设施欠缺（如没有消防器材等）、安全出口少且狭窄、设施设备及电线线路老化等，都容易导致学前儿童发生意外伤害。

（二）托幼机构和教师因素

托幼机构设备安全性差，缺乏定期检查和检验，不能及时维修和更换，均会带来严重安全隐患。安全制度是一项重要的卫生保健制度，若托幼机构的安全制度不健全、不完善、不执行，教职工责任不明确，安全意识欠缺，会使学前儿童的安全缺乏保障。教师是学前儿童一日生活的组织者，若教师组织不当，甚至失职，缺乏应对意外事故的知识和技能，会直接造成学前儿童出现意外伤害。

（三）家长因素

家长对意外伤害的防范意识、防范措施的正确与否和意外伤害的发生有密切关系。研究显示，家长的不良监护行为不仅可导致学前儿童发生伤害，也可通过影响学前儿童本身的行为，增加他们发生伤害的危险。此外，家长若对学前儿童的大小事务包办、代办，而忽视对其自我保护意识和能力的培养，也容易使其发生意外伤害。

（四）学前儿童自身因素

学前儿童身体的各项机能水平较低，动作的灵活性和协调性较差，但他们好奇心强、活泼好动，且缺乏生活经验和安全意识，不能预见自己行为的后果，因此很容易发生意外伤害，且一般无法对突发事件做出快速反应。学前儿童常见意外伤害，如跌伤、骨折、溺水、触电等，大多是由自身原因导致的。

二、学前儿童意外伤害的预防措施

意外伤害已成为夺取学前儿童生命的第一杀手。预防学前儿童意外伤害事故，需要托幼机构、家庭和社会的共同努力。以下从托幼机构、教师和家庭方面来阐述预防学前儿童意外伤害的措施。

（一）托幼机构方面

1. 创设安全的机构环境

创设安全的环境是顺利开展安全管理工作的物质保障，包括：消除机构内各活动空间的安全隐患，为学前儿童提供安全、无毒、无污染的生活和活动环境，定期对存在安全隐患的场地进行排查，并及时维修和更换破损物品。例如，文化墙使用胶带而不使用图钉，以免图钉掉落伤害幼儿；及时更换已损坏的玩教具，以免其弄伤幼儿。

2. 建立健全专项安全管理制度

安全制度规定了托幼机构的重要工作环节中需要注意的安全问题、采取的工作流程、负责实施的具体人员等。例如，接送制度、门卫制度、食品试尝留样制度、药品管理制度、服药安全制度、消防制度、卫生消毒制度、集会和大型活动制度等。托幼机构要建立健全各项安全制度，明确责任机制，并严格执行，切实发挥制度应有的实践价值，为学前儿童的安全做好制度保障工作。

（二）教师方面

1. 落实安全责任制度

幼儿教师应牢记自己的责任范围，在本班活动室及本班幼儿集体活动的其他场所认真做好安全管理工作，以免幼儿发生意外伤害。此外，幼儿的安全保障还需要其他教职工的支持，幼儿教师也应协助他们落实安全责任制度。例如，晨检时协助保健医生做好幼儿药品信息登记，以免弄错；进厨房取饭时要遵守厨房卫生安全规定，以免污染食物；配合后勤人员做好活动室设施、设备的安全排查和检修，以消除安全隐患。

2. 确保学前儿童一日生活安全

幼儿教师要注意幼儿一日生活各环节的安全，保证幼儿高高兴兴来园、平平安安回家。在组织保教工作时，关注和重视学前儿童的安全，做好一日生活各项常规要求。例如，晨检时注意确保幼儿没有携带不安全物品入园；户外活动前排除器械和场地的安全隐患；组织进餐时避免幼儿烫伤；幼儿午睡时做好巡视工作等。

3. 积极做好学前儿童安全教育工作

幼儿教师除了做好自身的安全防范工作外，对学前儿童的安全教育也不可松懈。只有帮助学前儿童提高自身安全意识，才能从根源处杜绝意外的发生。因此教师要结合各个年龄阶段幼儿的认知和兴趣特点，创设形式多样、形象生动的安全教育活动，帮助幼儿掌握安全知识，提高安全意识。

思维碰撞　幼儿教师在组织一日生活的各环节中如何确保幼儿的安全？

（三）家庭方面

学前儿童安全意识差，在日常生活中家长要悉心照护。首先，家长要提高对意外事故的防范意识和学习正确的意外伤害处理技能。例如在家中将剪刀、药物、糖豆等危险物品放在儿童接触不到的地方，乘坐车辆时不抱儿童坐前排位置，学习气管异物的急救方法等。其次，在保证安全的前提下注重培养学前儿童的安全和自我保护意识。可以适当教学前儿童一些生存与安全技能，让学前儿童做一些力所能及的事情，让他们在生活中锻炼、摸索，使学前儿童的安全意识融入自身素质之中，不断提高自我保护意识和能力。

【岗位应用】

【岗位任务导入】岗位案例一：某幼儿园大班老师在活动室里组织孩子们分组活动时，突然听到男孩小欢痛苦的尖叫声。老师马上赶过去查看，发现是小乐挥动铅笔把小欢的右眼扎伤了。老师立即把小欢送到市眼科医院诊治。经过8天的住院治疗，小欢的右眼后囊被切除，同时植入了人工晶体。后又进一步诊断为右眼眼角膜穿透伤及外伤后白内障。

岗位案例二：某幼儿园为了节约开支，园长开校车接送幼儿。一天早上校车开到幼儿园后，园长便下了车，刚刚参加工作的王老师将孩子们引导下车。王老师刚来这家幼儿园三天，孩子还认不全。两岁半的宁宁在后排座位上睡着了，加上椅背宽大，王老师没有看到宁宁，以为所有小朋友都下车了。宁宁在高温炙烤下的校车里闷了足足7 h，最终窒息而死。

【任务描述】请以小组为单位，自主学习基础知识，查阅相关资料，讨论、分析上述两个案例中发生意外事故的原因，提出防范措施，完成学习任务书。

一、岗位任务实施建议

实施建议	课前：学生自主学习本项目基础知识，查阅相关资料，以小组为单位讨论、分析上述两个案例中发生意外事故的原因，提出防范措施，完成学习任务书
	课中：小组学生分享和讲解案例分析内容；教师组织讨论、头脑风暴等环节。最后总结、梳理本项目的重点岗位知识、技能和素质要求，总结案例分析题的答题方法与思路
	课后：学生完成练习题，查漏补缺，撰写心得体会

二、学习任务书

岗位案例分析

任务目的	维护学前儿童的生命安全，防止意外事故的发生是学前教育工作者最重要的工作。在步入幼儿教师岗位前，通过分析幼儿园意外伤害典型案例，一方面帮助学生将学前儿童意外伤害的原因和预防措施等理论知识融入岗位应用，提高自己的安全防范意识；另一方面帮助学生练习和掌握案例分析题型的答题方法、思路，提升综合分析与评价能力，为将来考取幼儿教师资格证做准备
任务内容	1. 掌握《幼儿园工作规程》中有关文件精神； 2. 自主学习学前儿童意外伤害发生的原因和预防措施； 3. 以小组为单位讨论、分析上述两个案例中发生意外事故的原因并提出防范措施
小组名称	
岗位案例一分析：	
岗位案例二分析：	

附表　岗位案例分析考核评价标准

考核要点	分值	评价标准	得分
案例分析内容	10	条理清晰，结构分明，逻辑性强	
	10	能运用相关理论解决案例中的问题，方法科学、得当	
	20	能找出案例中造成意外伤害的关键因素，分析透彻、全面	
	20	防范措施具体、可行，有针对性	
讲解表现	10	仪表、仪态自然大方，面带微笑	
	5	普通话标准，有亲和力	
	5	声音洪亮，语速适中	
	10	语言表达流畅、连贯	
	10	讲解清楚，条理清晰	
合计	100	（不适用）	
评价与建议： 评价人： 年　月　日			

【赛证对接】

一、考点聚焦

幼儿园教师资格考试“保教知识与能力”、学前教育专业技能竞赛“幼儿教师职业素养测评”中，涉及本项目的考点是学前儿童意外伤害的预防措施。常以单选题和案例分析题的形式进行考查。需重点识记并能正确分析托幼机构安全防护的行为和问题。在学习时也要熟悉学前儿童意外伤害发生的原因，帮助对重点知识的理解和记忆。

二、考题回顾（略）

三、模拟练习

（一）单选题

《幼儿园教育指导纲要（试行）》指出，幼儿园必须把（　　）放在工作的首位。

A. 保护幼儿的生命和促进幼儿的健康　　B. 交通安全

C. 食物安全　　D. 火灾

（二）简答题

请简述学前儿童意外伤害的预防措施。

（三）资料分析题

收集有关学前儿童意外伤害的案例并对其原因进行分析。

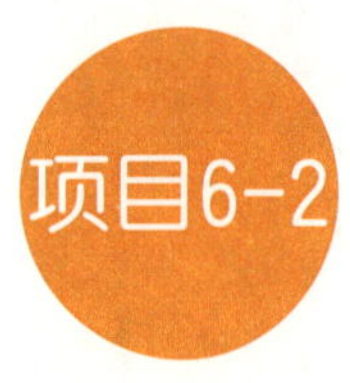

项目6-2　学前儿童的安全教育

【学习目标】

◆ 素养目标

1. 具有高度责任心和保护学前儿童安全的意识；
2. 重视对学前儿童安全意识的培养；
3. 具有严格执行安全制度的职业素养；
4. 树立对学前儿童进行随机安全教育的意识。

◆ 知识目标

1. 掌握培养学前儿童安全意识的内容；
2. 掌握对学前儿童进行安全知识和技能教育的内容。

◆ 能力目标

1. 能够随机指导学前儿童一日生活中的安全行为；
2. 能够在一日生活组织中指导和教育学前儿童防范危险；
3. 能够开展与安全知识和技能相关的教育活动。

【情境导入】

对一个家庭来说，儿童失踪是无法承受的悲痛。学前儿童自身安全意识和自我保护意识薄弱，面对拐骗行为，如玩具、零食诱惑，冒充熟人等，分辨能力差。对学前儿童进行防拐骗安全教育尤为重要。

如果你是幼儿园教师，如何对学前儿童进行防拐骗安全教育呢？有哪些安全教育的途径？除了防拐骗外，还有哪些安全知识和技能需要教给学前儿童呢？

【基础理论】

《幼儿园教育指导纲要（试行）》要求幼儿要“知道必要的安全保健常识，学习保护自己”，并要求幼儿园要“密切结合幼儿的生活进行安全、营养和保健教育，提高幼儿的自我保护意识和能力”。为了避免意外伤害发生，我们在关注孩子、保护孩子的同时，也应教给学前儿童必要的安全知识，提高其自我保护能力。只有把安全的“金钥匙”教给学前儿童才更可靠。所以，幼儿园应通过安全教育活动，有意识、有计划、有目的地对学前儿童进行安全教育，抓住活动的各个环节随机强化。在日常生活和教育教学活动中要通过开展丰富多彩的游戏、学习、训练等活动来加强对幼儿的安全教育，帮助学前儿童掌握安全技能。

一、学前儿童安全意识的培养

安全意识就是人们在日常生活、生产活动和社会活动中对自身安全做出的反应和控制，并通过思维、情感、习惯、信念等表现出来。学前儿童的安全意识就是学前儿童对安全问题的认识及其心理体验的总和。对一个在生理和心理上都处于弱势的学前儿童来说，生命成长的每一步都面临着挑战。他们认知能力有限，对事物缺乏判断力，当面临可能的伤害与危险时，往往不能及时做出反应。孩子进入幼儿园后生活范围扩大，独立意识增强，好奇心和求知欲旺盛，什么都愿意自己动手去尝试、去探索。这是他们成长中的进步表现，但各种危险事件也极易发生。健康的身体和安全的环境是学前儿童成长的必要条件，也是学前儿童从事其他活动的前提。加强学前儿童安全意识的培养与教育必将有利于每一位儿童的健康成长。托幼机构要深入探索，以多种形式对学前儿童进行适宜的安全教育。

思维碰撞　幼儿园可以什么活动形式对幼儿进行安全教育？

（一）专门的安全教育活动与常规性活动相结合

托幼机构应将安全教育有计划地列入每学期教育教学计划中。教师通过组织教学活动，例如观看安全图片、看图说话、诗歌、故事等多种形式，使每个幼儿了解掌握安全知识，懂得什么该做，什么不该做，应该怎么做。同时也要注意在日常生活中引导幼儿提高安全意识。例如：组织消防演习、参观交通局、幼儿一日生活的随机教育等。实践证明，这都是幼儿安全教育的有效途径，是提高幼儿自我保护意识的基本手段。

（二）充分调动学前儿童主动活动的兴趣

如果教师在进行安全教育时仅以语言告知和告诫学前儿童，学前儿童的学习兴趣必然会逐渐降低。有些家长和老师常常用简单的禁止或恐吓方式对学前儿童进行安全教育，可能会刺激学前儿童的好奇心（如告诉学前儿童“不能玩火”等），反而使其产生尝试心理，从而酿成事故。因此，对学前儿童进行安全教育时，不能用简单的禁止、恐吓的语言和方式进行，而应尽量使用正向的、积极的语言形式。此外，为了改善学前儿童对待安全问题的态度和促进其最终产生安全行为，教师应从学前儿童的接受心理出发，充分调动学前儿童的活动兴趣。例如将安全教育与学前儿童的游戏融合在一起，让他们在玩耍中自己去体会什么是安全，逐渐形成一种安全意识以及应对危险的能力。

岗位案例分析 案例描述：幼儿园张老师在一次手工活动中，告诉孩子们：“大家用剪刀时要小心。剪刀很锋利，不能剪到小手，小手剪破会流血。也不能剪到衣服，衣服也会被剪破的。”结果一名幼儿悄悄剪了小手指上的表皮；另一个幼儿则把同桌一女孩子的羽绒服剪了一个小口。

案例分析：张老师是一位工作不久的年轻教师，有基本的安全教育意识，却由于没能运用正确的安全教育策略而导致一节课发生两次意外事件。幼儿年龄小，好奇心强，对于一切新鲜事物都乐于去尝试，可是却缺乏正确的判断能力，有的家长或教师喜欢用禁止式的方法，例如告诉幼儿“不把手指插入电插座的孔内”“不用绳索套在颈项上”“不探身窗外”“不拿滚烫的东西”等。禁止其实是一种消极的做法，很可能带来不良的后果：幼儿原来并没想到要做的事，经成年人一提醒，反而会去做。

指导策略：1. 家庭和幼儿园共同为幼儿营造一个安全的环境；2. 帮助幼儿养成安全的行为习惯，提高幼儿的安全意识、自我保护能力；3. 引导幼儿消除安全隐患；4. 使用正向的、积极的语言对幼儿进行安全教育。

（三）渗透到一日生活中，随机教育，家园共育

幼儿教师在组织一日生活各环节时，可以对学前儿童进行随机的安全教育，如进餐时提醒边吃边玩的小朋友专心吃饭，户外活动时教育小朋友们排队下楼梯，午睡时教小朋友侧卧使呼吸通畅等。平时，学前儿童与家长去各种公共场合，也会遇到许多很好的安全教育情景，如红绿灯、斑马线、救护车、110岗亭、安全出口、灭火器、各种安全标志等。如果家长能抓住教育机会，随时随地与孩子共同认识和探讨这些安全教育素材，孩子就会对这些生活中的安全知识逐渐产生深切的感知，并

将其深入到自己的意识里。总之，幼儿园应同家长合作，共同对学前儿童实施安全教育。通过家园密切配合，使安全教育效果事半功倍。

二、学前儿童安全知识与技能的教育

我们的生活环境中时时处处都有危险，学前儿童需要具备一些维护自身安全的知识与技能，才能增强自我保护能力，具体内容如下：

（1）知道玩电、玩火、玩水的危害性；不玩弄电源插座、插头、电线，不玩火柴、打火机；不在水池边玩耍，不私自下水游泳；不碰开水和煮沸的汤；学习起火、落水、触电时自救的简单技能。

（2）养成不将东西放入口中的习惯，不捡地上的东西吃，非食用的东西不入口，不把钱币、玻璃球等小东西含在嘴里，不乱吃药。

（3）不携带小东西及锐利的器具等危险物品。

（4）外出活动时，要整理好衣着，穿好鞋子，系好鞋带，以免活动时绊倒发生危险；不随意离开集体；不随便采摘花果、抓捕昆虫，以免中毒或被咬伤等。

（5）运动和游戏时，应按一定顺序进行，不相互推拉，避免碰撞；掌握使用运动器械的正确方法，遵循安全规则，不做危险动作；走路奔跑时要注意四周是否有障碍物等。

（6）防拐骗，不要吃陌生人的东西，不要陌生人的钱物，不听陌生人的话或不跟陌生人走。不擅自离园出走，不单独外出，人多拥挤处要与大人携手同行。学会遇到坏人或走失时的求救方法。

（7）学习认识交通标志，遵守交通规则；过马路走人行横道，横穿马路不慌张，注意看清左右有无来车；不在街上乱跑；乘车时，不可将头、手伸出车外；要扶好车上的把手或系好安全带等。

（8）养成良好的饮食习惯，包括不吃腐败变质、不干净的食物，吃饭时细嚼慢咽，不打闹奔跑。

（9）学会打求救电话，包括119火警电话、110匪警电话、120医疗急救以及家庭电话。要记住自己的名字、父母名字和家庭住址，方便万一走失时联系家长。

千般呵护，不如自护。安全教育主要是培养学前儿童良好的安全意识、生命意识和自我防护意识，并由意识逐步转化为自身的认知，逐步形成相应的观念、态度，并且在各项活动中表现出来。安全知识最终要转化为安全行为，才能提高学前儿童的自我保护能力。总之，学前儿童在每一生活环节和活动中都应注意遵守安全规则，不去危险的地方，不做危险的动作，并且学会简单的自我保护技能和求救于成人的方法，才能更好地保护自身安全。

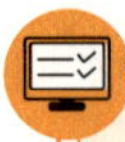

知识链接 紧急情况相关求救电话

1. 匪警 110
2. 火警 119
3. 急救中心 120
4. 交通事故 122
5. 短信报警 12110
6. 水上求救电话 12395

幼儿园意外伤害的预防和安全教育

【岗位应用】

【岗位任务导入】明明是个5岁的小男孩，活泼好动，对周围的世界充满了好奇，明明对危险缺乏预见能力，常常磕破膝盖、撞到头等，妈妈十分担心。作为幼儿教师，我们可以从哪些方面入手，提高幼儿的安全意识呢？除此之外，还可以组织哪些活动帮助幼儿掌握安全知识和技能？可以选择你感兴趣的领域设计一次以幼儿安全知识与技能教育为内容的集体教学活动。

【任务描述】请自主完成学习任务书，并以小组为单位，自行分配任务，设计一次以幼儿安全知识与技能教育为内容的集体教学活动。

一、岗位任务实施建议

实施建议	课前：学生自主学习本项目基础知识和微课资源，查阅相关资料，完成学习任务书，并以小组为单位合作、讨论，共同完成集体教学活动设计
	课中：学生展示和讲解本组教学活动设计内容；教师组织讨论、头脑风暴和多方评价等环节，最后总结、梳理本项目的岗位重点知识、技能和素质要求
	课后：学生修改、完善活动方案，完成练习题，查漏补缺

二、学习任务书

学前儿童安全知识与技能教育的活动设计

任务目的	幼儿园的集体教学活动课是一种综合性的教学形式，是对学前儿童进行安全教育的重要途径。活动设计能力是幼儿教师的基本专业能力。设计学前儿童的安全教育活动，是对学前儿童进行安全教育的前提和基础

续表

任务内容	1. 自主学习学前儿童安全教育的内容； 2. 查阅资料，以小组为单位，合作设计一次以幼儿安全知识与技能教育为主题的集体教学活动
小组名称	
任务分配	
安全教育活动设计	
活动名称	
设计意图	
活动目标	
活动准备	
活动过程	
活动分析与反思	

附表　学前儿童安全知识与技能教育活动设计的考核评价标准

考核要点	分值	评价标准	得分
活动目标	8	活动目标符合《幼儿园教育指导纲要（试行）》和《3—6岁儿童学习与发展指南》精神，符合各领域的总目标和幼儿年龄阶段特点，切合儿童的发展水平和发展需要	
	4	具体全面，能围绕着给定主题，从认知、能力、情感三个方面制定难度适当的目标	
	4	具体可操作，对整个活动的设计和展开具有导向作用	
	7	陈述简洁明了、主体统一、针对性强，能充分体现本领域特点、考虑到各领域间相互渗透	

续表

考核要点	分值	评价标准	得分
活动准备	5	活动前的知识储备、环境创设（墙饰布置、区域材料准备、活动材料准备、空间安排等）均符合实现教学活动目标的要求	
	7	环境材料适宜，能最大限度地支持和满足幼儿学习、探索、操作活动的需要	
	5	有效利用现代化教学手段，增强活动的实效性	
活动过程	10	过程设计结构严谨，层次清晰，各环节之间过渡自然流畅，体现循序渐进，有层次感	
	10	教学方法和活动组织形式选择适宜，能体现幼儿的主体性，为幼儿提供感知与操作的机会，思考和探索的时间充分	
	8	提问具有思考性、启发性、开放性特点；能预测教学活动过程可能出现的问题并能设计出相应教学活动策略	
	15	详略得当，重难点突出，能较好地突出重点，突破难点；教学手段设计针对性强，适合于幼儿的认知特点，支持儿童的学习，有利于学习目标的达成	
	7	教学材料体现层次性，适合不同发展水平幼儿，因材施教	
其他	5	文字表述逻辑清楚，格式规范完整，无错别字	
	5	活动设计新颖，教学方法巧妙独特，有一定创新和突破	
合计	100	（不适用）	
评价与建议： 评价人： 年　月　日			

【赛证对接】

一、考点聚焦

幼儿园教师资格考试“保教知识与能力”、学前教育专业技能竞赛“幼儿教师职业素养测评”中，涉及的考点是幼儿园安全知识与技能的教育要点。通常以选择题的形式出现。

二、考题回顾

（一）幼儿园教师资格考试“保教知识与能力”（略）

（二）学前教育专业技能竞赛“幼儿教师职业素养测评”

1. 婴幼儿安全教育主要包括以下几个方面：基本安全知识的教育，（　　），保护自己不受伤害或少受伤害的能力培养等。

A. 会说什么东西能灭火　　B. 自我保护意识的培养

C. 知道自己的名字　　D. 同学名字

2. 婴幼儿安全教育不正确的做法是（　　）。

A. 不吃陌生人的东西

B. 随意让陌生人拥抱亲吻

C. 不跟陌生人走

D. 熟记火警119、匪警110、急救120求救电话

三、模拟练习

1. 发现火灾后，应首先组织（　　）有序、紧急撤离现场，同时立即拨打119报警。

A. 老师　　B. 家长　　C. 幼儿　　D. 园长

2. 幼儿园门卫对进出幼儿园的外来人员携带的物品进行登记，对可疑物品要进行查验，严禁携带（　　）、管制刀具等危险物品进入幼儿园。

A. 食物　　B. 水果

C. 易燃易爆物品　　D. 玩具

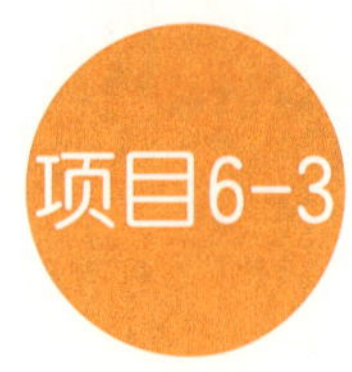

学前儿童常见意外伤害的应急处理

【学习目标】

◆ 素养目标

1. 具备维护学前儿童安全的意识；
2. 面对意外伤害时沉着、冷静，反应迅速；
3. 具有高度责任心和责任意识，关爱幼儿生命。

◆ 知识目标

1. 了解学前儿童常见意外伤害的种类；
2. 掌握学前儿童常见意外伤害的处理原则与基本程序；
3. 掌握学前儿童常见意外伤害的症状与应急处理方法。

◆ 能力目标

1. 能够正确判断患儿伤情，并根据意外伤害的种类和严重程度进行恰当的应急处理；
2. 能够及时、准确上报园长，告知保健医，安抚患儿的情绪；
3. 能够及时与同班教师协调配合，安抚其他幼儿的情绪，组织好其他幼儿的活动；
4. 能够及时拨打120急救电话，准确描述求救信息；
5. 能够和患儿家长有效沟通，安抚患儿家长情绪。

【情境导入】

某幼儿园班级在组织就餐时，保育老师将滚烫的汤桶随便放在幼儿就餐的过道上，未在汤桶周边设置任何保护措施就离开了。随后，有两名男童在过道上打闹，其中一名男童倒退过程中不慎跌入汤桶内。这名男童痛苦地用双手撑着汤桶的边缘，刚要站起来时，整个人又滑倒了。两名老师闻声跑过来，将该男童救起，帮他把所有衣服脱掉后送医。据了解，男童的躯干、臀部和双下肢被诊断为重度烫伤。

该幼儿园组织进餐过程中有哪些管理不当的地方？如果你是班级的幼儿老师，面对该男童烫伤时，会如何应急处理？迅速将男童衣服脱下的处理方法是否恰当？

【基础理论】

保障学前儿童的生命安全是托幼机构工作的首要任务。为了保护孩子的安全，幼儿教师不但需要做好学前儿童意外事故的预防工作，还应具备处理意外伤害的知识、技能和职业素质。

意外伤害的种类不同，应急处理方法也不尽相同。在学前儿童发生意外伤害时，幼儿教师应做到及时发现，保持镇定，判断伤情并根据意外伤害的种类和严重程度实施恰当的急救处理。除此之外，在托幼机构中，同班教师也应做到协调配合，如，求助保健医，上报幼儿园领导，联系家长，安抚好其他幼儿的情绪，组织好他们的活动等。如遇伤情较重的情况，应立刻拨打120急救电话，组织人员将患儿送往医院，以挽救患儿生命。

一、学前儿童意外伤害的处理原则

（一）抢救生命

意外伤害急救的第一原则是抢救生命。如发现幼儿心跳、呼吸停止或濒于停止，应立即进行胸外心脏按压和人工呼吸，抢救幼儿生命，同时拨打120急救电话。心搏骤停一旦发生，若得不到及时的抢救复苏，4～6 min后会造成幼儿脑和其他人体重要器官组织的不可逆损害，因此必须在现场立即进行心肺复苏，为进一步抢救直至挽回生命赢得最宝贵的时间。

（二）减少痛苦

意外伤害往往给幼儿带来不同程度的疼痛和心理恐惧，在救助中要尽量减少幼儿的痛苦。如烧烫伤、摔伤、骨折等，在处理和搬运时，要注意动作轻柔，位置适当，语言温和，以减轻幼儿的疼痛，缓解其紧张感和恐惧感。

（三）防止并发症

在现场救助时，要注意预防并发症或后遗症的出现。如避免开放性伤口感染，骨折时不随意移动幼儿等，防止造成对幼儿的二次伤害。

二、不同种类意外伤害的处理要点

学前儿童常见的意外伤害有跌伤、烧烫伤、交通事故、窒息、中毒、溺水等，根据意外伤害的轻重程度，可以分为三类，不同种类的意外伤害的处理要点有所不同。

（一）迅速危及生命的意外伤害

如窒息、溺水、触电、外伤大出血、气管异物、中毒等，这类意外事故若不能及时现场急救，会迅速危及学前儿童的生命安全，因此，必须在现场争分夺秒地进行抢救，以挽救生命，同时由另一人拨打120急救电话。

（二）虽不立刻致命，但也十分严重的意外伤害

如中、重烧烫伤，骨折，毒蛇、病狗咬伤等，若迟迟不作处理或处理不当，也可造成死亡或终身残疾。应根据具体情况在保护好患儿的同时，做恰当处理，并及时送往医院治疗，注意防止造成二次伤害。

（三）轻微的意外伤害

如表皮擦伤、轻度烫伤等，在幼儿园时可以由保健医生处理，在家时由家长进行简单处理，必要时到医院进行治疗。

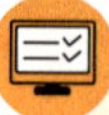

知识链接　　拨打120须知

拨打120急救电话时，要注意以下事项：

1. 说明伤者性别、年龄、伤情和已经采取的措施，以便救护人员做好急救准备。

2. 清楚、准确地讲明伤者所在的具体位置，以及救护车进入的方向、位置，以便急救人员可迅速到达现场，找到伤者。

3. 留下可联系的电话号码并保持电话畅通，以便救护人员随时通过电话联络、进一步了解病情和电话指导抢救。

4. 通完电话后，应派人接应救护车，以便不耽误救护车到达现场的时间。

三、学前儿童常见意外伤害的处理方法及预防措施

（一）外出血

学前儿童活泼好动，容易因各种原因而发生不同程度的出血。如在奔跑跳跃时

不慎摔倒，因擦伤、磕伤或碰伤而发生外出血，这时需及时检查出血情况，根据出血种类采取不同的止血方法。

1. 外出血的种类

（1）毛细血管出血。血液颜色由鲜红变成暗红，从伤口表面慢慢渗出，成水珠状，是毛细血管出血，一般可以自然止血。

（2）静脉出血。血液呈暗红色，血流缓慢，非喷射状，并持续不断地从伤口流出，则是静脉出血。若不及时止血，时间长、出血量大会危及生命。

（3）动脉出血。血液颜色鲜红，血流较快，随心脏搏动呈喷射状流出。这是动脉出血，短时间内会大量失血，若不立即止血就会有生命危险。

2. 外出血的止血方法

（1）压迫止血法。压迫止血法是在伤口上覆盖无菌纱布或干净手帕，用力按住出血部位以达到止血目的。紧急情况下，可先用压迫法止血，然后再根据出血情况改用其他止血法。

（2）加压包扎止血法。加压包扎止血法是在伤口上覆盖无菌纱布或干净的手帕，然后再用绷带或三角巾等紧紧包扎，以停止出血为度。这种方法适用于毛细血管、静脉或小动脉的出血。但伤口内有碎骨片时，禁用此法，以免加重损伤。

（3）指压止血法。指压止血法是用手指、手掌压住出血动脉的上方，也就是近心端处，将血管压闭住，中断血流。这种方法适用于中等或较大的动脉出血。

知识链接　指压止血法的常见止血部位

头顶部出血：在伤侧耳前方，对准耳屏上前方1.5 cm处，用拇指压迫颞浅动脉。

颜面部出血：用拇指压迫伤侧下颌骨与咬肌前缘交界处的面动脉。

头面部、颈部出血：用四个手指头并拢，对准颈部胸锁乳突肌中段内侧，将颈总动脉压向颈椎上。注意不能同时压迫两侧的颈动脉，以免造成脑缺血坏死。颈总动脉压迫止血时间不能太久，以免引起颈部化学和压力感受器反应而危及生命。

肩部、腋部出血：用拇指压迫同侧锁骨上窝，向下对准第一肋骨，压住锁骨下动脉。

前臂出血：将患肢抬高，用四个手指压在肘窝肱二头肌内侧的肱动脉末端。

手掌出血：将手抬高，用两手拇指分别压迫手腕的尺桡动脉。

手指出血：将手抬高，用食指、拇指分别压迫手指掌侧的两侧的指动脉。

大腿出血：可在腹股沟中点稍下方用两手拇指向后用力压股动脉，也可以用肘关节压迫。

足部出血：用两手拇指分别压迫足背动脉和内踝与跟腱之间的胫后动脉。

（4）止血带止血法。止血带止血法是指使用绷带、橡皮胶管、三角巾等，将出血肢体血管的近心端处扎住，以阻断血流，达到止血目的。这种方法常用于四肢大动脉出血的止血。具体操作时，首先要抬高伤肢，止血带部位应加保护垫用于保护皮肤，捆止血带要松紧适中，以伤口不出血为度。止血带止血可使肢体的血流中断，但若使用止血带时间过长，可引起肢体坏死的严重后果。

幼儿外出血的应急处理

岗位案例分析　案例描述：幼儿园张老师给小朋友们分发了美术纸。琦琦拿到纸后在手里玩耍，手指不小心被划破了，血流量较大，出血速度很快。张老师及时拿无菌纱布覆盖在伤口处用力按压伤口为琦琦止血，但仍然止不住血。

案例分析：在进行止血时，老师需及时检查出血情况，再采取相应的止血方法。若血流缓慢，呈暗红色，非喷射状，这是静脉出血，在伤口上覆盖无菌纱布或干净的手帕，用力按压住可达到止血目的。若血流较快，颜色鲜红，随心脏搏动呈喷射状流出，则是动脉出血，可用拇指、食指分别压迫手指两侧的指动脉来止血。案例中，张老师未能帮助琦琦止血，是由于没有检查出血情况，采取的止血方法不适宜导致的。

指导策略：当幼儿手指被美术纸划伤出血时，血流量较大，出血速度很快，我们可判断是手指小动脉出血，采取指压止血法进行止血。用拇指、食指分别压迫手指两侧的指动脉即可，同时将幼儿手部抬高，再请保健医生做进一步处理。紧急情况下，也可先用压迫止血的方法，将无菌纱布覆盖在伤口处用力按压伤口止血，若难以止血，可改用指压止血的方法。

3. 学前儿童常见的外出血事故处理

（1）鼻出血。鼻出血是学前儿童的常见出血现象。学前儿童鼻中隔前下方血管密集、表浅，黏膜较脆弱，干燥、外伤、挖鼻等常会引起鼻出血。

处理方法：首先要安抚患儿情绪，使其安静坐下，张口呼吸，头低垂，将已流入口中的血液尽量吐出，以免咽下刺激胃部引起呕吐。其次用食指和拇指将鼻翼两侧捏紧压迫10～20 min，同时可以用冷水毛巾冷敷前额和后颈部，使血管收缩减缓出血。一般情况下，90%儿童用此方法可以达到止血目的。如果仍然出血，可用干棉球、0.5%麻黄碱湿棉球或1/1 000肾上腺素湿棉球填塞出血侧鼻孔10 min。若仍不能止血，应及时到医院进行处理。

注意：若长期反复出血，或出血量过多不能有效止血时，应及时到医院诊治。

（2）皮肤擦伤。擦伤是因皮肤和粗糙表面摩擦导致的。学前儿童常因奔跑、跳跃时跌倒而蹭破皮肤。一般情况下，擦伤对身体的损害不大，伤口通常能够较快愈合。

处理方法：若伤口较浅，创伤面较小，无出血或出血量轻微，可用生理盐水清洗伤口，再用碘伏消毒，保持伤口干燥即可，必要时用纱布包扎；若创伤面有泥沙等异物，可用生理盐水冲洗，用碘伏消毒，并用纱布包扎，保持创面清洁干燥，避免沾水感染；若创伤面较大、较深，出血较多，有泥沙等异物，应用生理盐水冲洗后，用干净纱布覆盖，及时去医院就诊。

（3）刺伤。带刺的花草、木棍、竹签、钉子等都容易造成学前儿童刺伤。刺伤通常血流量较少，浅表伤口可较好愈合。较深的刺伤可能因伤口中有污染物残留而引发感染，造成严重后果。

处理方法：若刺伤较浅，可以用生理盐水清洗伤口，再用消过毒的镊子顺着刺的方向全部挑净、拔出，不留有残余，挤出淤血后，用碘伏消毒伤口；如刺伤较深，刺入物带菌或创伤面较大，应立刻送医院处理，同时注射破伤风抗毒素。

（4）划伤或割伤。划伤是由锋利的刀片、玻璃等尖锐物品划皮肤上引起的创伤。幼儿使用剪刀、美工刀等工具，触摸打碎的玻璃或陶瓷器皿时都可能发生划伤事故。

处理方法：若伤口表浅，出血很少，用碘伏擦拭消毒即可；若伤口较深，出血较多，则先用无菌纱布按压伤口止血，或指压止血的方法止血后，用碘伏对伤口消毒，再敷上消毒纱布，并用绷带包扎；若被玻璃等器皿扎伤，伤口处留下碎片时，应先用生理盐水清洗伤口，用消毒后的镊子清除碎片，再用碘伏消毒后包扎伤口，必要时应及时送医院做进一步检查处理。

注意：如果学前儿童被铁片划伤，伤口较深时，应及时接种破伤风疫苗。

（二）扭伤、挤伤

1. 扭伤

学前儿童在运动、上下楼梯、边走边玩闹时，腰、踝、膝、肩、腕、肘、髋等身体部位容易发生扭伤，表现为损伤部位疼痛、肿胀和关节活动受限。严重时，可能会出现骨折、脱臼的情况。

处理方法：若只是轻微的疼痛，没有明显的肿胀，一般来说属于轻微的软组织损伤，可用冷水浸湿的毛巾或冰块敷于扭伤处，48 h以后可以采用热毛巾热敷的方式消肿。若局部的地方肿胀明显，疼痛难忍，影响正常活动，此时需要注意骨折或脱臼的可能性。幼儿教师不可再叫幼儿走动，应立即送往医院检查治疗。

2. 挤伤

学前儿童活泼好动，在日常生活中，容易被门、窗框、抽屉等夹伤手指。夹伤后轻者出血肿胀，重者可引起手指骨折、指甲脱落或关节出血等。

处理方法：若挤伤部位皮肤无破损，可用水冲洗后冷敷或冰敷，以减轻痛苦。当手指肿胀难以正常活动时，可能关节部分发生了损伤骨折，或出血量大，指甲掀开甚至脱落时，要及时送医院进行诊治。

（三）烧烫伤

烧烫伤是学前儿童常见的意外事故，以热水烫伤和热食烫伤多见。婴幼儿皮肤娇嫩，且自己不能及时脱离热源，同样条件下，婴幼儿的烧烫损伤程度比成人严重。烧烫伤程度不同（图6-3-1），处理方法也有所不同。

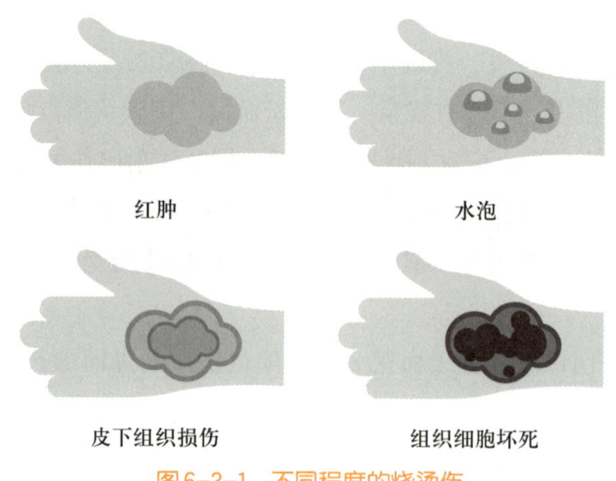

图6-3-1　不同程度的烧烫伤

处理方式：若只损伤皮肤表皮层，局部皮肤红肿、疼痛、无水泡，可用冷水反复冲洗损伤部位，再在伤面上涂烫伤药膏。若出现水泡，水泡未破的情况下，可以将烫伤部位的皮肤放在冷水中浸泡，再送往医院处理，切记不要弄破水泡。若水泡已破，或者伤及皮下组织、肌肉甚至骨骼，皮肤表现呈苍白色、棕褐色或黑色焦痂，应避免冷水冲洗。须用干净的纱布、毛巾等覆盖创面以防污染，并及时送往医院救治。

注意：首先，避免给烫伤处涂抹酱油、醋、碱、牙膏或紫药水之类的物品，这样不但会继续刺激创面，增加感染机会，还会影响医生对烫伤面积和深度的判断；其次，如果学前儿童烫伤部位粘有衣物，切勿强行脱掉或剥离衣物，而应用剪刀将衣物剪开，保留住受损皮肤上的衣物，保持表皮完整，以免加重损伤。

思维碰撞　幼儿园的保教工作中哪些情景下容易发生幼儿烫伤事故呢？作为幼儿教师，应如何避免幼儿烫伤事故呢？

幼儿烧烫伤的应急处理

（四）蜇伤、咬伤

蜇伤、咬伤是指被某些昆虫、动物等刺伤或咬伤皮肤造成的意外伤害。一般情况下，昆虫叮咬或蜇伤仅在局部造成轻微疼痛、皮肤瘙痒和红肿。如果出现严重过敏反应或毒物、毒液被注入患者体内，后果会很严重，甚至可能致命。幼儿园内不可避免地存在各种昆虫，学前儿童被蜇伤较常见。

处理方法：

（1）若被蚊子叮咬，提醒幼儿不要抓破伤口，并涂上清凉油等止痒药物即可。

（2）若被蜜蜂蜇伤，可用弱碱性溶液（如3%氨水、肥皂水）外敷，以中和酸性毒液；若伤口有毒刺残留，应先将刺去除。

（3）若被马蜂、黄蜂蜇伤，可用弱酸性溶液（如食醋）涂于伤处，以中和碱性毒液；若伤口有毒刺残留，应先将刺去除。

（4）若被猫狗咬伤，立即用大量清水或肥皂水反复冲洗伤口，并挤出污血，用酒精消毒伤口后，覆盖上纱布，送去医院就诊。需要注意的是，被猫狗咬伤时，不管伤口大小，一定要尽快就医，避免引起感染或狂犬病等。

（五）骨折、脱臼

学前儿童从高处跳下摔伤、滑倒或者遭受严重碰撞时，可能造成骨折、脱臼等情况。学前儿童骨骼未发育完全，柔韧性较强，骨折易出现折而不断的现象，容易被忽视，因此在发生疑似骨折、脱臼时，家长和幼儿教师应高度重视，及时送患儿去医院诊治，避免耽误病情。

处理方法：应减少伤肢活动，带学前儿童到正规医院就医，检查是否有骨折。一旦发现骨折，应及时治疗。若在幼儿园中，可由保健医生适当固定伤肢，再前往医院检查治疗。

如骨折处有开放性伤口，需要在受伤部位近端或远端进行加压止血。控制出血后，需用面积较大的干净床单等物覆盖，尽可能保持伤口干净。尽快送孩子去医院。

学前儿童骨折和关节脱位的处理专业性强，因此，第一时间应和保健医联系，以便共同处理好这一问题。

幼儿骨折、脱臼的应急处理

（六）异物入体

1. 气管异物

气管异物多数为食物及小件物品误吸入呼吸道造成。当异物吸入喉部时，患儿有时通过咳嗽可将异物排出。若患儿不能咳嗽，不能说话，呼吸困难，出现气急、喘鸣以及面色发绀，甚至神志不清和昏迷的情况，说明异物几乎将气管完全堵塞。异物完全堵塞气管超过4 min便会危及生命。

在家庭或幼儿园中，家长和教师应尽早识别孩子气管异物的表现，做出判断。异物堵塞气管时，学前儿童难以自行排出，必须马上进行现场紧急救护，清除异物，同时拨打120。

处理方法：

（1）一岁以下的婴儿，若发生气管异物阻塞，可采取海姆立克急救法。

背部叩击：把患儿抱起来，一只手托住患儿后颈部，另一只手捏住颧骨两侧，将患儿翻转过来，让其趴在救护人膝盖上，使头部向下。用手掌根对准患儿背部肩胛骨中间的位置，快速连续地向下叩击5次（图6-3-2）。

胸部挤压：如果此时异物没有被排出，那么用手掌包住患儿后脑勺，将患儿慢慢翻转过来，使其呈仰卧位，头低于躯干。在患儿两乳连线中点的下方位置，以另一只手的中指和食指快速连续地做5次胸部挤压，下压幅度2～3 cm（图6-3-3）。

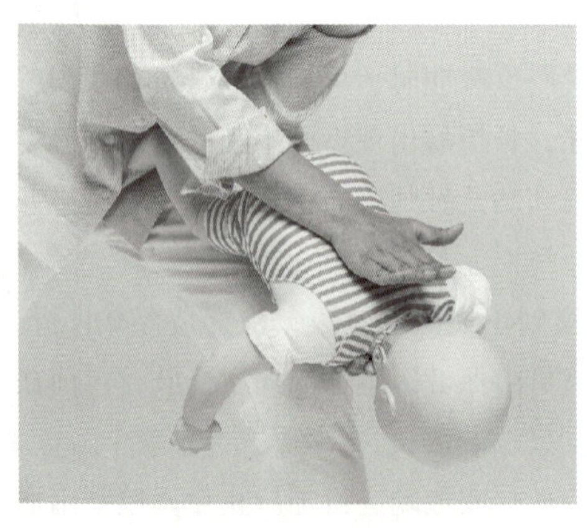

图6-3-2　背部叩击

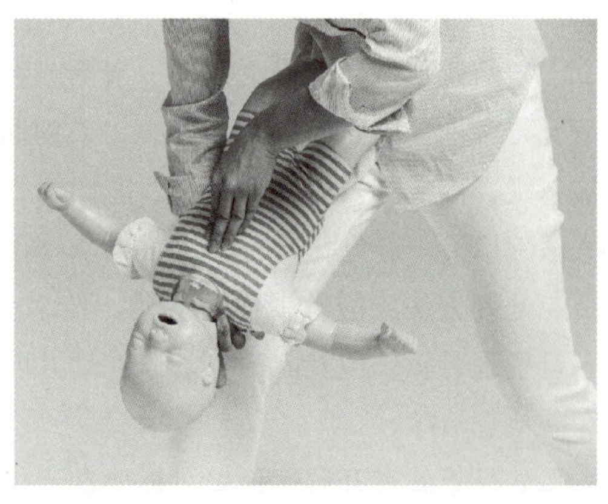

图6-3-3　胸部挤压

背部叩击和胸部挤压需连续反复进行，直到婴儿发出声音为止。如哭闹或咳嗽，代表异物已被排出，这时要将其放成侧卧位，迅速用小手指沿着口腔低的一侧将口中异物取出，防止异物被二次吸入。若患儿呼吸心跳停止，立即进行心肺复苏，直到医护人员到来。

（2）1岁以上的幼儿发生气管异物阻塞，可通过腹部冲击法使肺内产生一股气流，冲出异物。

迅速站在患儿身后，让患儿弯腰头部前倾，并将双手环绕在他的腰部。一只手握拳，使拇指掌关节突出处顶住腹部正中线肚脐上方2横指位置。另一只手握住这只拳头，向上、向内快速、有节奏地进行腹部冲击，直到异物排出。此时患儿应头低口张，以便异物受到气流冲击而吐出。

检查异物是否被冲到口腔里，若有异物，及时让患儿吐出，或让患儿侧头，快速用手取出。若无异物，应继续进行腹部冲击。检查患儿呼吸心跳，若呼吸心跳停止，应立即进行心肺复苏，直到医护人员到来。

注意：无论异物是否排出，最好都到医院进一步检查。对于发生气管异物的情况，第一时间的急救尤为重要，但更重要的是预防气管异物的发生。家长和教师应避免在孩子活动的范围内存放小物品，如小纽扣、图钉等，不要给孩子吃花生、瓜子等坚果及炒豆之类食物，同时教导孩子改掉边吃边玩、边吃边走的不良饮食习惯，防止气管异物的发生。

婴幼儿气管异物的应急处理方法

2. 眼内异物

眼睛里进异物多为小石头、沙子、睫毛、小飞虫等。主要分为两大类，第一类是结膜异物，第二类是角膜异物，处理的方法也有所不同。

处理方法：首先，提醒学前儿童一定不要用手揉眼睛，避免异物对眼睛造成伤害。其次，明确异物的位置，查看是什么异物。当异物粘在眼结膜表面时，若是小沙子、小虫子之类的异物，可清洁双手后用消毒棉签或干净的手帕轻轻拭去，或者用生理盐水冲洗清除。取出异物后，适当的滴用抗生素眼药水，以防止发生感染。若是异物出不来或进入眼睛的异物较严重，应立即就医诊治。如果是角膜异物，不能随意触碰孩子眼睛，避免损伤角膜，应及时去医院由医生处理。即使没有异物进入，只是有异物感，也要及时就医诊治。

3. 外耳道异物

外耳道异物是异物不慎进入外耳道所致的损伤性疾病，多见于儿童。异物分三类：非生物类，如石子、小玩具等；植物类，如豆类、种子等；动物类，如飞虫、蟑螂等。

处理方式：如果是液体或者是比外耳道小的物品进入耳朵眼儿里，可以把耳朵往下拉，然后用同一侧的脚在地上跳，让东西掉出来。若没有效果，应立即去医院处理。若为小昆虫，可尝试拿手电筒，对着耳朵照。昆虫有向光性，会循着光线爬出来。若没有效果，应立即去医院处理。如果是大块的物品或者是遇到水能够膨胀的东西进入外耳道，应尽快去医院就诊，切不可自行取出，避免越推越深或引起外耳道感染等。

岗位案例分析　案例描述：一位叫豆豆的小男孩看《西游记》动画片的时候，模仿孙悟空把金箍棒藏在耳朵里的情景，将手里一直把玩的小珠子放到了耳朵里。妈妈忙完发现小珠子不见了，就赶紧问豆豆“手里的珠子哪去啦？”结果豆豆却说“妈妈，你看我，我就是齐天大圣孙悟空，小豆子已经被我藏在耳朵里啦。”妈妈吓坏了，赶紧检查他的耳朵，果然在豆豆的耳朵里看见了小珠子。妈妈本想帮豆豆取出珠子，但是尝试了一下却发现珠子越进越深，于是赶紧带着豆豆去了医院。

案例分析：异物不同，取出的方法也是不同的，需要用到的工具也不同。如果家长发现孩子把东西放入鼻孔或者是耳朵里，千万不要惊慌；遇到不易取出的异物，更不能试图自己去帮孩子取出来，因为这样有可能会让异物进的越来越深，反而会增加医生取出的难度，给孩子带来二次伤害，应该及时去医院就诊。

指导策略：取出异物只是亡羊补牢的做法，平时应以预防为主。首先，家长和幼儿教师应具备安全意识，不拿小玩具、糖豆、珠子等小物件给孩子玩耍，小物件要放在孩子触碰不到的地方妥善保管。在带孩子户外活动的时候，也要当心小虫子会爬进孩子的耳朵里，做好防护。其次，应教导孩子了解安全知识，让孩子知道不能随便把东西放在身上有孔洞的地方，知道什么是危险的行为，提高孩子的安全意识。最后，在发生异物入耳的时候，家长和幼儿教师应判断好异物情况，再选择适宜的处理方法，切记不可随意尝试，最好及时就诊。此外，还要考虑孩子的配合度，若孩子哭闹无法安静配合，应安抚好孩子情绪，立即送去医院诊治。

4. 鼻腔异物

鼻腔异物是指鼻腔中存留的外来物质。学前儿童玩耍时自己或他人将豆类、果核、纸卷、塑料小玩具等塞入鼻孔内又难以自行驱除，便会造成鼻腔异物。如果学前儿童因为害怕而哭喊，甚至在吸气过程中将异物吸入到气管内，导致气管异物，可能会有生命危险。

处理方法：如果学前儿童平时会擤鼻涕，在出现鼻腔异物时，可以让其用口吸一口气，按住另一侧鼻腔，让其做擤鼻涕动作，可将异物排出。当然，如果出现较大，进入鼻腔内部较深的异物或异物未排出，切不可擅自用镊子夹取。否则会将异物捅向鼻子深处，甚至落入气管、危及生命。应马上送医院处理。平时应教导幼儿不可将玩具、食物等小物体塞入耳、鼻、口中玩耍。

5. 咽部异物

咽部异物多因经口进入的尖锐细长物品导致，如鱼刺、枣核、骨头渣、瓜子壳等，如处理不当，常延误病情，发生严重并发症。

处理方法：若异物较浅，可用无菌的镊子取出，若异物较深，应及时去医院检查取出。处理时切不可采用大口吞饭的方法，这样鱼刺等异物可能陷入越深。考虑到学前儿童活泼好动，为避免在取出异物的过程中发生二次伤害，最好去医院诊治。

（七）中暑

幼儿中暑是炎热的夏季最容易出现的，主要是因为暑热之气在人体内蓄积，体温暂时增高而引起的。一般而言，学前儿童长时间受到强烈阳光照射或停留在闷热潮湿的环境里，以及在炎热天气长途行走或过度疲劳等，均易导致中暑。表现为大量出汗、口渴、头晕、胸闷、恶心、全身乏力，甚至突然晕倒，面色苍白等。

处理方法：

（1）将患儿迅速转移到阴凉通风处，解开或脱去外衣，取平卧位。

（2）用湿毛巾冷敷患儿头部、冷水擦身或开空调等方式帮助降温，促进散热。注意空调不要开太低，不能直接吹空调冷风。

（3）让患儿喝些清凉饮料，如绿豆汤，也可口服藿香正气水等清热解暑药。

（4）若患儿中暑严重，昏迷不醒，应速送医院救治。

炎热的季节应预防学前儿童中暑，避免幼儿长时间的户外活动，幼儿园应采取一些防暑、降温措施，并教育幼儿感到不舒服时主动告诉老师。

（八）晕厥

晕厥是由于血管的收缩和舒张功能发生短暂性障碍，脑部暂时性缺血所致。学前儿童疼痛、闷热、站立时间过长、精神紧张等会造成短时间的大脑供血不足，失去知觉、晕倒。晕厥发生前有头晕、恶心、心慌等症状；晕倒后，面色苍白、出冷汗等。

处理方法：首先，应让学前儿童平卧，头部放低、脚部略抬高，以改善头部血液循环；然后，解开他的衣领、裤带。一般待其安静休息后喝些热饮料，可有所缓解。若是因大出血、心脏病引起的晕厥，应立即送医院急救。

需要注意的是，不论何种类型的昏厥，经初步救护后，均应送医院诊治，以明确晕厥原因、进行对症治疗，预防以后再次发生。

幼儿中暑、晕厥的应急处理

（九）高热惊厥

高热惊厥是指小儿在呼吸道感染或其他感染性疾病早期，体温高于39 ℃时发生的惊厥，并排除颅内感染及其他导致惊厥的器质性或代谢性疾病。主要表现为突然发生的全身或局部肌群的强直性或痉挛性抽搐，双眼球凝视、斜视、发直或上翻，伴意识丧失。高热惊厥是6个月到3岁小儿常见的急症。

处理方法：

（1）保持镇静，千万不可大声呼喊患儿名字，更不要用力拍打、摇晃患儿。

（2）让患儿保持侧卧体位，并清除其口腔、鼻腔中的异物，以防呕吐物及分泌物吸入导致窒息。

（3）解开衣扣、衣领、裤带，保持呼吸道通畅。

（4）不要紧搂或强行按压患儿，可轻按患儿抽动的上下肢，防止其从床上摔下。

（5）用干净的手帕、棉布裹住勺柄、筷子做成压舌板，然后放置上下牙之间，以防咬伤舌头，并保持通气。

（6）积极降温，可用毛巾蘸冷水擦拭患儿颈侧、腋窝、大腿根部等处。

注意：一般单纯因高热而引起的惊厥，大多能自行缓解，惊厥持续约10 s至数分钟。若惊厥在3 min内发作结束，等孩子平静一些了再送入医院，查明发热原因，针对病因治疗，避免延误治疗。如果一次发作持续3 min以上，必须紧急拨打120，尽快就医。在途中一定要有效地控制孩子体温，注意多观察呼吸和面色，并将口鼻暴露在外，保持气道通畅。需要注意的是，小儿惊厥时，不能喂水、进食，以免误入气管发生窒息。

幼儿高热惊厥的应急处理

（十）触电

触电通常是指人体直接或间接触及电源或高压电，电流通过人体时引起的组织损伤和功能障碍，重者会发生心跳和呼吸骤停。

处理方法：

（1）立即切断电源。一是关闭电源开关、拉闸或拔去插销；二是用干燥的木棒、竹竿等不导电的物体挑开电线，使触电儿童尽快脱离电源，切勿直接接触触电幼儿。

（2）紧急救护。触电儿童脱离电源后，应立即检查全身情况，特别是呼吸和心跳。若神志清醒，呼吸、心跳均存在，可让其就地平卧，暂时不要站立或走动，防止继发休克或心衰，同时给予严密观察，并拨打120求救。若触电儿童仅有微弱的呼吸、心跳，或呼吸、心跳停止，应立即就地进行心肺复苏抢救，同时立即拨打120求救。

注意：在现场抢救中，不要随意移动触电儿童，还要注意有无其他损伤。如触电后弹离电源或自高空跌下，常并发颅脑外伤、内脏破裂、骨折等，如有外伤、灼伤，均需同时处理。

在日常生活和保教工作中，家长及幼儿教师应注意检查电源、电线，以免漏电。在电源、插座上贴上危险标志，插座位置设计在幼儿碰不到的地方，同时教导学前儿童勿玩电源、电线、插座、电器用品。

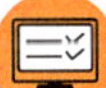

知识链接　1—8岁心肺复苏术

心肺复苏是指同时进行人工呼吸和心脏按压，对发生急性循环、呼吸机能障碍的病人采取的急救措施。学前儿童溺水、触电、坠落等导致呼吸停止、心脏骤停，应在现场立即实施心肺复苏，为进一步抢救争取时间。急救的黄金时间是心跳呼吸停止后的4～6 min。对患儿进行心肺复苏，应分秒必争，在现场立即进行，同时让身边的人紧急拨打120急救电话，为进一步抢救直至挽回生命而赢得最宝贵的时间。根据年龄和体重的不同，心肺复苏的方法有所差别。那么，应如何对1—8岁的儿童进行心肺复苏呢？

（1）确认现场环境安全，迅速将患儿摆放在结实的地面或硬板上，成仰卧位。保证患儿身体平直、无扭曲。有外伤者在翻身和搬运过程中要始终注意保护颈椎和脊柱，避免二次损伤。

（2）拍打患儿并呼喊他，检查患儿是否有反应。然后检查患儿的呼吸，可通过看胸廓是否有起伏来判断，需观察至少5 s但不要超过10 s。若呼喊拍打没有反应且胸廓没有起伏，则此时应该立即实施心肺复苏。

（3）实施心肺复苏，应遵照CAB的操作顺序：C胸外按压（compression）→A开放气道（airway）→B人工呼吸（breathing）。

第一步：胸外按压。将一只手的掌根放在胸骨的下半部，垂直向下，用力、快速按压。按压深度为胸廓下陷三分之一，1—8 岁儿童约为 5 cm；按压频率为每分钟至少 100 次。每次按压后，要让胸部回弹至正常位置，以保障心脏血流充盈。胸外按压需进行 30 次。

第二步：开放气道。将患儿衣领口解开，清除口鼻内异物后，用仰头提颏法打开呼吸道，保持呼吸道畅通。仰头提颏法：先将一只手放在患儿的前额上，另一只手放在颏部，再向后仰头并提起颏部，使下颌角与耳垂的连线和地面垂直。

第三步：人工呼吸。采用口－口通气的方法，在保证气道开放的同时，捏住鼻孔，吸一口气，用嘴盖住患儿的嘴，吹气持续 1 s。吹气停止后，放开鼻孔，让患儿自然呼气，排出肺内气体。吹气次数为 2 次，吹气成功的标志是看到患儿胸廓隆起。在进行心肺复苏时，一组胸部按压和人工呼吸的比例是 30 ∶ 2。也就是说持续按压 30 次，进行 2 次人工呼吸，之后再进行下一组，直到患儿恢复呼吸和心跳，或医务人员到来。

急救操作过程中时刻观察患儿呼吸、心跳恢复情况，恢复后可以停止操作。如：① 按压时可触及动脉搏动；② 出现自主呼吸；③ 扩大的瞳孔缩小；④ 面色红润、皮温变暖等；⑤ 患儿意识恢复。若无以上症状出现，则需持续进行，不能停止，直到医护人员到来。

1—8 岁儿童心肺复苏术

【岗位应用】

【岗位任务导入】某幼儿园内发生一起 4 岁男孩源源因异物卡喉身亡的惨剧。在监控录像中，该幼儿急得到处乱跑，不断尝试用手把嘴里的东西抠出来，其间还撞歪了教室中的桌椅。然而，这些响动并没有引起教师的注意。源源一度从地上爬起又倒地，并在地上痛苦翻滚，但依旧没有老师过来查看情况。直到他第二次倒地 3 min 后，才有一名老师急忙跑来，但此时源源已经躺在地上不动了。120 赶到现场后立即对源源实施抢救。但遗憾的是，最终抢救无效，源源不幸身亡。学前儿童随时都有可能发生意外事故，危害生命健康。在上述案例中，为什么老师没有及时发现源源发生气管异物的情况？气管异物的症状有哪些？如果你是幼儿教师，在幼儿发生气管异物时，应当如何处理？幼儿发生其他意外事故时，处理的方法一样吗？遵循什么处理原则？

【任务描述】请自主完成学习任务书，并以小组为单位，自行分配角色，模拟练习学前儿童发生气管异物后的应急处理过程。

一、岗位任务实施建议

实施建议	课前：学生自主学习本项目基础知识和微课资源，完成学习任务书，并以小组为单位讨论在托幼机构中学前儿童出现常见意外伤害的应急处理方法。自行分配角色进行气管异物应急处理情景的模拟练习
	课中：小组学生情景模拟展示；教师组织讨论、头脑风暴和多方评价等环节，最后总结、梳理本项目重点
	课后：学生完成练习题，查漏补缺，撰写心得体会

二、学习任务书

任务1　导致源源死亡的原因分析

任务目的	分析源源死亡的原因，明确教师防范意外伤害和在学前儿童发生意外伤害后应急处理的重要性，能认识到不同种类意外事故发生后的处理原则不同
任务内容	1. 回顾、复习学前儿童发生意外事故的原因； 2. 自主学习学前儿童常见意外伤害的种类、处理原则与基本程序，完成原因分析
原因分析：	

任务2　学前儿童发生气管异物后的应急处理模拟

任务目的	在岗位工作中，学前儿童发生意外伤害时，若幼儿教师仅仅具备急救知识，对于挽救儿童的生命是远远不够的。幼儿教师还需要正确实施急救操作，同时具备稳定的心理素质，沉着镇定，与同班教师协调好工作，保证急救的同时，及时拨打120，组织好其他幼儿活动，上报等。因此，通过进行情景模拟练习，实践岗位工作任务，从知识、技能、素质三方面培养学生综合素质
任务内容	1. 掌握学前儿童气管异物的症状和急救措施； 2. 以小组为单位，自行角色分配，进行模拟情景练习和展示
小组名称	
角色分配	
情景模拟思路：	

任务2附表　气管异物应急处理的情景模拟考核评价标准

考核要点	分值	评价标准	得分
安全意识和心理素质	5	能及时发现气管异物事故	
	5	沉着、冷静，急救反应迅速	
伤情分析与急救处理	10	能准确判断伤情，并根据伤情实施恰当的急救措施	
	20	急救操作娴熟、流畅，动作准确无误	
沟通协调	5	能与同班幼儿教师紧急协调好工作，明确分工	
	10	同班教师配合默契，各司其职	
拨打急救电话	5	求救电话拨打及时，普通话标准，声音清晰洪亮	
	5	求救信息清晰、准确、完整	
求助及上报	5	能及时求助，并准确地将伤情告知保健医	
	5	能及时上报园长，并进行有效沟通	
安抚其他幼儿情绪组织临时活动	5	能安抚其他幼儿情绪，转移其注意力	
	5	有序组织其他幼儿离开事发场地，避免影响急救	
	5	能组织其他幼儿有序进行临时活动	
家长工作	5	转述应急处理过程清楚、完整、流畅	
	5	态度诚恳，能安抚家长情绪	
合计	100	总得分	

评价与建议：

评价人：

年　　月　　日

任务3　学前儿童常见意外伤害症状与处理方法的知识整理

<table>
<tr><td>任务目的</td><td colspan="3">学前儿童常见意外伤害的处理方法是重要理论知识考点，也是岗位工作的必备知识。以表格形式进行知识梳理，帮助学生梳理和掌握重点知识。</td></tr>
<tr><td>任务内容</td><td colspan="3">自主学习，整理学前儿童常见意外伤害的症状与处理方法。</td></tr>
<tr><td colspan="2">常见意外事故</td><td>症状</td><td>处理方法</td></tr>
<tr><td rowspan="3">出血
止血</td><td>擦伤</td><td></td><td></td></tr>
<tr><td>鼻出血</td><td></td><td></td></tr>
<tr><td>划伤、
割伤</td><td></td><td></td></tr>
<tr><td colspan="2">挤伤、扭伤</td><td></td><td></td></tr>
<tr><td colspan="2">骨折、脱臼</td><td></td><td></td></tr>
<tr><td rowspan="3">烧（烫）伤</td><td>轻度</td><td></td><td></td></tr>
<tr><td>中度</td><td></td><td></td></tr>
<tr><td>重度</td><td></td><td></td></tr>
<tr><td colspan="2">气管异物</td><td></td><td></td></tr>
<tr><td colspan="2">中暑</td><td></td><td></td></tr>
<tr><td colspan="2">晕厥</td><td></td><td></td></tr>
</table>

续表

常见意外事故	症状	处理方法
高热惊厥		
心、肺骤停		

【赛证对接】

一、考点聚焦

幼儿园教师资格考试“保教知识与能力”、学前教育专业技能竞赛“幼儿教师职业素养测评”中学前儿童常见安全问题和处理方法是重要考点。主要以单选题和案例分析题的形式出现。需理解和熟记学前儿童常见意外伤害的处理方法，并能对意外伤害案例和教师的处理行为做出正确判断与分析。

二、考题回顾

（一）幼儿园教师资格考试“保教知识与能力”

1.（2023年上半年）下列几种意外事故，不正确的处理方式是（　　）。

A. 有小飞虫进入幼儿眼里，翻开眼皮后用海绵签轻轻擦去

B. 幼儿跌倒后轻微的擦伤，对伤口清洗去污，涂上消毒药品

C. 幼儿鼻内进了小珠子、豆粒等圆滑异物，用镊子去取

D. 幼儿被蜜蜂轻度蜇伤后，在伤口涂淡碱水或肥皂水等弱碱性液体

2.（2021年下半年）洗手时，东东突然叫了起来：“洗手液溅进眼睛里了”这时老师首先应该让东东做的是（　　）。

A. 用流动水冲洗眼睛　　B. 用干净的纸软布擦眼睛

C. 找保健医生　　D. 拉开眼皮吹一吹

3.（2016年上半年）幼儿突然出现剧烈呛咳，伴有呼吸困难，面色青紫。这种情况可能是（　　）。

A. 急性肠胃炎　　B. 异物落入气管

C. 急性喉炎　　D. 支气管哮喘

4.（2015年下半年）幼儿在户外运动中扭伤，出现充血、肿胀和疼痛，教师应对幼儿采取的措施是（　　）。

A. 停止活动，冷敷扭伤处　　B. 停止活动，热敷扭伤处

C. 按摩扭伤处，继续活动　　D. 清洁扭伤处，继续活动

5.（2014年下半年）幼儿鼻中隔为易出血区，该处出血后正确的处理方法是（　　）。

A. 鼻根部涂紫药水然后安静休息　　B. 让幼儿略低头冷敷前额鼻部

C. 止血后半小时内不剧烈运动　　D. 让幼儿仰卧休息

（二）学前教育专业技能竞赛“幼儿教师职业素养测评”

1. 晕厥的正确处理措施是（　　）。

A. 让患儿仰卧，头低脚高　　B. 让患儿喝冷饮

C. 系紧患儿衣领　　D. 让患儿高抬腿 20 次

2. 区域游戏时间，亮亮和几个小朋友一起玩起了积木玩具。过了一会儿亮亮哭了，鼻子又红又肿，满脸通红，原来他把一小块积木塞到了鼻孔里。这时教师不能做的是（　　）。

A. 帮助幼儿停止哭闹　　B. 让亮亮使用口腔呼吸

C. 忙用镊子等东西尝试取出积木　　D. 把亮亮送到医务室或医院

3. 户外活动时，明明扭伤了脚，下列错误的处理方法（　　）。

A. 24 h内用冰块或冷水毛巾反复多次冷敷（冷敷20～30 min，检查皮肤的温度，间隔10～20 min）

B. 24～48 h后热敷活络油，促进血液循环

C. 怀疑骨折应去医院检查

D. 揉按受伤部位

4. 异物刺入眼中，以下措施不正确的是（　　）。

A. 用纸杯等物盖在眼睛上，保护眼睛不受碰触

B. 送医院急救，途中尽量减少震动

C. 尽量让异物随眼泪流出

D. 用手揉擦眼睛

5. 中午进餐时，佳佳不小心被烫伤了手。教师首先对佳佳烫伤的手进行处理，正确的方式是（　　）。

A. 冷水冲洗　　B. 肥皂水冲洗　　C. 擦药　　D. 毛巾包裹

6. 对于儿童烫伤的急救原则，错误的做法是（　　）。

A. 如果是被热的液体烫伤，应立即将烫伤部位的衣服脱掉

B. 烧伤后会很渴，应马上为其提供淡盐水

C. 仅表皮受损，没有水疱，可在局部涂抹獾油、烫伤膏等，保护创面

D. 烫伤严重的应用清洁的纱布、毛巾等覆盖创面，不要弄破水疱，不要在创面上涂抹任何药品，避免加重感染和损伤，速送医院处理

7. 在对儿童骨折的急救过程中，错误的做法是（　　）。

A. 患儿有伤口出血时，应先固定，再止血和清洗创面

B. 未经固定，不可随意移动患儿，尤其是大腿、小腿和脊柱骨折的儿童

C. 急救时要注意预防休克，若有休克必须先抗休克，再处理骨折

D. 四肢骨折固定时要露出指（趾）端

8. 两岁多的崔崔上楼梯时比较吃力，老师便用力拉了一下涛涛的右手以便让其顺利上楼，结果崔崔右臂不能抬举、弯曲，不能用右手拿东西，更不让人碰。崔崔的右臂怎么了？下面说法不正确的是（　　）。

A. 可能是桡骨头半脱位　　B. 可能是“牵拉肘”

C. 可能是脱臼　　D. 可能是抽筋

9. 擦伤最常见的部位（　　）。

A. 肘部、手掌、膝盖等关节突出的部位

B. 头、躯干等身体较粗大的部位

C. 四肢，如大小腿、上臂或前臂等

D. 额面部突出部位

10. 动脉出血的临时止血方法是（　　）。

A. 采用指压止血法或止血带止血法，压住出血管的上端进行止血（近心端）

B. 用干净纱布紧压出血处

C. 用拇指压迫耳屏前出血管的搏动处

D. 用绷带包扎

11.（　　）最容易导致破伤风感染。

A. 擦伤　　B. 皮肤裂伤

C. 刺伤　　D. 扭伤

12. 幼儿被黄蜂蜇伤后，正确的处理方法是（　　）。

A. 涂食用醋　　B. 用温水冲洗

C. 涂肥皂水　　D. 冷敷

13. 一般化学物质导致灼伤的最佳急救措施是（　　）。

A. 滴眼药水　　B. 用纱布包扎

C. 大量用水冲洗　　D. 直接送医院

14. 摄取某种食物后，发生食物变态反应性疾病，称为（ ）。

A. 食物中毒　　B. 食物反应

C. 食物脱敏　　D. 食物致敏

15. 濒临死亡是指呼吸停止（ ）。

A. 2 min以上　　B. 3 min以上

C. 4 min以上　　D. 5 min以上

16. 抢救脉搏正常但没有呼吸的伤者应该用的方法是（ ）。

A. 心脏复苏　　B. 人工呼吸

C. 胸外心脏按压　　D. 指压止血法

三、模拟练习

（一）单选题

1. 幼儿因发烧引起惊厥，成人应采取的措施是（ ）。

A. 服药退烧　　B. 物理降温

C. 紧紧按住　　D. 保暖

2.《幼儿园教育指导纲要（试行）》指出，幼儿园必须把（ ）放在工作的首位。

A. 保护幼儿的生命和促进幼儿的健康

B. 交通安全

C. 食物安全

D. 火灾

3. 幼儿小梦在与其他小朋友玩耍时不慎摔倒，导致上肢的皮肉破绽，部分骨头露在外面。当遇到这种情况时，幼儿教师下列做法正确的是（ ）。

A. 往断骨处撒消炎粉，避免骨头内部组织感染

B. 在皮肉破损处涂红汞或紫药水

C. 先将断骨还接回去，然后盖上纱布

D. 在伤口处盖上纱布，不轻易移动患肢，拨打120急救电话

4. 班级中有幼儿突然流鼻血了，下列教师应急措施当中哪个是错误的（ ）。

A. 让孩子仰起头　　B. 用脱脂棉或纱布卷塞紧鼻腔

C. 捏住孩子鼻翼几分钟　　D. 用湿毛巾冷敷前额

5. 海姆立克急救法一般用于（ ）。

A. 休克　　B. 外伤出血

C. 烫伤　　D. 呼吸道异物

6. 游戏时不小心用沾有沙子的手擦眼，致使沙子进入幼儿眼睛引起疼痛，下列相关的处理方法错误的是（　　）。

A. 让幼儿自然地转动眼球，让沙子从眼角流出

B. 用水将干净的纱布浸湿，用纱布将沙子粘出

C. 用水将干净的棉花浸湿，用棉花将沙子粘出

D. 用干净的手帕揉，翻开眼睑后用口吹

7. 如果确定幼儿的关节脱臼了，不可以采取以下哪项措施（　　）。

A. 不要延误医疗时机，应当立即寻求医疗救助

B. 不要移动关节

C. 在患处放置冰块

D. 自己帮孩子把关节复位

8. 婴儿受到撞击或石子等打击后引起挫伤，皮肤未受损，但伤处肿痛、青紫，24 h以内正确的做法是（　　）。

A. 用伤湿止痛膏贴于患处　　B. 局部热敷

C. 局部冷敷　　D. 用绷带包扎伤处

9. 若幼儿将小珠子塞到鼻孔，不应（　　）。

A. 用镊子试图将珠子取出

B. 用干净纸巾刺激幼儿鼻黏膜，引起喷嚏反射

C. 按住无异物的鼻孔，让幼儿用力擤鼻涕

D. 根据情况严重程度，及时将幼儿送往医院

（二）简答题

请简述学前儿童意外事故的处理原则。

（三）案例分析题

做游戏时，小强跑得太急，不小心趴倒在地上，鼻子流血不止，小强也因鼻出血大哭起来。如果你当时在现场，作为幼儿老师，你将采取什么措施处理？

模块测验

模块六测验　学前儿童常见意外伤害的预防与处理

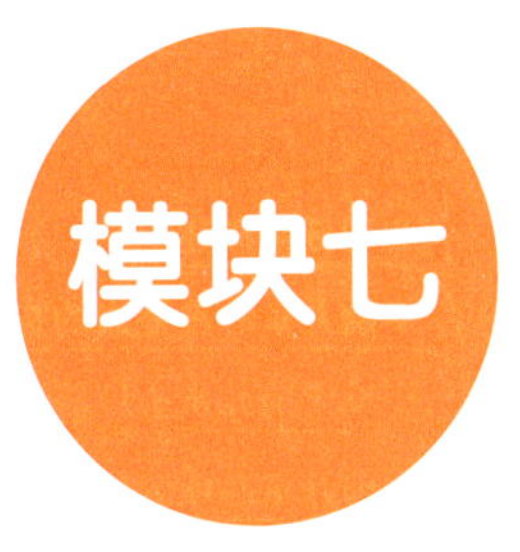

7

学前儿童心理健康与保健

【导入语】

□ 目前，儿童期心理问题已成为威胁儿童健康的重要公共卫生问题。有研究发现，超过一半的心理问题源于儿童早期，7% ～26%的儿童从学前期开始遭受各种心理问题的困扰。学前期是儿童心理成长过程中的重要时期。学前儿童心理发育还不成熟，对外界环境的影响较为敏感，极易受到外部不良因素的影响。因此，了解学前儿童心理卫生知识，做好心理健康保健工作，不仅能对学前儿童的心理和行为问题等进行正确引导，还能促进学前儿童在认知、情感、意志和个性等方面良性发展，培养健全人格，使其对社会具有良好适应能力。

【学习导览】

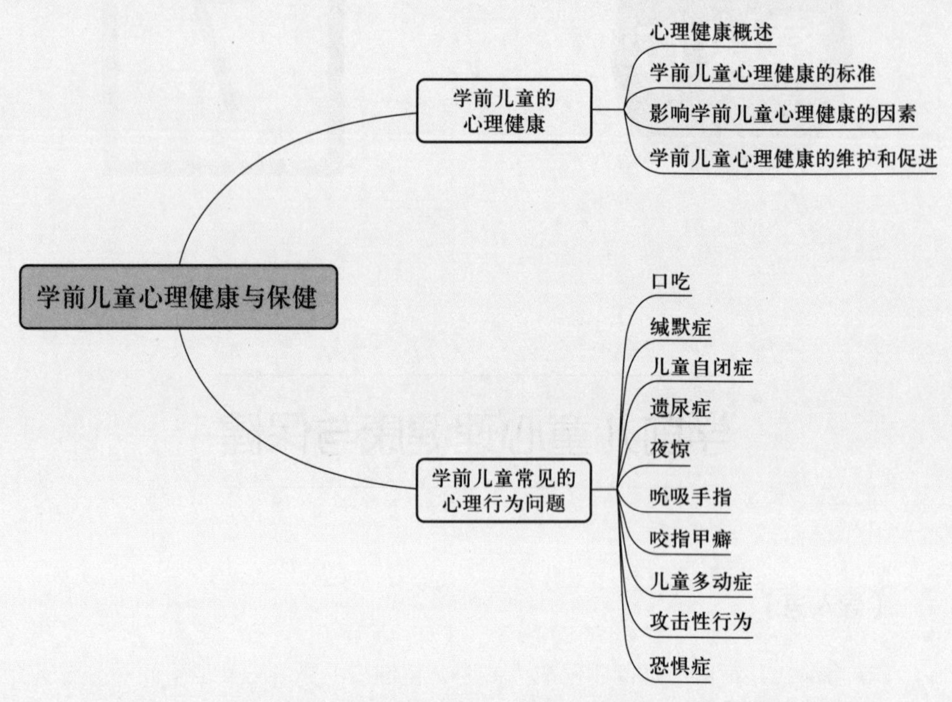

学前儿童心理健康与保健
学前儿童的心理健康
心理健康概述
学前儿童心理健康的标准
影响学前儿童心理健康的因素
学前儿童心理健康的维护和促进
学前儿童常见的心理行为问题
口吃
缄默症
儿童自闭症
遗尿症
夜惊
吮吸手指
咬指甲癖
儿童多动症
攻击性行为
恐惧症

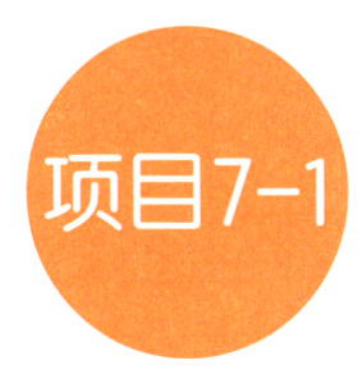

项目7-1 学前儿童的心理健康

【学习目标】

◆ 素养目标

1. 关爱学前儿童，关注学前儿童心理健康；
2. 具有维护学前儿童心理健康的意识；
3. 重视营造有利于学前儿童成长的良好心理氛围。

◆ 知识目标

1. 了解心理健康的概念及标准；
2. 掌握学前儿童心理健康的标准和影响学前儿童心理健康的因素；
3. 掌握维护和促进学前儿童心理健康的原则；
4. 了解幼儿园心理健康教育的途径。

◆ 能力目标

1. 能够根据心理健康标准对学前儿童的心理健康状况进行分析、判断；
2. 能够对学前儿童进行心理健康教育；
3. 能够为学前儿童营造良好的心理环境。

【情境导入】

传统上，人们认为心理问题只会发生在成人身上，至少应该是在大孩子身上，但事实并非如此。俞国良等采用CBCL量表调查了36所城市幼儿园的457名3—6岁幼儿，行为问题的检出率为15.1%，主要表现为抑郁、强迫性、交往不良和攻击性等。

关注学前儿童的健康成长，在重视学前儿童身体健康的同时，也不能忽视学前儿童的心理健康。那么什么是心理健康呢？学前儿童心理健康的表现有哪些？影响学前儿童心理健康的因素是什么呢？

【基础理论】

一、心理健康概述

世界卫生组织认为：心理健康是一种良好的、持续的心理状态与过程，表现为个人具有生命的活力、积极的内心体验、良好的社会适应，能够有效地发挥个人的身心潜力以及作为社会一员的积极社会功能。

心理健康的人能够充分发挥自己的最大潜能，妥善地处理和适应人与人之间、人与社会环境之间的相互关系。具体说来，心理健康至少应包括两层含义：其一是无心理疾病；其二是具有一种积极发展的心理状态。“无心理疾病”是心理健康的最基本条件，心理疾病包括所有各种心理及行为异常。具有“积极发展的心理状态”则是从积极的、预防的角度对人们提出要求，目的是要保持和促进心理健康，消除一切不健康的心理倾向，使心理处于最佳的发展状态。也就是说，应将心理健康看作是一种心理上的正常状态，处于这种正常状态，能使个体实现内外平衡，从而更好地调控心理以维持内外的协调，合乎常规地应对环境。

学前儿童心理健康是指学前儿童的生理、心理与社会处于相互协调的和谐状态，表现为学前儿童人格发展正常，具有强烈求知欲，无任何心理障碍，合理的需要与愿望得到满足后，其情绪方面所表现出来的稳定、平衡状态。

二、学前儿童心理健康的标准

（一）心理健康的标准

一般可以认为，心理健康者具有如下特征：了解自我的现状与特点，接受自己的优点和不足；能有意识地驾驭自己的生活，控制自己的行为，把握自己的命运；不受无意识力量的支配，也不受他人的支配；有独立和自主的需要；能专注于工作、献身于事业；有良好的人际关系；关心别人，具有给予爱和接受爱的能力；注重现在的体验，不注重过去的不幸或创伤，也不沉迷于所渴望的未来。

（二）学前儿童心理健康的标准

心理健康的学前儿童具有以下特征：

1. 动作发展正常

动作发展与脑的形态及功能的发育密切有关。学前儿童躯体大动作和手指精细动作的发育水平处于正常范围是心理健康的基本条件。

2. 情绪稳定，情绪反应适度

学前儿童的情绪具有很大的冲动性和易变性。随着年龄的增长，情绪的自我调节有所增强，稳定性逐渐提高，并且开始学习合理地疏泄消极情绪。

3. 认知发展正常

正常的认知水平是学前儿童生活与学习的重要条件。学前儿童期是认知发展极为迅速的时期，应避免因各种原因造成的脑损伤或不适宜的环境刺激，防止产生心理问题。

4. 乐于与人交往，人际关系融洽

心理健康的学前儿童乐于与人交往，也希望通过交往而获得别人的了解、信任和尊重。良好的同伴关系是学前儿童心理健康发展的重要精神环境，有利于他们形成自信、自尊、活泼开朗的性格。

5. 性格特征良好

性格是个性中最核心、最本质的表现。心理健康的学前儿童，一般具有热情、勇敢、自信、主动、合作等性格特征，相反，就表现为冷漠、胆怯、自卑、被动、孤僻等性格特征。

6. 没有严重的心理卫生问题

在日常生活中，一个心理健康的学前儿童应该表现出：有充沛的精力；性情开朗、愉快、乐观；态度积极主动；能与小朋友和睦相处，在集体中受到欢迎和信任；能较好地适应环境变化；没有不良行为、不良习惯；必要时注意力能集中；睡眠好。

知识链接　衡量健康的十条标准

世界卫生组织提出的衡量健康的十条标准如下：

（1）有充沛的精力，能从容不迫地担负日常生活和繁重的工作，而且不感到紧张、疲劳。

（2）处世乐观，态度积极，乐于承担责任。

（3）善于休息，睡眠好。

（4）应变能力强，能适应外界环境的各种变化。

（5）能够抵抗一般性感冒和传染病。

（6）体重适当，身体匀称，站立时头、肩、臂位置协调。

（7）眼睛明亮，反应敏捷，无眼疾。

（8）牙齿清洁，无龋齿，不疼痛，牙龈颜色正常，无出血现象。

（9）头发有光泽，无头屑。

（10）肌肉丰满，皮肤有弹性。

三、影响学前儿童心理健康的因素

学前儿童心理健康的影响因素主要有生物因素、心理因素和环境因素三方面。

（一）生物因素

大量研究表明，遗传是影响学前儿童心理健康的重要因素。儿童期发育障碍和精神疾患，包括婴儿孤独症、儿童精神分裂症和儿童多动综合征等的发生和发展均与遗传有关，而且患有遗传性疾病的儿童常伴有行为异常。

孕妇的健康状况及生活环境直接或间接影响胎儿的心理健康，包括孕妇患病，用药、营养、情绪、烟酒、放射线和环境污染等因素。例如，孕妇缺碘引起甲状腺功能低下，可使儿童患呆小症；孕妇吸烟或长期被动吸烟，烟中的一氧化碳、尼古丁等有害化合物使胎儿缺氧，生长发育发生障碍和畸形；X射线使胎儿发生严重畸形，身体、大脑发育迟缓；环境中汞、铅等有害元素的污染，可导致胎儿大脑发育畸形、智力低下等。

（二）心理因素

学前儿童的动机、自我意识、情绪和气质等不同程度地影响心理健康。比如动机是为满足个体的需要并促使其活动的诱因。需要是个体对生存、发展的一定要求和欲望。如果随着年龄的增长，学前儿童的生理、安全、归属与爱、尊重、自我实现等需要不能得到满足甚至缺乏，容易造成动机冲突和需求受挫，从而产生消极、不良的情绪状态，影响身心健康。

学前儿童的心理发展具有一定的规律，比如幼儿早期思维是依赖于感知和动作，在他们认识外界事物时，去看去摸，对接触的事物是没有心理预设的。在成人不注意的情况下，用手去碰触电源插孔，若不及时制止，不仅仅会对其身体造成伤害，同时也给孩子心理留下了阴影。

（三）环境因素

环境因素包括影响学前儿童心理发展的各种外部因素，如家庭、幼儿园、其他环境因素等。

1. 家庭环境因素

家庭是学前儿童生活以及初级社会化的场所，能够满足儿童的多种需要。父母的性格特征、文化水平、基本素养以及父母的教养方式都会不同程度地影响儿童的健康成长。民主型的家庭教养方式能够使学前儿童有良好的心理品质，具有独立性和自信心。放任型家庭的缺乏交流和溺爱型家庭的关怀过度则会造成学前儿童缺乏独立性，与人沟通的能力差等情况。

2. 幼儿园环境因素

幼儿园是儿童走出家庭后接触的第一个社会性场所。幼儿园的制度和物质环境、幼儿园教师的观念和行为方式、与幼儿相关的人际环境对提高学前儿童心理健康水平和社会适应能力有重要的影响。如师幼关系紧张学前儿童会发生情绪低落、恐惧、说谎、不愿意上幼儿园等心理问题。

3. 其他环境因素

社会、大众传媒营造的文化氛围、社会风气以及生活中的突发性事件等，都会影响学前儿童的心理健康。

四、学前儿童心理健康的维护和促进

（一）维护和促进学前儿童心理健康的原则

1. 预防为主的原则

在学前儿童认知和行为出现偏差时，应及时采取针对性的措施进行干预。

2. 常规教育与随机教育相结合的原则

学前儿童心理素养、心理品质的培养和提高要与体育、游戏、艺术等活动有机结合，全面地渗透到整个幼儿教育体系当中。

3. 因材施教的原则

对学前儿童进行心理健康教育时，要区别对待不同能力水平和不同气质、性格类型的儿童，也就是因材施教。俗话说：一母生九子，九子各不同。不同的孩子，接受教育的方式和能力不同，不能笼统地进行教育。

4. 家庭、幼儿园、社区合作共育的原则

各方面共同努力，协调配合，形成学前儿童心理健康教育的良好大环境。

（二）幼儿园心理健康教育的途径

心理健康教育的特点和目标决定了其开展途径是多元化的。开设专门课程，生活及游戏中渗透，都是提升学前儿童心理健康水平，促进其人格完善的重要方式。

1. 通过课程展开学前儿童心理健康教育

学前儿童心理健康教育课程要以儿童心理主题活动课程为主，以幼儿园五大领域课程渗透心理健康教育为辅。

（1）幼儿心理健康教育主题活动课。《幼儿园教育指导纲要（试行）》对我国幼儿园心理健康领域课程目标、课程内容与指导要点等都进行了总体说明。心理健康教育包括五大主题，一是激发幼儿求知欲、好奇心，促进幼儿认知能力的发展。二是培养幼儿良好生活习惯，增强幼儿环境适应能力。三是培养幼儿解决问题的信心和克服困难的决心。四是发展幼儿的社会交往技能，让幼儿学会分享与合作。五是培养幼儿识别情绪、调节情绪的基本能力。教师在确定心理健康课程主题时，一方面应依据指导要求，另一方面应结合幼儿的实际生活，考虑本班幼儿的具体需要和特点，创设符合幼儿生活经验的情境。

（2）在五大领域课程中渗透心理健康教育。首先，在《幼儿园教育指导纲要（试行）》中，健康、语言、社会、科学、艺术五大领域的目标都涉及有关幼儿心理健康教育的内容与要求，因此要从指导思想上体现出幼儿心理健康教育的内容与五大领域渗透、融合。其次，幼儿的心理特点也决定了心理健康教育要有渗透性。心理健康的教育和培养是以幼儿认知、情感、行为的全面发展为基石的。因此，在幼儿园所有的课程中几乎都能挖掘到心理健康教育的切入点。只要幼儿园和教师重视幼儿身心的全面发展，愿意利用已有的丰富资源，幼儿完全可以从五大领域课程中得到心灵的养分。

2. 以园长为核心的个别心理辅导

园长在幼儿心中既有权威性又有亲切感，这使得园长在幼儿心理健康教育方面具有教师和家长无法替代的优势。对于幼儿园中普通教师感到束手无策的幼儿，园长的亲自辅导能起到四两拨千斤的作用。

园长应遵循心理辅导的基本原则。其一是保密原则。首先向幼儿声明谈话内容不会告诉他人，让幼儿产生安全感与信赖感，愿意与园长沟通。其二是非指示性原则。心理学的研究表明，幼儿并非像成人一贯认为的那样缺乏自主、自控能力，他们具有自我决定的能力。园长须花时间不断启发和诱导幼儿，促使其思考，让其感到自己完全有能力去认识、克服自己面临的困难。其三是疏导+教育的原则。幼儿因其行为往往不被接受，在生活中更多地受到成人的负面评价，更易产生自卑、退缩等心理，同时对成人的指责与约束尤为反感。园长辅导应为幼儿提供一个宣泄自己压抑情绪的机会，让幼儿的某些心理小问题得到疏导，释放压力。在此基础上找到恰当时机提示和点拨幼儿。其四是系统原则。幼儿心理行为问题的产生是多种因素交互作用的结果。园长应了解幼儿班级教师、幼儿家长的教育行为是否失当，主动联系教师和家长，促成幼儿教养方式的改善。幼儿心理问题并非一次辅导就能完全解决，它是一个较为长期的坚持过程。因此，对幼儿的表现可进行跟踪访谈，巩固辅导效果。

3. 在幼儿游戏中渗透心理健康教育

游戏是幼儿园的一日基本活动，对幼儿的发展有重要作用。首先，游戏是幼儿身体活动的需要。在游戏中，幼儿可以自由变换动作，或者重复任意感兴趣的单一动作。不但可以使身体保持良好的舒适状态，而且可使幼儿获得积极的情感体验。其次，游戏是幼儿认知活动的需要。幼儿在游戏中可以自由地操作，对感兴趣的事物进行探究，获得对周围世界的新体验。也可以根据自己的意愿模仿和创造性地再现现实生活，这些都能够使其理解环境和影响环境的心理需要得到满足。最后，游戏是幼儿社会交往的需要。游戏是幼儿与人交往的主要媒介。在游戏中，幼儿体验最初的人际关系，体验爱与关怀，体验自尊与自信，获得尊重与认可。综上所述，游戏使幼儿的各种心理需要得到满足，是幼儿园心理健康教育的有效途径。

4. 在日常生活中渗透心理健康教育

首先，学前儿童的心理品质在日常生活中自然显现。抓住生活中的契机对幼儿进行适时、适当的引导与启发能起到事半功倍的效果。其次，幼儿的思维发展水平处于形象思维占主导的阶段，情境体验式教育方法更符合其心理特点。因此，教师应在幼儿园一日生活的各个环节中，对幼儿的言行进行有意识的观察，利用园中的真实情境或创设某些虚拟情境，引导幼儿在其中自主活动，使幼儿的认知和情绪得到发展，行为习惯表现越来越好。

5. 建立幼儿心理档案

优秀的幼儿教师不仅精通自己的专业，而且还会积累心理健康教育的经验。可建立幼儿心理档案，使得幼儿心理健康教育有迹可循。

【岗位应用】

【岗位任务导入】四岁的童童是一个非常聪明的小女孩，有很强的记忆力，学知识很快。她从小跟姥姥一起生活，老人对孩子照顾得无微不至，从不放手让孩子自己去玩，对孩子百依百顺。孩子父母平时工作比较忙，很少顾及孩子的教育。多方面的因素导致孩子在心理方面存在明显的障碍。在幼儿园，小朋友不小心碰了她，她就放声大哭；小朋友跟她开玩笑，说姥姥不来接她，她也哭。老师让小朋友学着叠被子，她不会叠，也哭；让她学着做值日，她说不会，让她跟着小朋友学，她也哭。她和小朋友交往很少，不爱跟大家说话，自己坐一边，不肯参加班里的活动。大家玩玩具，她想玩，却不敢跟大家在一起。老师向童童父母反映了童童的情况，童童父母很着急。假如你是幼儿老师，请你帮助童童父母分析童童存在的心理健康问题和原因，并谈一谈在幼儿园中如何维护和促进童童的心理健康。

【任务描述】请自主完成学习任务书，以小组为单位，讨论童童存在哪些方面的心理健康问题。总结影响童童心理健康的因素，提出幼儿园教师对童童进行心理健康教育的具体做法。

一、岗位任务实施建议

实施建议	课前：学生自主学习本项目基础知识和微课资源，并以小组为单位讨论童童的心理健康问题。总结影响童童心理健康的因素，进行原因分析，并提出在幼儿园中对童童进行心理健康教育的具体措施，完成学习任务书
	课中：教师随机抽取同学展示和讲解学习任务书，并组织小组讨论、头脑风暴和多方评价等，最后总结梳理本项目涉及的岗位知识、技能和素养
	课后：学生完成练习题，查漏补缺，撰写心得体会

二、学习任务书

任务1　童童心理健康问题的分析

任务目的	根据学前儿童心理健康标准和影响学前儿童心理健康的因素，分析、判断童童存在的心理健康问题及原因		
任务内容	结合案例，运用理论知识分析童童小朋友存在的心理健康问题及原因		
任务准备	1. 掌握《幼儿园工作规程》中有关文件精神； 2. 自主学习心理健康知识、学前儿童心理健康标准和影响学前儿童心理健康的因素		
分析人		完成时间	
童童存在的心理健康问题及原因分析：			

任务2　幼儿教师对童童进行心理健康教育的具体措施

任务目的	理论联系岗位实践，能将相关知识运用到童童的案例中，站在幼儿园教师的角度，提出维护童童心理健康的具体方法		
任务内容	结合维护和促进学前儿童心理健康的原则，及幼儿园开展心理健康教育的途径，联系案例中童童的表现，提出具体、有效的心理健康教育方法		
任务准备	1. 自主学习维护和促进学前儿童心理健康的原则； 2. 自主学习幼儿园开展心理健康教育的途径		
分析人		完成时间	
幼儿教师对童童进行心理健康教育的具体措施：			

【赛证对接】

一、考点聚焦

幼儿园教师资格考试“保教知识与能力”、学前教育专业技能竞赛“幼儿教师职业素养测评”中，涉及本项目的考点是学前儿童心理健康标准和影响学前儿童心理健康的因素。常以单选题和简答题的形式进行考查。

二、考题回顾

（一）幼儿园教师资格考试“保教知识与能力”（略）

（二）学前教育专业技能竞赛“幼儿教师职业素养测评”

1. 学龄前期心理卫生首要的是培养孩子的（　　）。

A. 行为习惯　　B. 生活态度

C. 积极情感　　D. 角色意识

2. 下列不属于儿童心身疾病的是（　　）。

A. 斜视　　B. 哮喘　　C. 癫痫　　D. 肥胖症

3. 一些心理因素在某些躯体疾病的发生、发展中起主要作用，这类疾病如肥胖症、哮喘等称（　　）。

A. 心理疾病　　B. 心身疾病

C. 身心疾病　　D. 身体疾病

三、模拟练习

（一）单选题

影响学前儿童心理健康的社会因素有（　　）。

A. 自我意识　　B. 家庭

C. 先天的遗传因素　　D. 后天的脑损伤

（二）简答题

1. 学前儿童心理健康的标准有哪些?

2. 影响学前儿童心理健康的因素有哪些?

（三）论述题

谈谈应从哪些方面来维护学前儿童的心理健康?

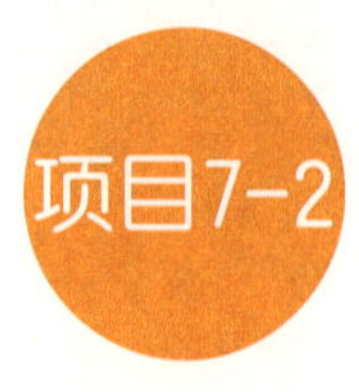

学前儿童常见的心理行为问题

【学习目标】

◆ 素养目标

1. 关爱学前儿童，关注学前儿童心理健康；
2. 具有发现学前儿童常见心理行为问题的敏感性；
3. 具有维护学前儿童心理健康的意识。

◆ 知识目标

掌握学前儿童常见心理行为问题的表现、原因、预防和干预方法。

◆ 能力目标

1. 能够识别学前儿童常见心理行为问题，并进行原因分析；
2. 能够对学前儿童常见心理行为问题进行预防和干预。

【情境导入】

浩浩是个活泼可爱的男孩儿，但他小时候经常尿床。4岁上幼儿园后，尿床次数减少，偶尔中午还会尿床。尤其是在他过度疲劳、紧张兴奋、天气寒冷或受惊吓后，更易发生。保育员张老师很反感，在他尿床后，总会呵斥他，使得他更加紧张、羞愧。时间长了，浩浩尿床的次数更加频繁，而且变得内向、孤僻，失去了往日的活泼。

在上述案例中浩浩可能存在哪些心理问题，此种心理问题有哪些表现？针对浩浩尿床的问题，保育员张老师的处理恰当吗？如果你是幼儿教师，遇到幼儿尿床的情况会如何处理呢？

【基础理论】

学前儿童的心理行为问题通常表现为情绪或行为方面的某一种或少数几种孤立

的偏离常态。这些表现一般是暂时的，会随着年龄的增长而自然消失，或经过干预得以纠正。如果偏离程度比较严重、持续时间较长，则需要及早加以干预，以免影响学前儿童的正常成长和生活，防止成年期的心理缺陷和社会适应不良等。因此，工作中应注意观察儿童，及时发现学前儿童出现的心理行为问题，并积极展开应对措施，以促进学前儿童心理健康成长。

一、口吃

（一）表现

口吃为常见的言语障碍。它的发生并非发音器官或神经系统的缺陷，而是与心理状态有关。表现为正常的语言节奏受阻，不自觉地重复某些字音或字句，发音延长或停顿，伴跺脚、摇头、挤眼、歪嘴等动作才能费力地将字讲出。

（二）原因

1. 心理因素

患儿大多自卑、羞怯、退缩、孤僻、不合群。有的表现为易激惹，情绪不稳。如果对口吃有恐惧心理及高度注意，会成心理痼疾，越怕口吃越口吃。发病率占儿童的1%～29%，多起始于2—5岁，男多于女。

2. 模仿和暗示

学前儿童期正是学习和掌握语言的关键时期。学前儿童模仿能力强但易受暗示，如果成人和同伴中有口吃的人，学前儿童很容易进行模仿学习。

3. 发育性口齿不流利

2—5岁儿童处在语言和心理迅速发展阶段，词汇也渐丰富，但言语功能尚未熟练，不善于选择词汇，说话时常有迟疑、不流畅的现象。一般到上小学前，就可口齿流利了。这种现象称为“发育性口齿不流利”，不属于“口吃”。如果大人对学前儿童的“发育性口齿不流利”流露出担心、不安的情绪，并时时提醒“别结巴”，或强迫幼儿“把话再说一遍”，学前儿童在开口之前，心理上先紧张了，就更张口结舌，可能真发展成“口吃”了。

（三）预防和干预

应从解除学前儿童的心理紧张入手。家长、教师不要指责或过分干预，不强迫患儿把话说流畅。大人要用平静、从容、缓慢、轻柔的语调和患儿说话，使患儿说话时不着急、呼吸平稳、全身放松，不去注意自己是否结巴。可以多练习朗诵和唱歌。

二、缄默症

（一）表现

儿童缄默症可分全缄默和场面缄默两种。全缄默患儿在任何状态下都一言不发，对他人普遍缺乏情感反应，胆小、焦虑，言语发育迟缓，经常做刻板、重复的动作；场面缄默则是儿童在特定的场面或人物面前出现无言症状。

（二）原因

缄默症可能与先天遗传及后天教养缺陷有关，如先天性智能低下，言语发育迟缓；长期缺乏母爱或是家长对孩子既溺爱又在某些方面过于严厉；过于苛求孩子言语正确，孩子心理压力过大，不敢轻易开口。

（三）预防和干预

家长对孩子的关爱要适度，避免两极分化，造成儿童产生过分的依附感或恐惧感，为患缄默症留下隐患。家长对儿童的言语发展不能操之过急，要为孩子的言语发展树立模仿的榜样，用笑容营造愉悦的家庭氛围，给儿童创造结交同伴的机会，使其多接触新鲜事物，改进自己身上的不良性格。总之，家长一定要有耐心，循循善诱，持之以恒，日久方见成效。

三、儿童自闭症

（一）表现

儿童自闭症又称儿童孤独症，典型儿童自闭症的主要表现有：

1. 言语发育障碍

自闭症儿童往往开始讲话比别人晚，经常沉默不语。不能主动与人交谈，不会使用手势、面部表情等肢体语言来表达自己的需要和喜怒哀乐。

2. 社会交往障碍

自闭症儿童表现出逃避与别人对视，缺乏面部表情及肢体语言；对人态度冷淡，对别人的呼唤不理不睬；害怕时也不会主动寻求保护。

3. 行为异常，兴趣奇特

自闭症儿童常出现奇异、刻板的动作，如挖鼻孔、抠嘴、咬唇、吸吮等。往往对一般儿童喜欢的玩具、游戏、衣物不感兴趣，对一般儿童不喜欢的玩具或物品非常感兴趣。如着迷于旋转锅盖，单调地摆放积木，有的甚至出现自我伤害，还可能伴有感知障碍、癫痫发作等表现。

（二）原因

自闭症与先天生物学因素及后天环境因素均有关。生物学因素主要指孕期和围生期对胎儿造成的脑损伤，如孕母病毒感染、先兆流产、宫内窒息、产伤等等。环境因素主要指早期生活环境单调，缺乏情感、语言等丰富和适当的刺激，没有形成良好的社会行为。

（三）预防和干预

要为儿童创造正常的生活环境。最好让患儿上普通幼儿园，这样有利于孩子交往能力、语言能力的发展。教师和家长应密切配合，共同制订康复计划。康复训练的重点应放在提高患儿基本生存能力，加强患儿的生活自理训练、语言训练、购物训练等。要对患儿的康复充满信心。国内外自闭症康复训练的结果表明，绝大多数自闭症患儿，随着年龄增长和训练的加强，症状都会有不同程度的改善。

四、遗尿症

（一）表现

学前儿童在5岁以后，白天或者夜晚仍不能主动控制排尿，经常夜间尿床，白天尿裤，称“遗尿症”。

（二）原因

引起遗尿的原因较多，主要有以下几种：

1. 心理因素

主要指精神方面受到创伤，如突然受惊、大病一场、对生活环境的改变不能适应等。

2. 训练不当

排尿的自主控制，既需要大脑发育、成熟到一定程度，也需要学习和训练。一般两三岁的幼儿就可以自行控制排尿。但如训练方法不当，儿童没有形成良好的排尿习惯，亦可发生遗尿。

3. 遗传因素

研究发现，遗尿与遗传关系密切，约有70%的遗尿患儿的一级亲属中有遗尿历史。

4. 器质性遗尿症

因疾病所引起的遗尿症称“器质性遗尿症”，如蛲虫病、膀胱炎等等，均可使儿童不能控制排尿。

（三）预防和干预

了解儿童遗尿的真正原因，采取有针对性的措施。消除引起儿童情绪不安的各种因素，执行合理的生活制度，避免过度疲劳和临睡前的过度兴奋，及早诊断和治疗引起儿童遗尿的各种身体疾病。

某些新入园的小朋友，出现“尿频、尿急”现象，检查尿液未发现异常，泌尿道也无感染。这种情况常与儿童对集体生活不适应有关。儿童总感觉有尿而往厕所跑，怕尿裤子，却常因紧张不安而尿湿了。如果因此受到批评，紧张情绪加剧，越发控制不住。这不是遗尿症。

对刚入园的小朋友，要帮助他们熟悉环境，多给予其关心、照顾，让其放心地去参加各种活动。当他们的紧张不安心理消除了，尿频、尿急的现象也就会随之消失。

五、夜惊

（一）表现

夜惊属于睡眠障碍。学前儿童入睡不久，在没有任何外界环境变化的情况下，突然哭喊出声，两眼直视，并从床上坐起，表情恐惧，不易唤醒。对他人的安抚不予理睬。发作常持续数分钟，醒后完全遗忘。

（二）原因

夜惊的发生与白天情绪紧张有密切关系，多由心理因素所致，如父母离异、亲人伤亡、受到严厉惩罚等。睡前精神紧张，如看惊险电影、听情节紧张的故事，或被威吓后入睡，以及卧室空气污浊、室温过高、被盖过厚、手压迫前胸、晚餐过饱等，均可引起夜惊发作。鼻咽部疾病导致睡眠时呼吸不畅，及肠寄生虫等，也可导致夜惊。

（三）预防和干预

夜惊的学前儿童一般不需要药物治疗，主要从消除产生夜惊的心理诱因和改变不良环境因素入手，注意其生活的规律性。随着学前儿童年龄的增长，大多数的夜惊会自行消失。

少数学前儿童的夜惊不属于睡眠障碍，而是癫痫发作的一种形式，在白天精神行为也有异常，应去医院诊治。

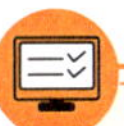

知识链接　梦游的表现及干预

1. 表现：学前儿童在睡眠中，突然起床，意识朦胧，在周边走动或做些机械性动作，表情茫然，喃喃自语。一般持续几分钟后又躺下入睡，醒后全部遗忘。

2. 诱因：半数以上梦游小儿有家族遗传史；也有的患儿大脑皮质抑制功能减退。白天过于兴奋或紧张、不安等情绪得不到缓解，也容易引起梦游。

3. 干预：消除引起紧张、恐惧的因素；避免过度疲劳和睡眠不足；注意加强对婴幼儿的保护，在患儿可能行进的通道上清除障碍物、电线等，窗、门、厨房及热水瓶存放处最好临睡前上锁，各种危险品要经常检查和清理。随着学前儿童年龄的增长，梦游症一般可自行消失，不必进行特殊治疗。

六、吮吸手指

（一）表现

婴儿吮吸手指极为常见，随年龄增加，这种行为会逐渐消退。但若随年龄增长，仍保留这种幼稚动作，并成为习惯，则应及时纠正。吮吸手指的行为会受到非议，而使幼儿感到紧张、害羞。这种不良习惯还易引起肠道寄生虫、肠炎等疾病，且可引起手指肿胀、发炎。若持续到六七岁换牙时期，则可导致下颌发育不良、开唇露齿，妨碍面容的和谐及不能充分发挥牙齿的咀嚼功能。

（二）原因

婴儿期喂养不当，不能满足吮吸的欲望，以及缺乏环境刺激和爱抚，常导致学前儿童以吮吸手指来抑制饥饿或进行自我娱乐。

（三）预防和干预

要消除生活环境中可能引起学前儿童焦虑、恐惧等不良情绪的因素，用玩具、图片等儿童喜爱之物，或感兴趣的活动去吸引他们的注意力，冲淡其吮吸手指的欲望，逐渐改掉其不良习惯，不宜采用在手指上涂苦味药或裹上手指等强制方法。

岗位案例分析　案例描述：小亚已经上幼儿园中班了，她有一个不好的习惯就是喜欢吮吸手指。在她出生刚几个月时就有这个习惯，爸爸妈妈那时认为小孩子可

能都有这个习惯，没太在意。后来发现进了幼儿园她还是那么喜欢吮吸手指，爸爸妈妈不知道该怎么办好。如果你是小亚的幼儿园老师，会给小亚爸爸妈妈哪些建议？

案例分析：学前儿童吮吸手指时，家长不必有太多的顾虑和担心。孩子这样做，可能是因为在她的幼儿生活中，父母的喂养不当，孤独甚至没有玩具玩，以致把吮吸手指作为自己肚子饿或自娱自乐的一种方式。

指导策略：要改掉小亚的这一不良习惯，父母应以宽容的态度对待孩子的吮吸行为，避免打骂、指责孩子，最好不要武断地、不分青红皂白地制止，而应当尽可能消除导致孩子吮吸行为的原因，关心和陪伴她，使她把注意力转向愉快的游戏或其他活动中去。

七、咬指甲癖

（一）表现

经常地、控制不住地用牙将长出的手指甲或脚上的指（趾）甲咬去，称“咬指甲癖”，这在3—6岁的学前儿童中常见。

（二）原因

大都出现于儿童精神紧张之时，如不愿去幼儿园，家长管束太严，缺少小伙伴和游戏。情绪不安、低落时，以咬指甲自慰。养成顽固习惯后，有的人终生难改。

（三）预防和干预

从消除学前儿童心理紧张的因素入手。良好的生活习惯、户外活动和游戏，会使儿童情绪饱满、愉快。另外，要养成按时修剪指甲的卫生习惯。用苦药或辣物涂擦指甲一般不能收到良好效果。

八、儿童多动症

（一）表现

儿童多动症又称“轻微脑功能失调”或“注意缺陷障碍”，是一种以注意障碍为最突出表现，以多动为主要特征的儿童行为问题。主要行为表现有：

1. 注意力不集中

注意力集中困难是该类患儿突出的、持久的临床特征。患儿不能专注于一件事，容易从一个活动转向另一个活动。

2. 活动过多

这是多动症的主要特征。学龄前期表现为多动、好哭闹、不安静，随着年龄增长，活动量增多，干事情不能专心。与一般儿童的好动不同，多动症儿童的活动是杂乱的，缺乏组织性和目的性。

3. 冲动性

多动症儿童行为的突出特征是不经过思考就行动，不分场合，不顾后果，无法自制。如乱翻东西，突然吵闹，离座奔跑，抢别人东西或攻击别人等。

（二）原因

儿童多动症的形成与先天遗传、脑部器质性病变、环境污染及后天教养方法不当均有关。研究表明，患儿的父母、同胞和亲属中患本病或其他精神疾病者明显高于对照组；缺血、缺氧等引起的轻微脑损伤也有可能引起儿童多动症。研究发现，几乎一半以上的多动症患儿血液中含铅量较高，工业社会的环境污染使儿童体内铅蓄量过大，也可能引起本病；成人对幼儿的不良教育方法也有可能诱发多动症状出现。

（三）预防和干预

对多动症儿童首先注重心理治疗，消除各种紧张因素，严格作息制度，增加文体活动；同时可进行行为疗法，对患儿进行特殊训练，重点在于培养和发展患儿的自制力、注意力。

九、攻击性行为

（一）表现

这类行为在学前儿童身上并不少见。当学前儿童遭受挫折时，显得焦躁不安，采取打人、咬人、抓人、踢人、冲撞别人、抢夺别人的东西、掷东西以及其他类似的方式，引起别人与其争斗。

（二）原因

一些心理专家认为，学前儿童的攻击性行为是通过观察别人的攻击行为而学习来的，并由于这类行为所造成的环境后果而得以维持。就是说“模仿”和“强化”是学前儿童攻击性行为发生、发展和维持的重要机制。还有一些心理学家则认为，攻击性行为是儿童对于挫折的反应，常常是由于学前儿童想要达到的行为目标受阻而引起的，是宣泄紧张、不满情绪的消极方式。

（三）预防和干预

成人要以身作则，不可采用武力对儿童进行教育，尤其不能在学前儿童情绪激动时强迫他接受教育，以暴制暴，而应转移他的注意力，当他情绪平静下来时，耐心加以引导；多给学前儿童成功的机会，减少挫折感；组织学前儿童参加多项活动。

十、恐惧症

（一）表现

学前儿童对某些事物产生持续的、严重恐惧反应，表现为适应行为异常和易出现焦虑、紧张不安。学前儿童在恐惧状态下，常伴随一系列生理变化，如心跳加速或断续、呼吸短促或停顿、血压升高、脸色苍白、四肢无力等等，这种生理功能的紊乱会影响机体的健康状况；恐惧还可使学前儿童知觉、记忆和思维发生障碍，行为失调，失去对问题的正确分析和判断能力。

（二）原因

恐惧是学前儿童面对各种环境时比较常见的一种情绪反应，由学前儿童的身心发展水平所致。父母和儿童分离，吓唬儿童，把儿童独自关在一个光线较暗的房间里进行惩罚等，都有可能导致学前儿童产生恐惧心理。如果持续时间过长，就可能患上恐惧症，对学前儿童的心理发展造成严重不良影响。

（三）预防和干预

成人要根据学前儿童的认知特点，采用科学的教育方法，生动形象地对他们进行教育，禁止用吓唬、威胁的方法。

知识链接　　系统脱敏法

“系统脱敏法”是由交互抑制发展起来的一种心理治疗法，所以又称交互抑制法。当患者面前出现焦虑和恐惧刺激时，施加与焦虑和恐惧相对立的刺激，从而使患者逐渐消除焦虑与恐惧，不再对有害刺激产生病理性反应。实质上，“系统脱敏法”就是通过一系列步骤，按照刺激强度由弱到强，由小到大逐渐训练心理承受力、忍耐力，增强适应力，从而达到最后对真实体验不产生过敏反应，保持身心的正常或接近正常状态。

【赛证对接】

一、考点聚焦

幼儿园教师资格考试“保教知识与能力”、学前教育专业技能竞赛“幼儿教师职业素养测评”中，涉及本项目的考点是学前儿童常见心理行为问题的表现、原因及防治措施。常以单选题和案例分析题的形式考查。

二、考题回顾

（一）幼儿园教师资格考试“保教知识与能力”

（2021年上半年）自闭症儿童的典型特点不包括（　　）。

A. 言语发展迟缓　　B. 对人缺乏兴趣

C. 胆小怕事　　D. 重复性的刻板行为

（二）学前教育专业技能竞赛“幼儿教师职业素养测评”

1. 午睡时，杨老师发现琪琪呼吸急促、心跳加剧，全身不能动弹，并从梦中惊醒、哭闹。醒后仍有短暂的情绪失常，如紧张、害怕、出冷汗、面色苍白等。琪琪的这种表现可能是（　　）。

A. 癫痫发作　　B. 夜惊　　C. 梦游症　　D. 梦魇

2. 孤独、退缩，对亲人没有依恋之情，不能领会表情的含义，也不会表示自己的要求和情感，这是婴儿孤独症的（　　）障碍。

A. 语言　　B. 社会交往　　C. 认知　　D. 情绪

3. 小胖总是喜欢咬自己的指甲，这种咬指甲癖属于儿童行为偏异中的（　　）。

A. 情绪障碍　　B. 睡眠障碍

C. 品行障碍　　D. 不良习惯

4. 婴幼儿孤独症又称自闭症，其主要致病因素是（　　）。

A. 学校教育因素　　B. 社会环境因素

C. 生物学因素　　D. 饮食因素

5. 属于情绪障碍的行为是（　　）。

A. 夜惊　　B. 屏气发作

C. 梦游　　D. 拒绝上幼儿园

6. 口吃为常见的语言节律障碍，口吃最早出现的年龄是（　　）。

A. 1—2岁　　B. 2—3岁

C. 2—4岁　　D. 3—4岁

7. 当婴幼儿遇到不合己意的事情时，突然出现急剧的情绪爆发，发怒、惊惧、哭闹后旋即发生呼吸暂停。这种表现是（　　）。

A. 屏气发作　　B. 暴怒发作

C. 儿童期恐惧　　D. 癫痫发作

8. 某儿童每逢周日晚上想到第二天要上幼儿园，即精神紧张、不安。周一经父母再三劝说答应去幼儿园。可一到园就不肯进教室，并诉说头痛、腹痛、恶心等身体不适。而一到周六、周日等节假日则无以上症状。这种情况应采用哪种行为疗法给予矫正（　　）。

A. 系统脱敏法　　B. 惩罚法

C. 消退法　　D. 催眠术

9. 家长或教师矫治儿童焦虑症、恐怖症时可采用的方法是（　　）。

A. 系统脱敏法　　B. 阳性强化法

C. 负强化法　　D. 消退法

10. 乐乐有些口吃，作为乐乐的教师，在与乐乐交流时应避免以（　　）说话。

A. 缓和的语气　　B. 平静的语气

C. 着急的语气　　D. 无所谓的语气

11. 张老师发现乐乐非常害怕狗。为了帮助乐乐矫治对狗的恐惧，可采用的方法是（　　）。

A. 系统脱敏法　　B. 阳性强化法

C. 负强化法　　D. 消退法

三、模拟练习

（一）单选题

1. 有关幼儿口吃的叙述错误的是（　　）。

A. 口吃发生的原因是发音器官或神经系统有缺陷

B. 引起口吃的诱因可能是精神创伤、模仿或疾病

C. 发育性口齿不清不是口吃

D. 成人不要强迫有口吃的幼儿当众说话

2. 矫正口吃的重要原则性方法（　　）。

A. 密切关注

B. 严格要求其改正

C. 让幼儿多说话

D. 消除紧张

（二）材料分析题

一幼儿6岁，常常在入睡后两小时左右，突然惊醒，瞪目坐起，躁动不安，面露恐怖表情，面色苍白，呼吸急促，叫喊不停。家长安慰也无济于事，持续一段时间之后停止。问他刚才怎么了，完全不能回忆。分析该儿童可能患有哪种心理障碍？引起这种现象的原因有哪些？平时应如何保健？

模块测验

模块七测验　学前儿童心理健康与保健

参考文献

［1］张徽．幼儿卫生与保健［M］．上海：华东师范大学出版社，2021．

［2］本书编写组．保教知识与能力（幼儿园）［M］．北京：高等教育出版社，2023．

［3］宣兴村．学前儿童卫生与保健［M］．2版．长春：东北师范大学出版社，2020．

［4］陈小莲．学前儿童卫生与保健［M］．镇江：江苏大学出版社，2020．

［5］杨月欣．中国食物成分表［M］．北京：北京大学医学出版社，2005．

［6］康松玲．学前儿童卫生保健［M］．武汉：华中师范大学出版社，2013．

［7］中国营养学会．中国居民膳食营养素参考摄入量（2023版）［M］．北京：人民卫生出版社，2023．

［8］俞国良．未成年人心理健康教育的探索［J］．北京师范大学学报：社会科学版，2005，（1）：64-69．

读者意见反馈

为收集对教材的意见建议，进一步完善教材编写并做好服务工作，读者可将对本教材的意见建议通过如下渠道反馈至我社。

咨询电话　400-810-0598

反馈邮箱　gjdzfwb@pub.hep.cn

通信地址　北京市朝阳区惠新东街 4 号富盛大厦 1 座

　　　　　高等教育出版社总编辑办公室

邮政编码　100029

责任编辑邮箱：zhangqb@hep.com.cn

群名称：学前教师课程交流群

群　号：69466119